临床泌尿外科疾病新进展

主编 李文光 等

河南大学出版社
HENAN UNIVERSITY PRESS

·郑州·

图书在版编目（CIP）数据

临床泌尿外科疾病新进展 / 李文光等主编 . — 郑州：
河南大学出版社，2021.3
　ISBN 978-7-5649-4607-4

　Ⅰ . ①临… Ⅱ . ①李… Ⅲ . ①泌尿外科学 - 诊疗
Ⅳ . ① R69

　中国版本图书馆 CIP 数据核字（2021）第 053457 号

责任编辑：孙增科
责任校对：陈　巧
封面设计：陈盛杰

出版发行：河南大学出版社
　　　　　地址：郑州市郑东新区商务外环中华大厦 2401 号
　　　　　邮编：450046
　　　　　电话：0371-86059750（高等教育与职业教育出版分社）
　　　　　　　　0371-86059701（营销部）
　　　　　网址：hupress.henu.edu.cn
印　　刷：广东虎彩云印刷有限公司
版　　次：2021 年 3 月第 1 版
印　　次：2021 年 3 月第 1 次印刷
开　　本：880 mm × 1230 mm　1/16
印　　张：12.5
字　　数：405 千字
定　　价：75.00 元

编　委　会

泌尿外科是外科的一个重要的分支，是专门研究男女泌尿系统以及男性生殖系统的一门学科。随着科学技术的飞速发展，泌尿外科的基础知识和临床诊疗都取得了长足的进步，泌尿外科疾病的病因和发病机制得到了深入的研究，临床医师对该疾病的诊断和治疗水平也得到了较大的提升。同时，随着医学模式的转变、传统医学观念的更新，泌尿外科的许多诊疗方法、治疗原则和手术技巧等发生了日新月异的变化。为适应泌尿外科临床发展，解决一线工作中遇到的困难和疑惑，我们特组织一批具有丰富经验的医师、专家，在参阅了大量国内外最新、最权威的文献资料的基础上，编写了此书。

本书首先简要介绍了泌尿生殖系统解剖与生理、泌尿外科疾病的常见症状、泌尿外科有创性检查与治疗及泌尿外科手术治疗等基础内容，然后对泌尿系统先天性畸形疾病、泌尿系统损伤性疾病、泌尿系统结石、泌尿系统梗阻性疾病、泌尿系统肿瘤及肾上腺外科疾病进行了系统地论述。在编写过程中始终遵循理论联系实践的基本原则，紧贴临床一线工作需求，力求使本书成为指导泌尿外科医师日常工作的优秀工具书。

鉴于本书由多位专家参与编写，各个章节的衔接和写作风格可能会存在差异，加之医学知识更新速度太快，虽然在编写过程中力求尽善尽美，但疏漏与不足之处在所难免，恳请广大读者见谅，并给予批评指正，以便我们更好地总结经验，共同进步。

编　者

2021 年 3 月

目录

第一章

泌尿生殖系统解剖与生理

第一节　肾上腺

一、肾上腺的解剖

肾上腺位于腹膜后，左右各一，在肾脏上极上方的前内侧，相当于第 11 胸椎平面。肾上腺与肾脏同被包围在肾周筋膜之内，四周有脂肪组织。肾上腺与肾脏之间有疏松的纤维组织。右侧肾上腺扁平，呈三角形，左侧呈半月形。肾上腺高 40 ~ 60 mm，宽 20 ~ 35 mm，厚 3 ~ 6 mm，重 3 ~ 5 g。肾上腺的局部解剖关系，两侧有所不同，右侧前面与肝右叶及下腔静脉贴近，部分肾上腺组织在腔静脉之后，左侧前面与胰尾及脾血管相接，左右两侧后面与横膈紧密相靠。肾上腺外面有一层纤维组织被膜，纤维组织伸入到腺体实质。肾上腺分为内外两层，外层称为皮质，起源于中胚层，占肾上腺重量的 90%。皮质组织致密，细胞排列分三层，最外层在被膜之下，称球状带，细胞较小，排列紧密，为三层中最薄弱的一层；中层为束状带，细胞呈束状排列，此层最宽；内层为网状带，细胞呈不规则的网状排列。此三层的细胞功能各不相同。肾上腺内层称为髓质，起源于外胚层，有两种细胞，交感神经细胞和嗜铬细胞。嗜铬细胞如用铬酸钾或铬酸固定之，细胞质内有棕色颗粒（铬性反应）。实际上，铬酸盐作为氧化剂，在其作用下，儿茶酚胺转为棕色集合体，这种颗粒，就是儿茶酚胺的储藏处，细胞内的儿茶酚胺 80% 是在此颗粒内。

肾上腺的动脉供应是多源性的，肾上腺的血液循环极为丰富。动脉的分支多，变异大。肾上腺动脉最常见有 3 支：肾上腺上动脉来源于膈下动脉分支，可分出 4 ~ 30 支以上的细小动脉进入肾上腺，是肾上腺血液的重要供应者。肾上腺中动脉由腹主动脉直接发出，血管细小常缺如。肾上腺下动脉来自肾动脉分支。这 3 支动脉在肾上腺的上中下侧向肾上腺行走（见图 1-1）在进入肾上腺之前又分出许多分支，在肾上腺周围构成一个血管环，进入肾上腺内的小动脉可分三型。①短型：供应肾上腺被膜。②中型：供应肾上腺皮质。③长型：穿过肾上腺皮质，直达髓质。在皮质内循环过的含有高浓度的皮质激素的血液再进入髓质，形成一个类似的门脉系统。因此，肾上腺髓质既要接受少数穿过皮质的长型小动脉的血液供应，又接受来自皮质的静脉血液，这种特殊的血液供应，与嗜铬细胞的功能有关。在儿茶酚胺的合成过程中，促进去甲肾上腺素转变为肾上腺素的苯乙醇胺甲基转移酶的合成，需要有高浓度的氢皮质激素。

肾上腺静脉分两个系统，即周围浅表的和深部中央的，两系统间有丰富的高交通支。汇入肾上腺静脉后，左侧肾上腺静脉进入左肾静脉，左侧肾上腺静脉长 2 ~ 4 cm，直径 0.5 cm。右侧肾上腺左精索内静脉肾上腺静脉进入下腔静脉，右肾上腺静脉仅 0.4 ~ 0.5 cm 长。有时右肾上腺静脉流入肝静脉，有时右肾上腺静脉有 2 ~ 3 支，进入下腔静脉或右肾静脉。

因此，右侧肾上腺静脉的变异比左侧多，造成手术上的困难。肾上腺淋巴管在被膜下与肾周淋巴管相通，在髓质随静脉入肾蒂淋巴结。

肾上腺神经来自内脏神经，与肾脏和腹膜壁神经相连。

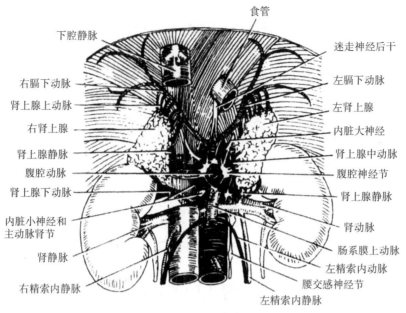

图 1-1 肾上腺

二、肾上腺的生理

肾上腺由中央部的髓质和周围部的皮质两部分组成。肾上腺髓质与皮质在结构、内分泌和功能上均不相同。

（一）肾上腺皮质

1. 肾上腺皮质的结构及激素

肾上腺皮质细胞含内脂较多，主要为胆固醇。胆固醇是合成肾上腺皮质激素的原料。在化学结构上以环戊烷多氢菲为基础，统称为类固醇激素。

肾上腺皮质分泌的激素分为三大类：即盐皮质激素、糖皮质激素和性激素。各类皮质激素是由肾上腺皮质不同层上皮细胞所分泌的。球状带细胞主要分泌盐皮质激素，主要参与电解质特别是 Na^+ 和 K^+ 的代谢。束状带细胞分泌糖皮质激素，主要作用是对糖类及蛋白质的代谢。网状带分泌性激素，主要为雄激素，如脱氢表雄酮，其生理作用较弱，同时也分泌少量的雌激素如雌二醇。

2. 盐皮质激素的作用

盐皮质激素主要为醛固酮，其次还有脱氢皮质酮。醛固酮分泌入血液后，一部分与血浆蛋白结合，一部分以游离形势存在，具有生物活性，其半衰期为 20 ~ 45 分钟。绝大部分在肝脏内灭活，以醛固酮 - 葡萄糖醛酸的形式从尿中排出。

（1）盐皮质激素的作用：醛固酮的主要生理具有保 Na^+ 排 K^+ 作用，促进肾小管的远曲小管和集合管对 Na^+ 的重吸收和 K^+ 的排泄。因此醛固酮对维持体内 Na^+ 含量的相对恒定，从而对维持细胞外液和血容量起着十分重要的作用。当醛固酮分泌不足时，肾脏对 Na^+ 的重吸收和排 K^+ 减少，伴随大量水分的丢失。

（2）盐皮质激素分泌的调节：醛固酮的分泌主要受肾素血管紧张素 - 醛固酮系统，以及血 K^+、血 Na^+ 浓度等因素的调节。

肾素血管紧张素 - 醛固酮系统：肾素主要由肾球旁细胞分泌的一种蛋白水解酶，水解催化血浆中的血管紧张素原（在 α_2 球蛋白中），生成血管紧张素 I（10 肽）。血管紧张素 I 在血液和组织中，特别是在肺循环中进一步受肺血管内皮细胞的转换酶降解成血管紧张素 II（8 肽），它不仅有较强的收缩血管作用，还能引起肾上腺皮质球状带分泌醛固酮；同时还可进一步被氨基肽酶分解成 7 肽的血管紧张素 III，它的作用主要是刺激肾上腺皮质分泌醛固酮。

血浆中 K^+、Na^+ 的浓度：当血浆中 K^+ 浓度升高或 Na^+ 浓度降低时，醛固酮的分泌增加，血管紧张素从而促进肾脏保 Na^+ 排 K^+，以恢复血浆中 Na^+ 和 K^+ 的浓度。相反，血浆中 K^+ 的浓度降低或者 Na^+ 的浓度上升时，则抑制醛固酮的分泌，保 Na$^+$ 排 K$^+$ 作用减弱，血浆中 Na$^+$ 和 K$^+$ 的水平恢复正常。由此可见，血浆中 Na$^+$ 和 K$^+$ 浓度与醛同酮分泌的关系甚为密切。

3. 糖皮质激素

（1）糖皮质激素的作用分为以下几个方面

糖代谢：糖皮质激素对于维持体内糖代谢的正常进行，保持血糖相对稳定起着重要作用。它促使肝外组织蛋白质分解，抑制周围组织中蛋白质合成，以提供更多的氨基酸进入肝内合成糖原，并增强肝内糖原异生酶类的活性，使肝糖原合成增多，血糖升高；另一方面对抗胰岛素的作用，降低肌肉与脂肪组织细胞对胰岛素的反应性，以致外周组织对葡萄糖的利用减少，促进血糖升高，如果糖皮质激素分泌过多或临床上糖皮质激素应用量过大时，可使血糖升高，甚至出现糖尿。

蛋白质代谢：糖皮质激素能促进肌肉组织蛋白分解，合成减少，导致负氮平衡，使血氨基酸浓度增高。糖皮质激素对蛋白质的影响，主要是蛋白质的分解和合成过程的平衡失调，分解大于合成。临床上长期大量应用糖皮质激素，可引起机体蛋白的严重消耗，出现肌肉消瘦，皮肤变薄，骨质疏松，延缓伤口愈合和儿童生长发育障碍。

脂肪代谢：糖皮质激素促进脂肪组织分解，增强脂肪酸在肝脏内的氧化过程，有利于糖异生作用。糖皮质激素对身体不同部位的脂肪作用不同，体内的糖皮质激素过多时，引起体内脂肪的重新分布，面部、躯干、特别是腹部和肩胛区的脂肪增多，而四肢脂肪减少，出现"向心性"肥胖。

对循环系统的影响：糖皮质激素可促进血管紧张素原的形成并加强去甲肾上腺素对小动脉的收缩作用，有利于提高血管的张力，有升高血压，抗休克的作用。另外，糖皮质激素可降低毛细血管通透性，减少血浆的渗出，有利于维持血容量。

（2）糖皮质激素分泌与调节：糖皮质激素分泌与调节主要由垂体 – 肾上腺皮质系统参加，垂体分泌的 ACTH（促肾上腺皮质激素）是调节糖皮质激素合成与分泌的最重要的生理因素。ATCH 分泌减少时，肾上腺皮质的束状带萎缩，氢化可的松、皮质酮的分泌量大为减少。当补充 ATCH 时则氢化可的松、皮质酮的分泌量又可重新恢复。

4. 肾上腺性激素的作用

性激素主要有性腺分泌。肾上腺皮质所分泌的雄激素和雌激素量很少，也不受性别的影响。在肾上腺分泌男性激素超过正常时，则可出现性征方面的改变。在男性可出现性早熟，在女性可根据发病年龄，出现假两性畸形或男性化，有阴蒂肥大、多毛、痤疮、乳房和子宫萎缩等症。

（二）肾上腺髓质

肾上腺髓质是属内分泌腺。肾上腺髓质分泌的激素是儿茶酚胺。儿茶酚胺包括肾上腺素和去甲肾上腺素，它直接进入血液。儿茶酚胺的合成由酪氨酸通过一系列酶的作用，最后形成去甲肾上腺素。

儿茶酚胺的生理作用：儿茶酚胺对多种器官和组织发挥效能。是通过与效应器官和组织中的特异性肾上腺素受体结合，然后发挥作用的。肾上腺素能受体可分为两类：即 α 受体和 β 受体，肾上腺素和去甲肾上腺素虽然都同时有兴奋 α 受体和 β 受体作用，但肾上腺素主要作用于 β 受体，去甲肾上腺素主要作用于 α 受体。两者之间的生理作用有明显的差异。

儿茶酚胺对心脏和血管的影响，是由于它们不同的肾上腺素能受体结合的能力不同。肾上腺素使心肌的收缩力加强，而增加心排血量。心率加快，收缩压上升，舒张压轻度上升。去甲肾上腺素对心排血量无影响，可引起周围血管收缩，阻力增加，使收缩压和舒张压都上升，心率加快，甚至变慢。

肾上腺素可刺激下丘脑和垂体，引起促肾上腺皮质激素和促甲状腺素的分泌，去甲肾上腺素无此作用。创伤后的应激反应是髓质分泌肾上腺素增加，肾上腺素又刺激促肾上腺皮质的分泌，皮质醇、醛固酮的分泌都增加。

肾上腺素增加耗氧量，增加糖原分解，升高血糖，去甲肾上腺素无此作用。

第二节 肾脏

一、肾脏的大体解剖

肾脏为成对的实质性器官。成人肾脏长 12～15 cm，宽 5～6 cm，厚 3～4 cm，重 120～150 g。左肾较长，右肾较厚。两肾脏位于腹膜后，呈八字形在脊柱两旁浅窝中。肾脏表面有 3 层被膜包绕，肾外缘凸面，内缘凹面：凹面中心部为肾门，肾门向内扩张，形成一个间隙，称为肾窦：肾脏血管、神经和淋巴管均由此进入肾脏，肾盂或输尿管则由此出肾外。肾门部进出组织称为肾蒂。由于肝脏对右肾的压迫，右肾低于左肾，右肾门中心对着第 2 腰椎横突，左肾门中心对着第 1 腰椎横突。两肾上极紧靠着横膈，因而肾脏可随着呼吸移动，移动范围在 4 cm 左右，超出这一范围即可认为肾下垂。肾脏的包膜分为真包膜、脂肪囊和周围筋膜三部分。真包膜是紧贴于肾实质表面上纤维膜。脂肪囊系真包膜外层，是极其丰富的脂肪组织，对肾具有保护和稳定作用。肾周围筋膜在两肾的外侧分为两叶，形成一个间隙，分别包围两个肾脏和肾上腺，两叶在中线及顶部彼此粘连，在下极则开放着形成一缺口。因此有人认为，这一缺口可能造成肾下垂原因之一。肾脏的稳定依赖着肾周围的脂肪组织、肾周筋膜、肾蒂及邻近器官的紧密排列，腹肌的张力以及胰腺对左肾也起到一定支架的作用（见图 1-2）。肾脏是一实质性器官，肾脏其实质分为皮质和髓质（见图 1-3）。肾皮质主要由肾小球和部分肾曲小管组成。皮质不仅分布在肾表层，而且部分深入髓质各锥体间形成肾柱。接受尿液的漏斗称为小盏，2～3 小盏汇成一个大盏，3～4 个大盏合并为肾盂。髓质为 8～15 个锥体所组成的，其底部朝外与皮质相连，其尖端（乳头部）朝内对着个小盏。锥体主要的组织为髓襻和集合管，后者彼此结合成为乳头管，每个乳头有 12～30 个乳头管向肾小盏开口，尿液经小盏、大盏、肾盂和输尿管排入膀胱。

肾盂是由输尿管上端的扩张部分形成的一个漏斗状结构，位于肾动脉后，由肾门经肾窦进入肾实质，然后分为 2 个或 3 个大盏。肾盂大部分在肾门内的，称为肾内肾盂，在肾门外的称为肾外肾盂。肾盂容量一般为 8～12 mL。

肾脏的血管分布：肾动脉的第一级分支在肾门处通常分两支，即前支和后支，前支较粗，再分成 4 个二级分支与后支一起进入肾实质内。肾动脉的 5 个二级分支在肾内呈阶段性分布，则分为大叶间和小叶间动脉；大叶间动脉由锥体间走向皮质。冠状弯转后再分出肾小球入毛细血管小动脉（见图 1-4）。

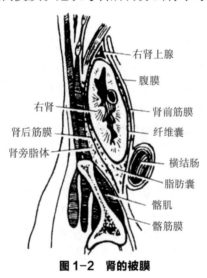

图 1-2 肾的被膜

右肾上腺
腹膜
右肾
肾前筋膜
纤维囊
肾后筋膜
肾旁脂体
横结肠
脂肪囊
髂肌
髂筋膜

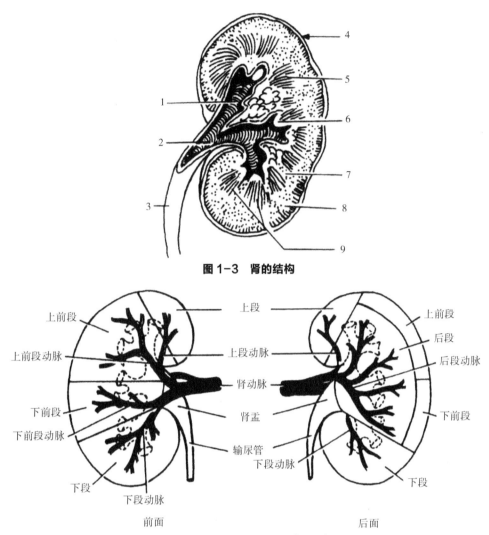

图 1-3　肾的结构

图 1-4　肾段动脉和肾段（右肾）

肾静脉：肾小球输出毛细血管走出肾小球后，联合组成毛细血管丛，供应肾曲小管。这些血管丛经肾叶间静脉汇成肾静脉注到下腔静脉。

肾神经：肾脏有极其丰富的神经供应，腹主动脉和肠系膜下神经节，腰交感神经以及上腹下神经丛等。但神经对肾脏的作用至今尚不清楚，如在手术中肾脏游离后，肾脏神经全被切断，但手术后的肾脏生理活动并未见有任何改变。

肾淋巴管：肾脏内有两种淋巴管道。一是分布在血管周围，另一是在肾脏包膜下。两组在肾门汇合，输入侧面主动脉淋巴管道，其他一组则与下腔静脉和腰部淋巴管道沟通，肾周各组淋巴管则与包膜下淋巴丛贯通。

二、肾脏的生理功能

肾脏的生理功能主要是调节人体内水、电解质、酸碱度的平衡，排泄人体代谢废物。维持人体的细胞外液，细胞内液处于一个稳定范围。

（一）肾小球的功能

相对稳定的肾脏血流量是肾脏维持生成尿液的基本条件，而肾脏血流量相对稳定主要是由肾脏自身调节完成的。肾脏的血液循环与其泌尿功能有着极其密切的关系。肾脏的血液供应很丰富，正常成人的两肾，每分钟约有 1 200 mL 血液通过。肾脏，约占心排血量的 1/4。其中约 94% 是在皮质内循环，供应肾小球，仅 5% ~ 6% 达髓质。

肾小球滤过及滤过压：肾小球滤过是肾脏生成尿液的初始阶段。单位时间内两肾生成的滤过液称为肾小球滤过率。正常人两侧肾脏每昼夜从肾小球滤过液总量达 180 L 左右。亦称为原尿。

肾小球的滤过压来自左心室压力的 60%。如果压力为 13.3 kPa（100 mmHg），肾毛细血管压为 8.0 kPa（60 mmHg）。有效滤过压是肾小球滤过作用的动力（见图 1-5），由肾毛细血管压、血浆胶体渗透压和囊内压三者构成，其中肾小球毛细血管血压是推动滤过的主要动力，血浆胶体渗透压和囊内压是对抗肾小球毛细血管内物质滤过的阻力。由此，肾小球毛细血管压力必须超过血浆胶体渗透压和囊内压，方能完成过滤作用。如输入毛细血管压 = 8.0 kPa（60 mmHg），血浆胶渗压 = 3.3 kPa（25 mmHg），囊内压 = 0.7 kPa（5 mmHg），那么有效滤过压 = 8.0 −（3.3 + 0.7）= 4.0 kPa（30 mmHg）。

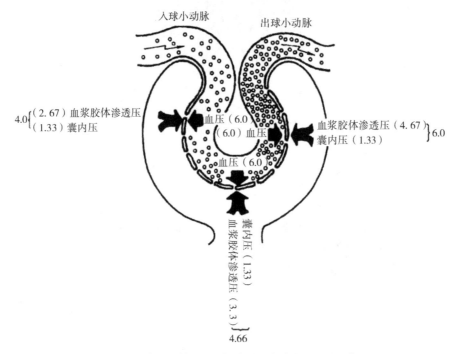

图 1-5　肾小球有效滤过压的变化示意（单位：kPa）

血液通过肾小球毛细血管时，除了大分子蛋白质和血细胞外，其他物质均可以滤过进入原尿。原尿中含各种晶体物质如葡萄糖、无机盐、氯化物、尿素、尿酸、肌酐等。

（二）肾小管的功能

肾小球滤过的原尿在通过肾小管和集合管时大部分物质被重吸收，最后形成终尿排出体外。成人每天生成原尿约有 180 L，但终尿每天只有 1.5 L 左右，表明肾小管的重吸收量高达 99%，排出量只占原尿的 1% 左右。原尿中葡萄糖和氨基酸的浓度与血浆中的相同，但终尿中几乎没有葡萄糖和氨基酸，表明葡萄糖和氨基酸全部被重吸收。水和电解质，如 Na^+、Cl^-、K^+ 等大部分被重吸收，尿素只有小部分被吸收，肌酐则完全不被吸收。

由于近曲小管、髓襻、远曲小管及集合管的上皮细胞在组织学上存在差别，因此其功能也不尽相同（见图 1-6）。

1. 近曲小管功能

因为近曲小管上皮细胞的管腔膜上有大量密集的绒毛，增加重吸收的面积，所以与其他各种肾小管相比，近曲小管对各种物质的重吸收能力最强。近曲小管主要功能是重吸收滤液中的水和钠盐，占 80% 左右。蛋白质和葡萄糖全量被吸收。但近曲小管对葡萄糖的重吸收有一定限度。在正常血糖浓度为 5.3 ~ 6.7 mmol/L 时，近曲小管可将葡萄糖全部重吸收入血。当血糖浓度过高，超过近曲小管对葡萄糖重吸收极限时，此时尿中即可出现葡萄糖，称为糖尿。

2. 髓襻的功能

髓襻的重吸收形式为继发主动重吸收。吸收的主要物质为 Na^+、Cl^-、K^+ 和 H_2O。重吸收量占肾小球滤过液的15%～20%。该部位的重吸收与尿的稀释与浓缩关系极为密切。

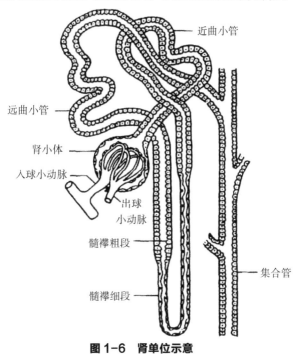

图1-6　肾单位示意

3. 远曲小管和集合小管的功能

远曲小管和集合小管对 Na^+ 和 Cl^- 的重吸收较少，约占滤过 Na^+ 和 Cl^- 的12%，并且在重吸收 Na^+ 和 Cl^- 同时多伴有 K^+ 和 H^+ 的分泌。由于远曲小管和集合管对重吸收功能受体液因素调节，所以该处对离子及水的重吸收是依据机体内环境状态而决定的，对终末尿的质和量起决定性作用。

三、肾脏维持机体水电解质和酸碱平衡的作用

（一）肾脏对维持机体水平衡的作用

机体保持水的平衡，就是指机体每天从外界摄入的水量和从体内排出的水量大致相同。正常情况下处于动态平衡之中，这种进出水量的动态平衡是保持机体内环境理化因素相对稳定的必要条件，同时也是保持机体各组织的正常含水量所必需。机体水分的来源主要是从食物和饮料（每天约2 000 mL）及体内食物氧化代谢所产生（约500 mL）。机体排出水分有四条途径：

（1）通过肾脏以尿液的形式排出，每日尿液1 500 mL左右。肾脏对维持血浆渗透压衡定起着重要的作用，正常血浆渗透压为300 mOsm/L，当体内水分过多，机体渗透压降低，肾脏排出稀释尿，尿量增多而比重下降。相反，当血浆渗透压高时，如机体在脱水状态下，肾脏就可使排出的尿液浓缩，尿比重增高。

（2）肺排出水汽，成人每日排出300～400 mL。

（3）皮肤蒸发与出汗：冷天皮肤蒸发300～600 mL水分。

（4）消化道每天排出水分约150 mL，由此，每天的摄水量与排出保持着相对平衡。

（二）肾脏维持机体电解质平衡的作用

钠、钾、氯的摄入量和排出量是经常保持动态平衡的。成人每天摄入的氯化钠一般在3.5～4.5 g，氯化钾为2～3 g。肾脏在钠、钾、氯的排出过程中特别重要。临床上对尿钠的排出规律概括为：多进多排，少进少排，不进不排。对钾的排出规律概括为：多进多排，少进少排，不进也排。氯的排出和摄入，一般是同钠联系在一起的。通过肾脏的有效活动，不仅使血浆和组织间液中的电解质浓度能够保持相对稳定，而且由于细胞外液与细胞内液之间不断地进行水和离子的交换，因而也就使得这两大部分体液之间有可能保持电解质和渗透压的动态平衡。

钙磷代谢：骨组织是钙和无机磷在机体内的最大储藏库。钙和磷的来源主要从食物中摄取。正常人

血清钙含量为 2.25 ~ 2.75 mmol/L，血清中磷的含量为 0.96 ~ 1.62 mmol/L。血清中钙约有 1/2 以游离的钙离子形式存在，这是血清钙发挥生理作用的主要形式。钙离子能降低神经肌肉的兴奋性，当钙过低时，则导致抽搐现象，血钙过高时则神经肌肉兴奋性降低，表现为肌肉软弱无力。

钙和磷的排出是由肾脏随尿排出的。钙约占 20%，磷约占 60%，其余 80% 左右的钙和 40% 左右的磷，则由大肠随粪便排出。从数量上来看，肾脏排出的钙和磷百分比虽然并不很高，但对保持血浆钙和磷的正常浓度起着重要作用，特别是尿磷的排泄关系较大。钙磷代谢经常处于激素的调节中，如甲状旁腺素、降钙素和维生素 D 等。

（三）肾在调节体液酸碱平衡中的作用

1. 血浆酸碱的产生

正常人血浆 pH 值在 7.35 ~ 7.45 之间波动，人体组织在代谢过程中，不断地产生大量的酸性物质和少量的碱性物质而释放入血液。血浆中酸性物质，二氧化碳是糖类，脂肪和蛋白质等有机化合物分解代谢的主要产物之一。此外，糖代谢的中间产物丙酮酸和乳酸，脂肪代谢的中间产物乙酰乙酸和 β-羟丁酸。机体代谢除了主要产生酸性物质外，也产生一些碱性物质，另外蔬菜和水果含较多有机盐，如乳酸，柠檬酸和苹果酸的钾盐或钠盐，增加了血浆的碱性。

2. 血液缓冲系统的作用

机体酸碱平衡的调节，主要有血液缓冲系统、肺的呼吸和肾脏的调节作用三个方面。

（1）血液缓冲系统的作用：体内每一种缓冲体系都由一种弱酸和其相应的盐所组成，血液中较重要的缓冲对有下列几种。

血浆：$NaHCO_3/H_2CO_3$，Na_2HPO_4/NaH_2PO_4，Na- 蛋白质 /H- 蛋白质。

红细胞：KHb/HHb，$KHbO_2/HHbO_2$，$KHCO_3/H_2CO_3$，K_2HPO_4/KH_2PO_4。

进入血液中的固定酸，主要是由缓冲体系 $NaHCO_3/H_2CO_3$ 所缓冲。对硫酸，磷酸，乳酸，乙酰乙酸，β-羟丁酸等固定酸的缓冲方式如下：

$$NaHCO_3 + 乳酸 -H \rightarrow H_2CO_3 + 乳酸 -Na$$

这样，酸性较强的固定酸就变成了酸性较弱的挥发性酸。由于血浆 $NaHCO_3/H_2CO_3$ 缓冲体系最为重要，因此血浆的 pH 主要取决于此两种物质的浓度比例，已知 H_2CO_3 的 PK = 6.1，所以血液 pH 为 7.4：$pH = PK + lg（NaHCO_3/H_2CO_3）= 6.1 + lg 20 = 7.4$

（2）肺的呼吸作用：肺是通过对于 CO_2 的呼出量增减来调节血液 pH 的。肺主要是调节血浆 H_2CO_3 的浓度，肾脏作用主要是调节血浆 $NaHCO_3$ 的浓度，血浆中 $NaHCO_3/H_2CO_3$ 保持 20：1 是两者共同作用的结果。从而维持着血浆正常的 pH 范围。正常人每天呼出 CO_2 约 450 L，可见肺是调节 CO_2 机体酸碱平衡的重要器官之一。

（3）肾脏对酸碱平衡的调节作用：机体组织代谢所产生的固定酸类进入血液时，肾脏排除固定酸保留碱储备方而起着重要作用。H^+-Na^+ 交换和 $NaHCO_3$ 的再吸收作用，正常人血浆和原尿中的 pH 均为 7.4，而终尿的 pH 常接近 6，当体内酸的来源增加时，尿 pH 可降低到 4.5 左右。肾小管上皮细胞中含有丰富的碳酸酐酶，能使 CO_2 和 H_2O 结合成 H_2CO_3。H_2CO_3 再电离出 H^+ 和 HCO_3。H^+ 分泌入肾小管腔内与原尿中的 Na^+ 进行交换。例如机体代谢产生的固定酸在血浆中被缓冲成固定酸的盐，如碱性磷酸钠，乳酸钠，乙酰乙酸钠和 β-羟丁酸钠等，这些盐经肾小球过滤形成原尿。肾小管上皮细胞所分泌的 H^+ 就与这些固定酸的钠盐进行 H^+-Na^+ 交换，生成的酸性磷酸钠，乳酸、乙酰乙酸和 β-羟丁酸等随尿排出。

此外，血浆中 $NaHCO_3$ 经肾小球滤过进入原尿，但通过肾小管的活动，在尿呈酸性反应的条件下，所滤过的 $NaHCO_3$ 几乎全部回收入血。

肾还有控制血浆酸度的作用，即产生大量的氨，用来中和强酸，一方面保留钠，另一方面排出酸。血液内谷酰胺是氨基酸的主要来源，在脱氨酶的作用下，经过脱氨作用产生氨。氨是在远曲管细胞内产生的。小管内氨很容易透过细胞扩散到在尿中氨产生后吸收一个分子的氢成为铵盐，即 $NH_3+H^+ \rightarrow NH_4$，使之中和酸而保钠，如硫酸钠被碳酸氢铵中和后，其反应公式为：$Na_2SO_4 +$

$2NH_4HCO_3 \rightarrow （NH_4）_2SO_4+2NaHCO_3$

正常肾脏能产生 300 ~ 400 mmol 的氨，由于氨中和酸的作用，每日能保留 30 ~ 50 mmol 的碱。肾脏有病时，谷氨酰胺酶的含量减少，氨的产量因之不足，在这样的情况下，游离酸在血液中增加，而引起酸中毒。肾小管内氨和尿中有感染时产生的氨是不同的，后者是由细菌分裂尿素所产生的。

综上所述，肾脏在维持体内水和电解质平衡中起着极为重要的作用，肾调节水和电解质的作用是与内分泌的功能分不开的，除神经垂体血管升压素（抗利尿激素）外，还有肾上腺皮质激素，主要是醛固酮，它能促进肾曲小管各段和集合管对钠的重吸收，促进远曲和集合管分泌钾，以与肾小管中的钠交换。

第三节　输尿管

一、输尿管的解剖

输尿管是位于腹膜后的一对富于肌纤维的细长管性器官，正常位于脊柱两侧，上端起自肾盂输尿管交界处，下端终于膀胱。输尿管的长度在男性为 25 ~ 30 cm，女性为 25 ~ 28 cm。输尿管通常分为上中下三段。腹膜后部分输尿管是紧贴于腹膜上的，手术时必须在腹膜上方能找到。它在腹部被精索和子宫动脉跨过，在盆腔则被输精管跨过，在右侧髂窝中则与阑尾接近。发生阑尾炎时，常引起右输尿管炎而并发一系列尿路感染症状。盆腔内段输尿管是沿着腹膜后骨盆边缘，朝前再转向中部前进，在跨过闭孔神经、脐血管再自膀胱后侧、输精管之前进入膀胱，在这里输尿管是被膀胱血管丛包围的。输尿管在这里斜行，通过膀胱壁进入膀胱，膀胱壁内一段输尿管约 1.5 cm。

输尿管直径一般为 7 ~ 9 mm。输尿管有三个狭窄部位，第一狭窄位于肾盂输尿管交接处，第二狭窄位于输尿管下行跨过髂总动脉处，第三狭窄位于输尿管穿入膀胱壁处。肾结石落入输尿管常停留在上述三个狭窄处（见图 1-7）。

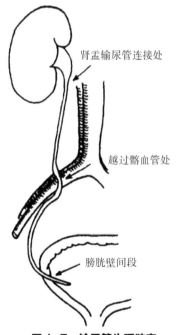

肾盂输尿管连接处

越过髂血管处

膀胱壁间段

图 1-7　输尿管生理狭窄

输尿管血液供应由三支主要动脉供给。上段输尿管由肾动脉供应，中段来自精索或子宫动脉和腹主动脉，盆段由髂内动脉供给。这些血管均相互吻合形成血管网供应输尿管。静脉汇总在黏膜下向腹主、髂总、精索内或子宫静脉回流。

淋巴液回流：盆段输尿管淋巴管回流到腹主淋巴结或膀胱淋巴结，中段同向腰淋巴道，上段肾盂淋巴道与肾淋巴管相通，向腰淋巴回流。

神经供应：输尿管神经来自交感神经系统，它们来自精索以及腹主神经丛。

二、输尿管生理

输尿管的功能是将肾盂的尿液输入膀胱。输入的方式是输尿管平滑肌有规则的运动，即输尿管蠕动来完成。每分钟蠕动 2～3 次，每一蠕动波的幅度为 3 cm 长。

第四节　膀胱

一、膀胱的解剖

（一）膀胱的形态

膀胱是一储存尿液的器官，位于耻骨联合后方，盆骨的前部，其形态、大小、位置与储尿量的多少有关。成人排空的膀胱呈扁圆形，经解剖固定的膀胱标本，呈圆锥形，平面向上，两侧面向下，倒立于骨盆腔内。锥体尖顶直对耻骨联合上缘后面，称为膀胱顶，底部膨大，向后下方，称膀胱底，顶和底之间的部分称膀胱体（见图 1-8）。

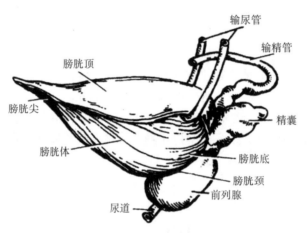

图 1-8　膀胱左侧面观

（二）膀胱壁的构成

膀胱壁可分为五层：浆膜层、浆膜下层、肌层、黏膜下层和黏膜层。

浆膜层即盖于膀胱上面的盆底腹膜，浆膜下层是脂肪蜂窝组织，在膀胱顶部仅极薄的一层，使腹膜与肌层疏松地相连。手术时可分离这部分腹膜。在膀胱恶性肿瘤于术可连同腹膜和膀胱一起切除。

膀胱肌层由逼尿肌和膀胱三角部肌肉两部分组成，逼尿肌由网状平滑肌纤维相互连续交叉所构成，在接近膀胱颈部时，肌纤维明确排列为三层，内外层为纵向肌，中层为环行肌，环状肌厚而有力。

膀胱三角肌，肌肉较厚，由两侧输尿管纵肌向内向下连续组成。输尿管纵肌纤维向下做扇形展开。内侧肌纤维与对侧输尿管肌纤维形成输尿管间嵴。两侧输尿管口肌肉则沿膀胱三角向下前面伸展到后尿道，这一肌肉称为 bell 肌，输尿管纵肌左右交叉形成膀胱三角区底部。黏膜下层，是有丰富的血运的蜂窝组织，使肌层及黏膜层疏松的联合。黏膜层为移行上皮细胞所构成，由于膀胱有伸缩性，因此膀胱的层次和表层的形态因膀胱的伸缩而变化。由于有疏松的黏膜下层的结构，当膀胱空虚时，黏膜可皱褶互相叠起，充盈时皱襞消失。

（三）膀胱三角区

膀胱内腔可分成三角区、三角后区、颈部、两侧壁及前壁。膀胱三角区是膀胱内腔的主要部分，膀胱的大部分病变都发生在三角区两侧壁及颈部。两输尿管 H 之间连线为三角区底线。膀胱三角区黏膜的特点是在膀胱空虚仍保持光滑状态，此处是肿瘤和结核易发部位。

（四）膀胱与腹膜的关系

腹膜疏松的覆盖在膀胱顶部及其两侧。覆盖在膀胱顶部的腹膜自其两侧向膀胱底部反折到盆底，在男性延伸到精囊和输精管，成为直肠膀胱窝，然后再向直肠反折，在女性则自子宫前壁反折到直肠。

（五）膀胱固定

膀胱的固定，主要的是其底部固定在前列腺和尿道上，而后者又紧密地同尿道生殖膈相连。膀胱前面有耻骨前列腺韧带，其侧面有肛提肌的反褶，这些肌腱对膀胱均起到支架作用。

（六）膀胱的血供、淋巴回流和神经支配

膀胱的动脉来自髂内动脉前支的上下动脉，闭孔动脉，以及痔中，阴部内动脉分支等。膀胱上动脉供应膀胱上侧壁，膀胱下动脉供应其底部，前列腺以及下 1/3 尿道。在女性有子宫动脉、阴道动脉分支供应膀胱。膀胱静脉不伴随动脉，膀胱静脉网分布在膀胱壁层，主干走向底部静脉丛。在男性膀胱和前列腺之间静脉丛汇合，回流到髂静脉内：膀胱淋巴回流到髂外、髂内和骶部淋巴结。膀胱神经支配由交感神经、副交感神经和躯干神经均参与膀胱生理性排尿活动。交感神经来自第 12 胸椎和第 2 腰椎髓段腹下神经，它是由骶前神经和腹下神经丛联合组成内盆神经入膀胱。副交感神经起源于第 2、3、4 骶脊髓段，彼此联合成为盆神经进入膀胱。

二、膀胱的排尿功能

膀胱是一个中空的肌性器官，主要由平滑肌构成。膀胱平滑肌称为逼尿肌，膀胱的逼尿肌具有稳定性、顺应性和节律性、收缩性等生理特征。膀胱的功能是储存尿液和间歇性排尿。在正常情况下，尿液在膀胱内积存到一定程度时，才引起反射性排尿活动，将尿液排出体外。膀胱的排尿活动是受意识控制的。

膀胱与尿道连接处为内括约肌，属平滑肌，其外部为外括约肌，属骨骼肌。膀胱和括约肌的功能是受神经系统支配的，有三对传出神经与排尿活动有关；腹下神经（交感神经），起自脊髓胸段第 12 节和腰段第 1～2 节的侧柱，支配膀胱、前列腺和尿道内括约肌；当腹下神经兴奋时，其传出冲动能使膀胱逼尿肌松弛，尿道内括约肌收缩，从而阻止排尿。盆神经（副交感神经），起自脊髓底段第 2～4 节的侧角，支配膀胱逼尿肌和内括约肌，当该神经兴奋时，其传出冲动使膀胱逼尿肌收缩，尿道内括约肌松弛，从而促使排尿。阴部神经（躯体神经），起自脊髓底段第 2～4 节的前角细胞支配会阴的骨骼肌和尿道外括约肌，其活动受意识控制。当它兴奋时，能使外括约肌收缩阻止排尿。在这些神经中，还混合有起自膀胱和尿道的感觉纤维。

正常的排尿活动受到神经的调节，排尿是一反射动作，但排尿的初级中枢是受大脑控制的，故排尿活动可以随意进行。如在正常情况下，成人有尿意时，可引起排尿动作，而排尿动作亦可随意被抑制。排尿开始后亦可以因外括约肌收缩而被中断，直到有适当的排空机会时，抑制被解除，排尿活动才自动发生。

排尿反射是当膀胱储尿达到一定程度时，膀胱内压显著上升，膀胱被动扩张，于是刺激了膀胱壁内牵张感受器，冲动经盆神经感觉纤维传入，引起脊髓骶段的排尿中枢兴奋，脊髓排尿中枢的兴奋则经运动纤维传出，从而引起膀胱逼尿肌强有力的收缩。膀胱内压增加使尿液驱出膀胱。

第五节　尿道

一、男性尿道的局部解剖

男性尿道（male urethra）成人的长 16～20 cm，呈乙字状弯曲，全长分为三个部分；前列腺部、膜部及海绵体部。海绵体部又可分为尿道球部和尿道阴茎体部，临床上将海绵体部尿道称为前尿道，将膜部及前列腺部尿道称为后尿道（见图 1-9）。

1. 尿道的前列腺部

自尿道内口穿过前列腺，达尿生殖膈上筋膜，其侧壁上有一凹起，即精阜，其上正中有一隐窝，称前列腺囊。囊的两侧有射精管开口，前列腺管开口于精阜两旁的沟中。

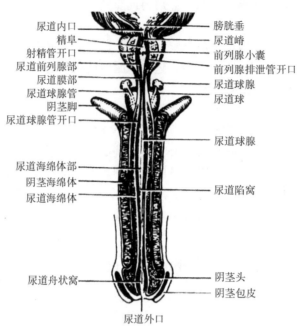

左侧标注（从上到下）：
尿道内口
精阜
射精管开口
尿道前列腺部
尿道膜部
尿道球腺管
阴茎脚
尿道球腺管开口
尿道海绵体部
阴茎海绵体
尿道海绵体
尿道舟状窝
尿道外口

右侧标注（从上到下）：
膀胱垂
尿道嵴
前列腺小囊
前列腺排泄管开口
尿道球腺
尿道球
尿道球腺
尿道陷窝
阴茎头
阴茎包皮

图 1-9 男性尿道额状切面（前面观）

2. 膜部

在会阴深袋中，为尿道外括约肌所围绕，是三部分中的固定部。

3. 海绵体部

海绵体部或称阴茎部，自尿生殖膈下筋膜至尿道外口处，与膜部相接处管腔最大，称尿道球部，有尿道球腺的导管通入其中，在接近尿道外口处，管腔又复扩大，称舟状窝。在此段尿道黏膜及黏膜下层中有利特来（Littre）腺存在。

尿道内径不一，为 5 ~ 7 mm，全长有三个狭窄部分、三个膨大部分和两个弯曲部分，狭窄部分分别是尿道内口、尿道膜部及尿道外口，膨大部分分别是前列腺部、尿道球部及尿道舟状窝。膨大部位是结石易于停留之处，成人正常的尿道可通过直径 10 mm 的器械。

尿道全程有两个弯曲部分，第一个弯曲部分位于尿道膜部，即自尿道内口至耻骨联合下方，所形成的一个凹面向上的固定弯曲，称之为耻骨下弯，其弯不能人为地将其拉直；第二个弯曲部分位于耻骨前部，即阴茎体（可动部）与阴茎根（固定部）的移行处，呈一凹面向下的可变弯曲，称之为耻骨前弯，当阴茎向前提向腹壁时，耻骨前弯即消失。在导尿或经尿道将器械插入膀胱时，应注意上述弯曲，轻缓操作，不可粗暴，以免损伤尿道。

尿道在不同的部位损伤，可在相应部位引起尿外渗。当尿道外伤在尿生殖膈以上发生破裂时，尿液将渗于腹膜外间隙内，若尿道膜部破裂，尿液遂渗入会阴深袋内，该处筋膜坚强且无裂隙与周围相通，故尿液不易向外扩散。如尿道球部破裂时，尿液别渗入会阴浅袋内，由于会阴浅筋膜向上包绕阴囊、阴茎并越过耻骨联合与腹下部浅筋膜的深层相续，因此尿液渗入浅袋内后，除向阴囊、阴茎蔓延外，并可向上扩散至腹前壁。假如尿道破裂在海绵体部，由于阴茎筋膜仅包被所有海绵体，故渗出的尿液可以局限于阴茎的范围内。

二、女性尿道的局部解剖

女性尿道短而直，位于耻骨联合的下缘水平，平均 3 ~ 5 cm，较男性易于扩张，尿道起始部较男性为低，其走行方向几乎成直线，向前下方穿过尿生殖膈而开口于阴道前庭。女性尿道的前面，在尿生殖膈以上的部分有阴部静脉丛，在尿生殖膈以下的部分，是两侧阴蒂会合之处，尿道后面贴近阴道前壁，二者之间借尿道阴道隔紧密结合。

第六节　男性生殖系

一、阴囊的解剖与生理

（一）阴囊解剖

1. 阴囊

阴囊是一个袋形物，借阴囊隔（由肉膜形成）分为左右两囊每侧有睾丸附睾及精索的阴囊段（见图1-10）。在胚胎发育过程中，阴囊是腹壁的延续部，因此阴囊的层次与腹前壁各层相当，对比如表1-1。

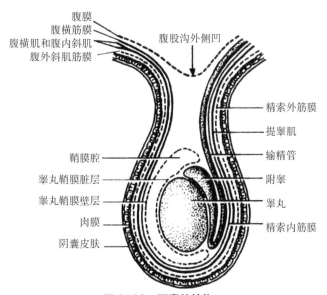

图 1-10　阴囊的结构

阴囊的皮肤薄而柔软，富有弹性，肉膜直接位于皮下，以代替皮下组织，含有许多平滑肌纤维，使阴囊热弛冷缩，Colles 筋膜在阴囊内与肉膜相结合。睾提肌包绕精索；轻划大腿内侧皮肤，可使睾提肌收缩，即为提睾肌反射。睾丸固有鞘膜来自胚胎时的腹膜鞘突，出生后，鞘突与腹膜腔相通的部分闭锁形成鞘韧带，鞘突下端围绕睾丸和附睾形成睾丸固有膜，亦分为壁层和脏层，脏层紧密与睾丸及附睾的白膜相贴，并向上包被精索下端的两侧和前面，壁层则衬托于阴囊内面，两层之间形成鞘膜腔。若出生后腹膜鞘突与腹膜腔之间相交通，即形成交通性鞘膜积液或先天性腹股沟疝，如已闭锁，由于某种原因致鞘膜腔内积液过多，即为睾丸鞘膜积液。

2. 阴囊的血管淋巴管神经

阴囊的血供很丰富，主要来自阴部外动脉，阴囊后动脉和精索外动脉。阴囊静脉与动脉并行，汇入阴部内静脉和阴茎背静脉。阴囊的淋巴引流至腹股沟淋巴结。阴囊的神经为腰丛和来自阴部神经分支及生殖股神经的生殖支。

表 1-1　阴囊的层次与腹前壁各层

阴囊层次	相当于腹前壁的层次
皮肤	皮肤
肉膜	腹部浅筋膜脂肪层
Colles 筋膜	腹壁浅筋膜深层
精索外筋膜	腹外斜肌腱膜
睾提肌	腹内斜肌、腹横肌
精索内筋膜	腹横筋膜
睾丸固有鞘膜（壁脏两层）	腹膜

（二）阴囊的生理

1. 调节温度

阴囊可随外界的温度变化而舒张和收缩，以调节阴囊内的温度，有利于精子的发育与生存。

2. 阴囊中隔

肉膜在正中线上向深部发出中隔，将阴囊分为左右两个腔，分别容纳两侧的睾丸、附睾及部分精索。

3. 吸收功能

肉膜具有强大的吸收功能，为鞘膜翻转术提供理论依据。

二、睾丸的解剖与生理

（一）睾丸解剖

1. 睾丸

睾丸位于阴囊内，左右各一，成年后，每个睾丸的容积约有 4 cm×3 cm×2.5 cm，重量为 10 ～ 20 g，平均 15 g。除阴囊壁的各层外，睾丸本身尚有一层纤维膜，即白膜。睾丸上半部白膜增厚形成睾丸系膜并向睾丸内延伸，形成放射状睾丸纵隔，将睾丸分为 200 ～ 300 睾丸小叶，每个睾丸小叶内有 3 ～ 4 根精直小管盘曲在一起，每根精直小管，直径为 150 ～ 250 μm，长 30 ～ 70 cm，最长可达 150 cm，如果把整个睾丸的精曲小管连接起来，总长度约为 260 m，每个睾丸小叶内的精曲小管相互汇集成一条精直小管，各睾丸小叶的精直小管交织构成睾丸网，发生 10 ～ 15 条睾丸输出小管，穿出睾丸，最后汇成一根总的管道，称为附睾管，4 ～ 6 m 的长度盘转曲折成为附睾。精曲小管又叫生精小管，内壁衬有生精上皮，主要有两种细胞，一种是生殖细胞，另一种是支持细胞。在睾丸小叶间，精曲小管周围有疏松的结缔组织叫作间质，内有间质细胞（见图 1-11、图 1-12）。

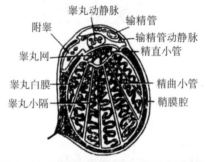

图 1-11　睾丸和附睾内部结构（横切面）

2. 睾丸的血管淋巴管神经

睾丸的血供主要来自睾丸动脉，亦接受输精管的血液，睾丸动脉分别起自腹主动脉前壁，至腹股沟内环口处进入精索。输精管动脉分支主要供应睾丸。供应阴囊的动脉也供应睾丸，各动脉间相互吻合，建立侧支循环。睾丸静脉在精索内汇合成蔓状静脉丛，向上在腹股沟内环口汇合成一条精索内静脉，在阴囊内蔓状静脉丛与输精管、阴囊的静脉有丰富的吻合。睾丸的淋巴与静脉伴行，在精索内上行，通过腹股沟管，沿精索内静脉向上汇入主动脉旁淋巴结，并与纵隔淋巴管、颈部淋巴管分支吻合。睾丸的神经纤维沿精索内动脉走行，通过腹腔丛及腰上部或胸下部交感干，进入骨髓第 10 ～ 12 胸节，传导睾丸痛觉。

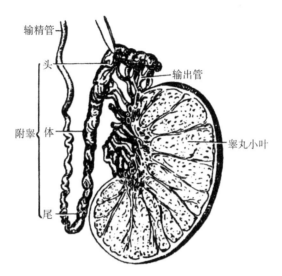

图 1-12　睾丸和附睾内部结构（矢状切面）

（二）睾丸的生理

1. 生精功能

精曲小管内的生殖细胞，是一个由各个不同发育阶段的各级生精细胞组合，包括精原细胞、精母细胞、精子细胞，直至精子各个类型。精原细胞紧贴在精曲小管的基底膜上，能不断分裂、分化，并逐渐从基底部移向管腔。生殖细胞最终生成精子的过程是：精原细胞 – 初级精母细胞 – 次级精母细胞 – 精子细胞 – 精子。由于精子的性染色体是 XY 配对，所以随着上述演变过程，每个精原细胞最终可形成两个 X 型精子和两个 Y 型精子。成人男子两个睾丸总重量平均可达 30 g 左右，每克睾丸组织每日能生产 1 000 万个左右精子，每日总共产生 2 亿～3 亿个精子。

2. 精子的运输功能

新生成的精子释入精曲小管管腔后，本身并没有运动能力，而是靠小管外周肌样细胞的收缩和管腔液的移动被运送到附睾内。

3. 内分泌功能

（1）睾丸的间质细胞：又叫 Leydig 细胞，是分泌男性雄激素的主要细胞，雄激素是一类含 19 个碳原子的类固醇激素，睾丸每日总共向人体供应 7 mg 睾酮，平均每毫升血液含有 0.6 μg。睾酮生理作用很多，包括如下几个方面：

①对生理系统的影响。阴茎、附睾、精囊、前列腺、Cowper 腺和 Littre 腺的生长和功能，有赖于睾酮，并能促使阴囊生长和阴囊皮肤色素沉着，增加精液内果糖、枸橼酸和酸性磷酸酶；促使睾丸本身精曲小管发育和精子的发生，保证性欲和性功能的完成。

②对第二性征的影响。睾酮可增厚皮肤，增加皮肤循环和色素沉着，促使阴毛生长，促进男性第二性征的发育，包括胡须、喉结发育、皮脂腺分泌旺盛，声调低沉、骨骼肌肉发达、骨盆狭小等特征。

③对新陈代谢的影响。增加蛋白质合成，特别是肌肉和生殖器官的蛋白质合成，促使水与钠潴留，提高血浆内低密度脂蛋白浓度，促进骨髓造血功能，增加红细胞与血红蛋白的数量。

（2）睾丸的支持细胞：又叫 Sertoli 细胞，它们是组成血睾屏障的一个主角，能分泌抑制素，参与血睾屏障的生理活动；是睾丸支持细胞分泌的糖蛋白激素，由 α 和 β 两个亚单位组成，该分子量为 31 000～32 000。有浓缩睾酮作用，抑制素对腺垂体 FSH 的分泌又有很强的抑制作用，而生理剂量的抑制素对 LH 的分泌却无明显影响。另外，性腺还存在与抑制素结构近似的物质，是由抑制素的两个 β 亚单位组成的二聚体，成为激活素，它的作用与抑制素相反，可促进腺垂体的 FSH 分泌。又能将睾酮芳香化成雌二醇等。支持细胞既支持生殖细胞的功能，又促进间质细胞的功能，起到协调睾丸生理功能和保障血睾屏障功能的作用。

4. 血睾屏障

血睾屏障位于间质毛细血管腔和精曲小管腔之间，两腔间隔有毛细血管淋巴管的内皮细胞基底膜、肌样细胞、精曲小管基底膜和支持细胞等结构。血睾屏障发挥作用如下：

（1）形成免疫屏障。精子是一种抗原，血睾屏障可阻挡精子的抗原物质，不让身体产生自身免疫作用。

（2）防止有害物质干扰精子发生和损害已形成的精子。

（3）保证精子发生在一个正常的微环境，为精子形成创造条件。

三、附睾的解剖与生理

（一）附睾解剖

1. 附睾

附睾位于睾丸的后缘，由睾丸网发出的睾丸输出管，曲折盘绕构成附睾的头部，这些输出管最终汇合成一条附睾管，最后形成附睾的体与尾部，其上端膨大而钝圆的部分为附睾头，下端为附睾尾，中部为附睾体。然后附睾尾与输精管连接。附睾紧挨着睾丸生长，外表呈半月形，头大，尾小，是储存精子与精子进一步成熟的场所；一般睾丸产生的精子，需要进入附睾并继续逗留 21 天左右，精子才能成熟（见图 1-11，图 1-12）。

2. 附睾的血管淋巴管神经

附睾的动脉血供主要是输精管动脉的分支，供应阴囊的动脉也供应附睾。附睾的静脉在精索内汇合成蔓状静脉丛，向上在腹股沟内环口汇合成一条精索内静脉。附睾的淋巴很丰富，并与静脉伴行，在精索内上方，通过腹股沟管，沿精索内静脉向上汇入主动脉旁淋巴结。附睾的神经来自腹腔丛，及腰上部或胸下部交感干，进入第 10～12 胸节。

（二）附睾的生理

1. 吸收功能

将来自睾丸支持细胞分泌的睾网液吸收，因为进入附睾的睾网液有时反而会阻碍精子的正常运行。

2. 分泌功能

附睾产生甘油磷酸胆碱、肉毒毒素、糖蛋白、酸性磷酸酶、磷酸核苷酶、α-甘露糖苷酶和 β-半乳糖苷酶等，都具有促进精子成熟作用，尤其是肉毒素碱，是精子成熟过程中脂肪酸和辅酶 I 代谢中的一种重要辅助因子。

3. 集中雄激素作用

来自血液循环和睾丸睾网液中的雄激素，都在附睾里集中，而且附睾上皮本身也有微量合成雄激素的作用，这种集中雄激素的生理功能也保证了精子的成熟。

4. 免疫屏障

（1）附睾上皮分泌多种蛋白质，可附着在精子表面，掩盖精子的固有抗原性。

（2）附睾上皮细胞表面发达的微绒毛及其覆盖的带负电荷的糖蛋白，构成免疫屏障，可以阻止精于穿入。

（3）附睾上皮的淋巴细胞和巨噬细胞所发挥的免疫功能。

5. 附睾保障精子的成熟功能

附睾液是精子成熟的微环境，不仅保障精子逐渐发育成熟，而且有利于精子处于静息状态，积蓄能量。精子具备获能的能力，是在附睾内形成的，在获能过程中精子膜要产生多种变化，需要钾，同时亦需要多种蛋白、脂质和生物活性介质等，这些必备条件均由附睾提供。

6. 转运功能

精子在附睾内转运，通过附睾管内的静水压梯度变化和附睾上皮细胞的纤毛沿管壁输出方向的摆动，所产生的动力导致附睾液的流动，以及附睾管有节律性的蠕动，可以输送精子到输精管。

四、精索与输精管的解剖与生理

（一）精索与输精管解剖

精索是悬吊睾丸和附睾的索带，自睾丸后上缘开始，终于腹股沟内环口，其主要内容物是输精管、精索内动脉（或称睾丸动脉，来自腹主动脉，主要营养睾丸及附睾）、精索外动脉（来自腹壁下动脉，主要营养提睾肌及其筋膜）、输精管动脉（来自膀胱下动脉营养输精管）、蔓状静脉丛（形成精索内静脉，右侧直接注入下腔静脉，左侧呈直角方向与左肾静脉连接，回流不甚通畅）、淋巴管、提睾肌、神经以及包围精索的被膜。输精管是精索中的重要内容物，是连接附睾管和射精管的管道，长 36 ～ 45 cm，内腔直径约 3 mm，灰白色，质地坚硬，输精管通过腹股沟内环口，越过腹部，在腹膜下跨过输尿管，到达膀胱底部和前列腺上缘，约在精囊上端平面以下膨大的部分为输精管壶腹部，其末端逐渐变细，且两侧输精管相互靠近，在膀胱底部稍上方，与精囊的排泄管以锐角的形式汇合成射精管，长约 2 cm，向前下穿前列腺底的后部，开口于尿道前列腺部。

（二）精索和输精管的生理

1. 精索悬吊睾丸和附睾

下端从阴囊内的附睾与输精管连接处开始，向上进入腹股沟内环口，然后精索内的各种内容物分别循各自途径而互相分离。

2. 输精管

不仅是附睾与射精管的连接管道，而且具有储存精子的功能。

五、精囊的解剖与生理

（一）精囊解剖

精囊又叫精囊腺，左右各一，长约 5 cm，横径 1.5 ～ 2.5 cm 是一种分叶状长形袋状结构，前后扁平，壁相当菲薄，肉眼观呈乳白色、半透明状态，位于前列腺底的后上方，输精管壶腹部的外侧，膀胱底与直肠之间。其排泄管与输精管末端会合，形成射精管，穿过前列腺，进入尿道的前列腺部，开口于精阜上。精囊并非一个有空腔的囊性体，其实质为卷曲的管道及其分支，管道如果张开与伸直，长度可达 10 ～ 15 cm，管道一端封闭，另一端开放通向射精管（见图 1-13）。

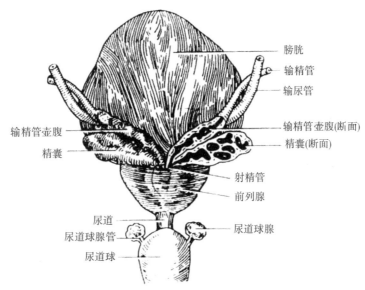

膀胱
输精管
输尿管
输精管壶腹(断面)
精囊(断面)
输精管壶腹
精囊
射精管
前列腺
尿道
尿道球腺管
尿道球腺
尿道球

图 1-13 精囊和前列腺

（二）精囊的功能

1. 分泌功能

精囊的内层上皮细胞能分泌精囊液，是一种淡黄色黏稠的碱性液体，是精液的组成部分，约占精液量 30%，其中主要成分是果糖和前列腺素，精囊液中有凝固因子，是一种特殊的酶类物质，可使精液处于凝固状态。

2. 收缩功能

尽管精囊壁很薄，但壁的中层为很薄的平滑肌，仍然具有一定的收缩功能，射精时能将分泌的液体输送出去。

六、前列腺的解剖与生理

（一）前列腺解剖

1. 前列腺

前列腺位于膀胱颈与尿生殖膈之间，重量约为 20 g，底部横径约 4 cm，纵径约 3 cm，前后径约 2 cm，上部宽大为前列腺底，与膀胱颈部邻接，其前部有尿道穿过，后部有左右射精管向前下穿入，下端尖细，为前列腺尖部，与尿生殖膈接触，两侧有前列腺提肌绕过，尿道从尖部穿出，尖与底之间为前列腺体，通常正中有一浅沟（前列腺沟），前面有耻骨前列腺韧带，使前列腺鞘与耻骨盆面相连。前列腺可分为五个叶，即前叶、中叶、后叶和左右两个侧叶，中叶增生凸向尿道内口，压迫尿道；左右两个侧叶增生可从两侧压迫尿道。后叶是前列腺癌的好发部位。前列腺实质表面包裹着薄而坚韧的固有膜，与前列腺鞘之间有静脉丛、动脉及神经的分支，前列腺是由管泡状的腺体组织和前列腺导管组成，前列腺的腺泡共 30 ~ 50 个，它们总共汇集成 15 ~ 30 条前列腺导管，又叫前列腺排泄管，开口于尿道的精阜两侧（见图 1-14）。

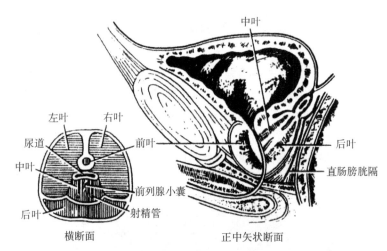

图 1-14 前列腺的位置与分叶

2. 前列腺的血管淋巴神经

动脉主要是膀胱下动脉、阴部内动脉、直肠下动脉，主要由膀胱下动脉供血，在膀胱和前列腺交界处，分为前列腺被膜上动脉和下动脉，上动脉沿着两侧壁向上前分布于被膜上部，下动脉由侧面 5 点与 7 点部位，分别进入腺体；前列腺静脉与阴茎背深静脉在耻骨前列腺韧带下汇合，形成网状静脉丛，此静脉丛和前列腺被膜内静脉汇合，经膀胱下静脉流入髂内静脉，前列腺静脉与直肠静脉、骶椎、腰椎及骨骼有吻合支，故前列腺癌可转移到肝、骶骨及髂骨。前列腺淋巴回流主要有三个途径：①前列腺淋巴经膀胱后到髂内动脉和髂外动脉淋巴结。②后组前列腺淋巴和前列腺动脉伴随到髂内动脉淋巴结。③淋巴通过直肠上升，横过骶部，在骶 2、骶 3 前终止于髂内动脉淋巴结。前列腺神经由骶 3、骶 4 发出的骶神经进入骨盆丛，由此发出膀胱下神经，再发出许多小束即前列腺神经，自背侧进入前列腺，支配前列腺分泌和运动的交感神经来自腹下神经丛。

（二）前列腺的功能

1. 分泌抗菌因子

前列腺液中含有钠、钾、钙，以及丰富的酸性磷酸酶和淡黄色的卵磷脂小体，还有大量锌和镁，对引起泌尿生殖系感染的致病菌有杀菌作用，已经证明这种因子是锌的化合物或锌盐。

2. 分泌液化因子

前列腺液是一种乳白色浆性液体，是精液组成成分，约占精液的 2/3，其中蛋白水解酶和纤维蛋白酶有促进精液液化的作用，是让射出的处于凝固状态的精液转化成液体状态，精子才能活动，同时前列腺液中含有蛋白质、精胺、脂族多肽等，具有营养精子的作用。

3. 分泌 5α 还原酶

其酶可将睾酮转化为更有生物活性的双氢睾酮。

4. 具有控制排尿功能

前列腺包绕尿道，其环状平滑肌纤维围绕尿道的前列腺部，参与构成尿道内括约肌。

5. 具有运输功能

前列腺实质内有尿道和两条射精管通过，当射精时前列腺和精囊腺的肌肉收缩，可将输精管和精囊内容物经射精管压入尿道。

七、阴茎的解剖与生理

（一）阴茎解剖

阴茎成人平均长 7 ~ 10 cm，勃起时可增长增粗，由两个阴茎海绵体和一个尿道海绵体组成，由浅入深为皮肤、浅阴茎筋膜、深阴茎筋膜及白膜，各层间有血管、淋巴管和神经等结构穿行，由前向后可分为头、体和根三部分，阴茎根藏于阴囊和会阴部皮肤的深面，固定于耻骨下支，坐骨支和尿生殖膈上。阴茎体呈圆柱状，悬于耻骨联合的前下方。阴茎头为前端膨大部分，其尖端有呈矢状位的尿道外口，阴茎头和体交界处较细部分，称阴茎颈，临床称冠状沟（见图 1-15，图 1-16）。

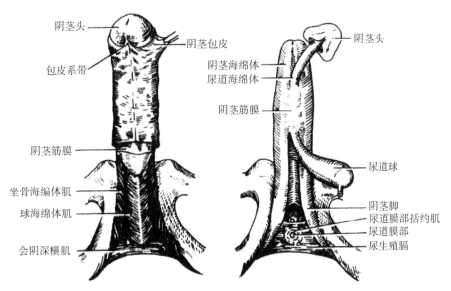

图 1-15 阴茎的外形和结构

1. 皮肤

薄而柔软向阴茎头延伸，形成双层的皮肤皱襞，即阴茎包皮，其内、外层反折处的游离缘围成包皮口，包皮与阴茎头之间为包皮腔，在阴茎头的腹侧中线上，包皮与尿道外口相连的皱襞，称包皮系带。

2. 浅阴茎筋膜

浅阴茎筋膜或称 Colles 筋膜为阴茎的皮下组织，疏松无脂肪，易使皮肤滑动，该筋膜向周围分别移行于阴茎肉膜、浅会阴筋膜及腹前外侧的浅筋膜深层，内有阴茎背浅动、静脉及淋巴管等穿行。

3. 深阴茎筋膜

深阴茎筋膜深阴茎筋膜又称 Buck 筋膜，共同包裹阴茎的三条海绵体，其前端与阴茎的冠状沟附近逐渐变薄消失，后端至阴茎根部上续腹白线，在耻骨联合前面有弹性纤维参与形成阴茎悬韧带，该筋膜的深层与阴茎背侧中线上，又一条阴茎背深静脉穿行，此静脉的两侧各有一条阴茎背动脉及阴茎背神经伴行。

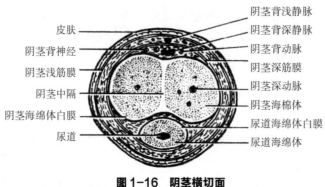

图1-16　阴茎横切面

左侧标注：皮肤、阴茎背神经、阴茎浅筋膜、阴茎中隔、阴茎海绵体白膜、尿道

右侧标注：阴茎背浅静脉、阴茎背深静脉、阴茎背动脉、阴茎深筋膜、阴茎深动脉、阴茎海棉体、尿道海绵体白膜、尿道海绵体

4. 白膜

白膜分别包裹阴茎的三条海绵体，在阴茎海绵体部略厚，而在尿道海绵体部较薄，白膜在左右阴茎海绵体之间形成阴茎中隔，阴茎海绵体中央各有一条阴茎深动脉穿行。

5. 海绵体

阴茎海绵体为两条，是两端较细的圆柱体，位于阴茎的背侧，左右各一，互相紧密结合。其前端嵌入阴茎头后面的凹陷内，后端左右分离，称阴茎角，分别附着于两侧的耻骨下支和坐骨支。尿道海绵体位于阴茎的腹侧，尿道贯穿其全长，其中部呈细长的圆柱形，前端显著扩大成阴茎头，后端稍膨大成尿道球，位于两阴茎角之间，附着于尿生殖膈下筋膜上，每个海绵体的外面都包有一层坚厚的纤维膜，分别称阴茎海绵体白膜和尿道海绵体白膜，海绵体内部由许多海绵体小梁和腔隙构成，腔隙与血管相同。

（二）阴茎的血管、淋巴、神经

阴茎的血供非常丰富，主要来自阴茎背动脉及阴茎深动脉，它们均为阴茎动脉在尿生殖膈内的分支。阴茎背动脉穿行于深筋膜与白膜之间，阴茎深动脉则由阴茎角进入阴茎海绵体。阴茎的静脉有阴茎背浅静脉及阴茎背深静脉，前者收集阴茎包皮及皮下的小静脉，经阴部外静脉汇入大隐静脉，后者收集阴茎海绵体及阴茎头部的静脉，分左右支汇入前列腺静脉丛。阴茎的淋巴管分浅、深两组，浅组与阴茎背浅静脉伴行，注入两侧的腹股沟浅淋巴结，深组与阴茎背深静脉伴行，注入腹股沟深淋巴结和 / 或注入髂内淋巴结。阴茎的感觉神经主要是阴茎背神经，分布于阴茎的皮肤、包皮、阴茎头及海绵体，阴茎的内脏神经来自盆丛，交感神经包括阴茎海绵体大、小神经，分布于阴茎；副交感神经来自盆内神经，分布于海绵体的勃起组织，为阴茎勃起的主要神经，故名勃起神经。

（三）阴茎的生理

阴茎是男性性交器官，也是泌尿生殖系统的排泄器官，阴茎的自主勃起是完成男性性欲的主要部分。阴茎勃起的机制：①阴茎海绵体中的毛细血管在性冲动时大量充血，使海绵体膨胀。②海绵体充血后，阴茎静脉血管一时性阻塞。③阴茎海绵体外层有皮肤和两层筋膜包围，限制海绵体的无限膨胀，因此阴茎充血即勃起。

泌尿外科疾病的常见症状

第一节　排尿异常

一、尿频

排尿次数增多称为尿频，是泌尿系统最常见的症状之一。正常成年人日间排尿次数 4 ～ 5 次，夜间排尿次数 0 ～ 1 次，不超过 2 次。每次尿量 200 ～ 300 mL，不同年龄的儿童差异较大。尿频常由于尿液产生过多、功能性膀胱容量降低和膀胱不能完全排空等多种因素引起。

二、尿急

尿急指突然出现的强烈的、不可抑制的排尿愿望。可继发于焦虑、炎症、膀胱异物、神经源性膀胱功能障碍、前列腺增生，以及膀胱出口梗阻等。

三、尿痛

一般指排尿时出现的烧灼样疼痛，与膀胱、尿道、前列腺急性感染有关。在男性位于尿道远端，女性局限于尿道。该疼痛仅在排尿过程中出现，排尿结束后很快消失。疼痛发生在排尿开始时，表明尿道病变；疼痛出现在排尿结束时常提示病变存在于膀胱。尿痛通常作为泌尿系感染的首发症状，与尿频、尿急同时存在。

四、排尿困难

排尿困难指患者排尿不畅。临床表现轻重不等，轻者排尿延迟、尿线无力、射程短；重者尿线变细或滴沥不成线，每次排尿均需用力，或用手按压小腹而只能排出少量尿液，形成间歇性排尿现象，患者常有排不尽感。主要原因有：①膀胱颈以下机械性梗阻，常见病因有前列腺增生症、尿道或尿道口狭窄、晚期膀胱癌、子宫肌瘤或子宫脱垂压迫膀胱颈；②中枢或周围神经损害造成支配膀胱的神经功能失调，使膀胱逼尿肌张力减弱或尿道括约肌痉挛，常见病因有颅脑或脊髓损害、糖尿病、直肠癌、宫颈癌根治术损伤骨盆神经或阴部神经、脊椎裂、脊髓膨出等。检查会阴部可发现患者感觉减退、肛门括约肌松弛、插尿管无困难等，注意与机械性梗阻相鉴别。

五、尿潴留

膀胱内充满尿液而不能排出。常见于前列腺增生症，尿道损伤和狭窄，神经源性膀胱，急性前列腺炎和脓肿，脊髓和颅脑损伤，糖尿病，痔、肛瘘以及直肠或妇科肿瘤根治手术后。分为急性和慢性尿潴留。急性尿潴留发病突然，膀胱胀满，患者异常痛苦，在耻骨上可触及胀满的膀胱，用手按压患者有明显的尿意。慢性尿潴留是长期排尿困难缓慢发展的结果，患者多无痛苦感觉，常表现为充溢性尿失禁，长期慢性尿潴留可以引起双肾积水，导致肾功能受损。

六、漏尿

漏尿指尿液不经尿道外口，而是绕过尿道括约肌由瘘口流出。常见原因有外伤、产伤、手术、感染、局部放疗、肿瘤等，发生的部位常见于膀胱阴道瘘、尿道阴道瘘、尿道直肠瘘以及少见的输尿管阴道瘘和先天性异位输尿管开口。

七、遗尿

遗尿指患者睡眠时发生的尿失禁，属不自主行为，每夜 1 ~ 2 次，也可几日发生 1 次。3 岁以前的儿童遗尿多属生理性的。15% 的儿童遗尿可持续至 5 岁，到 15 岁仅为 1%。遗尿的常见原因有大脑皮质发育迟缓、睡眠过深、遗传、泌尿系统病变等。

第二节 尿量异常

24 小时尿量低于 400 mL 为少尿，100 mL 以下为无尿。发生的原因一般分为肾前性、肾性、肾后性。肾前性主要由于严重脱水、大出血、休克等；肾性主要指肾脏本身疾病；肾后性多由于双侧输尿管梗阻，或一侧肾无功能，另一侧输尿管梗阻。

24 小时尿量超过正常尿量，少则 2 000 mL 以上，多达 5 000 ~ 6 000 mL，甚至超过 10 000 mL。最常见于糖尿病、尿崩症、急性肾衰竭多尿期等。

第三节 尿液异常

一、血尿（含肉眼血尿和镜下血尿）

尿液中混有红细胞称为血尿。如肉眼能辨认出血尿，则相当于 1 000 mL 尿内至少含 0.5 ~ 1 mL 血，称为肉眼血尿。出血量少时，尿无血色，仅在显微镜检查时发现异常数量的红细胞，一般每高倍视野下超过 3 个有一定的意义，称为镜下正常情况下尿内无可测知的游离血红蛋白，当大量的红细胞在血管内溶解破坏时，血浆游离血红蛋白明显增多，超过结合珠蛋白结合能力及近端肾曲管的重吸收能力，使尿中出现大量游离血红蛋白的现象称为血红蛋白尿。其反映了血管内有超出正常的溶血。血红蛋白尿的外观颜色根据含血红蛋白量的多寡而不同，可呈均匀的浓茶色、葡萄酒色、棕色及酱油色。主要病因为各种血液病、药物或毒蛇咬伤、重度烧伤和严重感染等引起急慢性血管内溶血。慢性溶血伴有血红蛋白尿期间或前后，临床表现常有低热、腰痛、腹痛、周身不适等。在急性血管内溶血发作时可表现寒战、高热、明显腰痛、肢体酸痛、胸闷、呼吸急促、乏力、头痛、恶心、呕吐、腹痛、腹泻等症状，随后第 1 次尿液为葡萄酒色、棕褐色甚至酱油色，发作之后巩膜可见黄染。若在全身麻醉状态下发生急性溶血，表现为手术创面严重渗血、血压下降，最后见血红蛋白尿。诊断和鉴别诊断时，取新鲜尿标本离心沉淀，显微镜下检查未见红细胞或只有少数红细胞，而尿液的联苯胺或愈创木酯试验阳性或强阳性，并排除肌红蛋白尿即可诊断为血红蛋白尿。

二、脓尿

脓尿指尿内存在脓细胞。一般分为非特异性感染和特异性感染两种。非特异性感染以大肠埃希菌最为常见，其次为变形杆菌、葡萄球菌、产气杆菌、肠球菌、铜绿假单胞菌等。特异性感染主要指结核分枝杆菌和淋病奈瑟菌。常见疾病有肾盂肾炎、肾脓肿、膀胱炎、前列腺炎或脓肿、尿道炎以及毗邻器官的炎症等。泌尿系肿瘤、结石、损伤、神经源性膀胱、尿道狭窄、异物、憩室以及各种原因形成的梗阻是常见的诱因。

三、细菌尿

正常尿液是无菌的,如尿中有细菌出现,当菌落数 > 105/mL时,即意味泌尿系存在感染,称为细菌尿。非特异性感染的致病菌70% ~ 80%为革兰阴性杆菌包括大肠埃希菌、变形杆菌、大肠埃希菌、产气杆菌与铜绿假单胞菌;其余20%致病菌为革兰阳性球菌包括葡萄球菌、链球菌等。

四、乳糜尿

乳糜液或淋巴液出现在尿液,尿液呈现乳白色,称为乳糜尿。多由于乳糜液不能循正常通路进入血循环而发生反流、淋巴液淤滞,淋巴管内压力增高,进而导致淋巴管曲张、破裂,如破裂的部位与泌尿系统相通,乳糜液进入尿内即形成乳糜尿。最常见的病因为丝虫病、腹膜后肿瘤、创伤、结核,以及先天性淋巴管瓣膜功能异常也可以引起乳糜尿。

六、结晶尿

正常尿液中含有许多有机盐和无机盐物质,在饱和状态下,这些物质可因温度、尿酸碱度、代谢紊乱或缺少某些抑制这些物质沉析的因素而发生沉淀和析出,形成结晶即称为结晶尿。尿内结晶常见有草酸盐、磷酸盐、尿酸、尿酸盐等。

五、气尿

有气体随尿液排出体外称为气尿。通常是由于在肠道和膀胱之间有瘘管相通。少见情况为膀胱内存在产气细菌感染,尿液又有高浓度的糖,因发酵而产生二氧化碳,在排尿时产生气体。常见病因有外伤、手术、结核、乙状结肠癌、Crohn病和放射性肠炎等。

第四节　尿失禁

一、真性尿失禁

指因膀胱括约肌受到损伤,或神经功能障碍,膀胱括约肌丧失了控制尿液的能力,无论患者处在何种体位和在何时何地,尿液均不自主持续从尿道流出。常见病因有手术、外伤导致的膀胱括约肌损伤、神经源性膀胱和阴茎耻骨型尿道上裂等。

二、压力性尿失禁

平时尚能控制尿液,而在咳嗽、喷嚏、大笑、奔跑等腹压增加时出现尿液不自主地从尿道溢出,称为压力性尿失禁。常见于中年以上妇女(有过多次怀孕和自然分娩史)。常见原因有盆底组织的薄弱、膀胱底部下垂、膀胱尿道括约肌松弛、尿道不能伸到足够长度、膀胱尿道后角消失,以及尿道倾斜角增大等。

三、急迫性尿失禁

急迫性尿失禁指在有急迫的排尿感觉后,尿液快速溢出,是膀胱过度活动症的严重表现。由部分上运动神经元病变或急性膀胱炎等强烈的局部刺激引起,导致急迫性尿失禁的常见病因有膀胱炎、神经源性膀胱、严重的膀胱出口梗阻导致的膀胱顺应性降低、逼尿肌老化、心脑血管疾病、早期糖尿病等。精神紧张、焦虑也可引起急迫性尿失禁。

四、充盈性尿失禁

充盈性尿失禁是由于下尿路有较严重的机械性或功能性梗阻引起尿潴留,当膀胱内压上升到一定程度并超过尿道阻力时,尿液不断地自尿道中滴出,也称为假性尿失禁。常见病因有前列腺增生症、尿道狭窄、神经源性膀胱功能障碍等。

第五节　疼痛

一、肾区疼痛

肾区疼痛常由于肾脏的炎症或梗阻等导致肾被膜受牵拉而引起。典型的肾脏疼痛位于肋脊角（在骶脊肌旁第 12 肋下），可绕过腰部向前放射至上腹部和脐周，也可放射至会阴、睾丸。炎症引起的疼痛呈现一侧或两侧为腰部酸胀不适持续性钝痛，常见于肾内或肾周感染，也可见于肾挫伤、肾积水、肾结石等。梗阻所致疼痛的特点为阵发性绞痛，常伴有消化道症状。

二、输尿管区疼痛

输尿管疼痛多为急性，常由输尿管急性梗阻引起。典型的疼痛既包括肾包膜膨胀所致的背部疼痛，还包括从肋脊角沿输尿管走行放射至下腹部的剧烈绞痛。在男性可放射至膀胱、同侧阴囊和睾丸；在女性则放射至外阴。如梗阻位于上段输尿管，疼痛可放射至同侧睾丸；梗阻位于右输尿管中部，疼痛放射至麦氏点，易与阑尾炎相混淆，梗阻位于左输尿管中部，可能与憩室炎或降结肠、乙状结肠疾病相混淆；如梗阻位于靠近膀胱输尿管开口处则会表现出膀胱刺激症状。

三、膀胱区疼痛

膀胱区疼痛常因急性尿潴留所致，也可由非特异性炎症、结核、结石、异物及肿瘤等导致。急性尿潴留者由于膀胱过度膨胀而导致耻骨上区剧烈疼痛。膀胱炎所引起的疼痛常表现为耻骨上间断性不适，在憋尿时有膀胱疼痛感觉，排尿后感觉明显轻松。膀胱颈内结石可出现向阴茎头及会阴放射性剧痛。膀胱肿瘤患者出现膀胱区疼痛常表示肿瘤已浸润盆腔周围组织。

四、尿道疼痛

尿道疼痛常因尿道口或尿道内梗阻所引起，如包茎、后尿道瓣膜、尿道狭窄或尿道内结石和肿瘤等，或因邻近器官的炎症蔓延到尿道，如精囊炎、阴道炎和宫颈炎等；有时可因机械或化学性刺激引起尿道炎，如器械检查和留置导尿管等。

五、阴囊部疼痛

阴囊部疼痛由阴囊壁组织或阴囊内容物病变引起，根据病因和程度的不同可分为原发性、继发性和急性、慢性等。原发性急性疼痛常见于急性附睾炎、急性睾丸炎、睾丸、附睾扭转及阴囊急性炎症等情况。原发性慢性疼痛常见于鞘膜积液、精索静脉曲张、慢性附睾炎等。继发疼痛常见于肾脏、腹膜后或腹股沟病变引起的放射痛。

第六节　肿块

一、肾区肿块

正常肾脏位置较高，位于横膈以及低位肋骨之下，受其保护不易损伤。因为肝脏的存在，右肾位置低于左肾。在男性，肾脏一般很难触及，一方面是由于腹壁肌张力的存在，另一方面是因为男性肾脏的位置更加固定，仅能够随姿势改变和呼吸运动发生轻微的移动。偶尔能够触及右肾下极，尤其对于体型偏瘦的患者。左肾一般不会被触及，除非左肾增大或位置异常。故凡在腹部两侧发现的肿块都应与正常肾脏和肾脏病变相鉴别。肾区发现的肿物可能为对侧肾萎缩或缺失后该侧肾脏的代偿性肥大，或肾积水、肿瘤、囊肿或多囊肾，也可能为腹膜后肿物，脾脏、病变的肠管、胆囊疾病或胰腺囊肿。触到肾脏的肿块，应注意肿块的大小、实性或囊性、坚硬度、活动度、有无结节等。肾肿瘤性质多为坚硬，表面光滑或呈分叶状，早期肿瘤活动，晚期肿瘤浸润周围组织而固定。肾积水和肾囊肿表面光滑，有囊性感。多囊肾往往为双侧性，有时可在腹部两侧触及表面有囊性结节的增大的肾脏。肾脏损伤引起的肾周围血肿及尿外渗，在腹部或腰部可触及肿块和疼痛。此外，临床上较少见的肾下垂和游走肾，特点是肿块移动度较大，前者在站立位时较易触到，后者往往在髂窝触到活动的肿块。

二、膀胱区肿块

下腹部膀胱区肿块最常见的两种情况为膀胱尿潴留或膀胱肿瘤、盆腔恶性肿瘤及隐睾恶变。正常膀胱一般不会被触及，除非适度充盈状态下。当膀胱过度充盈时触诊下腹正中部可触及圆形、具有压痛的弹性肿物，不能被推移，呈横置的椭圆形或球形，下界隐于耻骨后而触不清楚，按压时有尿意，排空后肿物缩小或消失，这几点可与常见耻骨上包块如卵巢囊肿或妊娠子宫等相鉴别。下腹部肿块除经腹部检查外，还应经直肠或阴道行双合诊检查，以确定肿块大小、位置及移动情况。

三、腹股沟部肿块

腹股沟肿物以疝最常见，有时可触摸到下降不全的异位睾丸。精索、输精管的良性和恶性肿瘤均罕见。

四、阴茎肿块

阴茎头肿块是阴茎癌的主要特征。早期肿瘤被包茎所包裹，当肿瘤破溃穿破包皮时才被发现，晚期肿瘤呈菜花样、恶臭、易出血；腹股沟淋巴结转移时，淋巴结变硬，与周围组织粘连。小儿常发现包皮内有扁圆形小硬节，多为包皮垢，翻开包皮或将包皮切开，即可发现乳酪样硬节，与皮肤无粘连。阴茎海绵体肿块多为阴茎硬结症，肿块形状不规则呈片状、坚硬、无触痛，勃起时可引起疼痛及阴茎弯曲。尿道肿块应除外尿道狭窄、结石或肿瘤等。

五、阴囊肿块

阴囊内肿块以斜疝最为多见，其特征为可还纳肿物。其次为睾丸鞘膜积液、精索鞘膜积液、精液囊肿、精索静脉曲张，除精索静脉曲张外，透光试验均为阳性。睾丸肿瘤坚实而沉重。附睾、精索肿瘤极为罕见。

第七节 性功能障碍

一、性欲低下或缺失

表现为患者主动性行为要求减少或缺乏。主要原因有精神因素（性知识缺乏、性卫生忧虑、害怕妊娠、非性交行为习惯使性驱动力扭曲、生活工作压力过大、夫妻关系紧张等）；全身性疾病（肝硬化、慢性肾功能不全、心脑血管病变及严重营养代谢性疾病等）；内分泌疾病（性腺功能低下症、甲状腺功能低下或亢进、肾上腺皮质功能不全及垂体病变等）；药物（抗高血压药、抗肿瘤药与抗精神病药以及大麻、海洛因等长期大量吸毒者）。此外，外阴畸形病变致性交困难或不能性交，久之可因心理障碍和恐惧而导致性欲低下或缺失。

性欲低下或缺失由于正常值范围的不确定性，同时不同社会、不同信仰、不同个体间又存在很大差异，即便同一个体有时也会呈现相当大的差异，所以对性欲低下或缺失的诊断必须依赖详细的病史、全面的查体，并在此基础上进行相关的实验室检查才能做出较为准确的诊断。

长期以来人们把男性在性欲冲动和性刺激下阴茎不能勃起，或阴茎勃起但不能保持足够的硬度并置入阴道或虽置入阴道但旋即疲软致性交不能称为阳痿。国际阳痿学会将其定义为：性交时不能有效勃起致性交不满足。近年来，则普遍使用勃起功能障碍来表达。

阳痿常见原因包括心理性和器质性。心理性因素导致的阳痿，一般都有诱发因素，包括婚姻压力、性伴侣的变换和丧失等，如果患者在受到某种刺激后，无论何种方法，只要出现阴茎勃起，就可以认为他的阳痿属于心理性而非器质性的。常见的器质性因素包括神经源性、内分泌源性、血管源性、医源性以及衰老、全身性疾病和吸烟、饮酒等原因。

二、不射精症与逆行射精

不射精症与逆行射精是指有足够的阴茎硬度可置入阴道性交，但无精液射出或仅有少量精液外溢，导致性不满足（尤其是女方）和不育。但两者又有质的不同，前者在性生活中无性高潮，后者则有。常见的原因有雄激素缺乏、交感神经丧失、某些药物及膀胱颈和前列腺的手术所致。另外，不射精症还有相当部分是心理性或功能性因素所致，如一些患者在性交时候不射精，但平时有遗精存在，另一部分患者因性知识缺乏或性交方法不当，甚至在不同的场合、环境和配偶之间会有不同的反应。后者主要为先天性或获得性的膀胱内括约肌器质性病损，如先天性膀胱颈增宽、膀胱颈Y-V成形术、后腹膜淋巴清扫和前列腺盆腔手术等所致。两者通过房事后尿液检查可予鉴别，前者由于根本无射精，仅为一般的尿液反应，而后者则可在尿液中查见精子和果糖。

三、无性高潮

无性高潮通常属于心理性因素，或由于服用治疗精神疾患药物所致。有时由于阴部神经功能损伤，出现阴茎感觉减弱，也可导致性高潮缺失。最常见的疾病是糖尿病所致的外周神经病变。

四、早泄

早泄即指过早射精，至今仍缺乏一个明确而完整的定义，一般临床定义的早泄包括两个方面：①射精过早：包括置入阴道前和置入阴道后即刻射精；②性生活显得十分尴尬或狼狈，男女双方均不满意。早泄的病因以精神心理因素为主，包括紧张、焦虑、自卑或性冲动过激失去自控等。器质性病因可能与一些神经性、炎症性病变相关，如脊髓肿瘤、多发性硬化和前列腺炎等有关。

五、血精

含有红细胞的精液称为血精。多见于25～40岁的青壮年男性，患者常于手淫或性交后发现。最常见的原因有：①精囊及前列腺疾病，如精囊炎、前列腺炎、前列腺及精囊的结核、血吸虫、结石、损伤、前列腺增生等；②肿瘤，如精囊及前列腺的癌肿，精阜乳头状瘤；③血液病，如紫癜、维生素C缺乏病、白血病等；④其他，如精囊静脉曲张、会阴部长期反复压迫、肝硬化伴门静脉压增高致痔静脉丛通过侧支前列腺丛压力也增高、精阜旁后尿道上皮下静脉扩张破裂等。

第三章

泌尿外科有创性检查与治疗

第一节　肾脏穿刺造瘘术

一、适应证

1. 上尿路梗阻引起肾积水、肾盂积脓，尿外渗或尿瘘。
2. 经皮肾镜检查或其他操作，如药物灌注或化疗、尿流改道等。
3. 积水肾引流后功能的估价，决定手术保留肾或切除肾脏。

二、操作要点

1. 若仅为单纯造瘘引流，可选择腋后线上经后下肾盏的穿刺通道。而作为经皮肾镜技术的准备工作，穿刺径路设计应根据所实施的类型而定。
2. 在超声、X线荧光透视或 CT 引导下刺入肾集合系统。穿刺成功则有尿液自鞘内流出，如无尿液流出，则将注射器与穿刺针相连，边回抽边前后小距离移动穿刺针，直到抽出尿液。
3. 置入导丝，尽量将导丝插入输尿管，以免导丝滑脱。扩张通道后沿导管插入肾盂。

三、注意事项

1. 确认即使在最大吸气状态下，胸膜亦不在拟定的穿刺路径上。
2. 确认肾脏与肠管的关系。
3. 穿刺时嘱患者吸气后屏气。

四、术后处理

1. 术后观察有无血尿。
2. 预防性使用抗生素。
3. 保持引流管通畅，必要时应冲洗引流管。

第二节　前列腺穿刺活检术

前列腺穿刺活检组织检查是经会阴或直肠穿刺，取得前列腺组织作病理学检查用以确定前列腺病变的性质、种类及程度。

一、适应证

1. 直肠指诊发现前列腺结节，性质不明。
2. 血清前列腺特异性抗原（PSA）明显增高。

3. 超声和其他影像学检查提示前列腺占位病变。

4. 用于邻近器官肿瘤侵犯前列腺的鉴别诊断。

5. 前列腺癌治疗后，需要评价疗效者。

6. 用于转移性肿瘤的鉴别诊断。

二、操作要点

1. 经直肠途径活检的患者，穿刺前 1 天应常规进行肠道准备。术前 1 天或 2 天开始口服抗生素，连服 3 天。经会阴活检术前可不需作这些准备。

2. 经直肠穿刺的患者取截石位或侧卧位，常取侧卧位，在直肠超声探头的引导下行多点穿刺，即病灶、左右底部、左右尖部及中叶。经直肠穿刺一般不需要局部麻醉。

3. 经会阴穿刺的患者常取截石位，在局部消毒及局部浸润麻醉后，在会阴中心至肛门中点处，右手持穿刺枪刺入，在左手食指插入直肠感觉诱导下，穿刺枪刺入前列腺 3 ~ 4 cm，扣动穿刺枪后拔出，推出针芯可见条状的前列腺组织。前列腺穿刺活检的目标定位主要有 6 点，6 点 + 2 点，11 点，13 点等。选择 11 点或 13 点，第 1 次活检阴性、PSA 持续增高需要重复活检时。目前常采用多点穿刺，这样可提高前列腺癌检出率。

4. 穿刺后用示指压迫 2 ~ 5 分钟以促进止血。

三、注意事项

1. 穿刺前 1 ~ 2 天开始口服抗生素，穿刺前 1 周停用抗凝药。

2. 经直肠活检的过程中不要碰到肛门括约肌，肛门括约肌有对疼痛敏感的神经纤维。

四、术后处理

1. 观察有无血尿及便血。

2. 穿刺后多饮水，并继续使用抗生素 3 ~ 5 天。

3. 观察术后有无血尿及大便带血，出血多于 6 ~ 48 小时内自行停止。持续性血尿或术后出现尿潴留，可插管导尿并起到压迫前列腺止血的目的。持续性大便带血可适量应用止血药。

第三节 睾丸活检术

一、适应证

1. 男性不育，精液检查显示无精子时，为了解睾丸有无生精功能，应行睾丸活检。

2. 无精症患者行人工辅助生殖，不能通过附睾获取精子时，可通过睾丸活检获得。

3. 确定睾丸结节或肿块性质。

二、操作要点

1. 术者左手拇指及示指将睾丸固定于阴囊皮下，于睾丸前内侧或病变处取材。

2. 局部浸润麻醉，切开皮肤、肉膜 1 cm，在睾丸白膜上做 0.5 cm 切口，轻轻挤压，生精小管即从切口中挤出，用小眼科剪自突出组织的基底剪下，置于 Bouin 液中固定，缝合切开的睾丸白膜与阴囊皮肤切口。

三、注意事项

1. 术中注意彻底止血。

2. 睾丸白膜切口要缝合紧密，防止生精小管溢出。

四、术后处理

1. 避免剧烈活动，禁欲至少半个月。
2. 预防性应用抗生素 3 天。

第四节　肾脏穿刺活检术

采用经皮直接进行肾脏穿刺，以获得足够的肾组织，做病理检查。常用于各种肾小球肾炎的分型与肾移植排斥的诊断。

一、适应证

1. 肾移植术后排斥反应的诊断。
2. 各种弥漫性肾小球病变，某些肾小管间质疾病及某些原因不明的急性肾衰竭的患者，若临床诊断不清或制订治疗方案、判断疾病预后需要，为确定诊断及进行病理分型。

二、操作要点

1. 患者俯卧位（肾移植患者取仰卧位），腹部垫以 8 ~ 10 cm 厚的沙袋。
2. 常用 B 超及 CT 引导定位，确定穿刺点。
3. 嘱患者深吸气后屏气，穿刺枪从穿刺点刺入肾脏，针头进入肾囊时有突破感，并见针尾随呼吸运动呈上下摆动。
4. 再次经 B 超或 CT 确定穿刺位置，扣动穿刺枪后将其拔出，推出针芯见所取的条形肾组织。

三、注意事项

1. 穿刺时一定要患者深吸气屏气，防止肾脏损伤。
2. 穿刺部位多选择在肾脏下极，以避免肾蒂及胸膜损伤。

四、术后处理

1. 局部压迫数分钟后穿刺点放置一小沙袋，再用腹带扎紧，以利压迫止血。
2. 沙袋压迫 6 小时，绝对卧床 24 小时。
3. 观察血压、脉搏、尿量及尿色变化，有无腰痛、腹痛等。
4. 术后应用抗生素 2 ~ 3 天。

第五节　嵌顿性包茎整复术

一、适应证

嵌顿性包茎、包皮上翻至阴茎头上方后未复位、包皮口紧勒在冠状沟处循环阻塞，影响淋巴及静脉回流而引起水肿。应首先手法复位，失败后，再行手术复位。

二、操作要点

1. 手法复位
（1）包皮及阴茎头络合碘消毒。手法复位前，在包皮和阴茎头处涂无菌滑润剂。
（2）两手的食指及中指握住包皮，用两大拇指稍稍用力将阴茎头包皮向内推送，即可复位。
（3）复位困难时，用针头多次穿刺水肿部位，待水肿组织液逐渐外渗，水肿减退后再用手法复位。

2. 手术复合

（1）局部消毒，做阴茎根部阻滞麻醉。

（2）背侧纵向切开嵌顿环长 2～3 cm，切开皮肤和深筋膜，松解嵌顿环后再用手法复位。

（3）横行缝合伤口，第 1 针先缝合切口上下两端，其次间断缝合切口的其余部分，缝合完毕，用凡士林纱条包扎。

三、注意事项

1. 切开时应掌握深浅程度，过深则易损伤阴茎头，造成出血；过浅则不能将嵌顿环切开，嵌顿依然存在。

2. 切开后应严密止血，以免术后出血。

四、术后处理

1. 应用抗生素预防感染。

2. 术后 5～6 天拆线。

第六节 尿道扩张术

尿道扩张术是治疗尿道外伤、手术后瘢痕狭窄的一种方法。

一、适应证

1. 预防和治疗尿道炎症、损伤、手术后的尿道狭窄。

2. 探查尿道有无狭窄，或确定狭窄的程度和部位。

3. 探查尿道内有无结石。

二、操作要点

1. 插入

术者左手掌心朝上，在中指与环指之间夹持阴茎冠状沟部，并斜向腹股沟方向提起，用拇指和食指把尿道外口分开。右手持尿道探子的柄端，头端蘸上润滑油，轻柔地将头端插入尿道外口。

2. 平推

沿尿道背侧壁正常的走行轻轻插入，借助探子本身的重量和弯曲缓慢推进。随着探子的逐渐深入，同时向正中移动阴茎，使探杆与身体纵轴平行。

3. 直立

为使探子的前端通过尿道球部、膜部，应逐渐将其送至和体轴呈垂直的位置。探子位于此处因括约肌或瘢痕的影响，推进时受阻力。

4. 平放

将探子与阴茎一起下拉至两腿之间，探子就顺着后尿道向膀胱内推进。探子进入膀胱后，探杆能左右转动。

以上 4 个步骤是整个过程的联合动作，探子通过瘢痕后，应留置 5～10 分钟，然后退出探子，其方法与插入相反。

三、注意事项

1. 尿道扩张过程中应操作轻柔，不宜用暴力强行扩张，以免引起出血、穿破尿道。

2. 首次尿道扩张应结合尿线粗细、尿道造影所见来估计探子的号数。应先从大号开始，依次减小，直到合适的号数为止。应尽量少用 16 号以下的探子。

3. 尿道扩张器的头端，沿尿道前壁而行容易滑入膀胱，如遇阻力，可反复试插，以另一手指按压会阴，可协助通过膜部。

4. 第 1 次扩进后，每次探子只宜增大 2 ~ 3 号，否则容易造成尿道损伤出血。

四、术后处理

1. 每次扩张后给予抗生素 3 天，适当休息，多饮水，观察有无尿道出血。如出血较严重，后有发热、尿外渗，应急诊观察治疗。

2. 如扩张后有发热、疼痛、严重出血等，则在 2 ~ 4 周内暂停扩张。下次扩张前应仔细检查，证实急性炎症已经消退，才能再次扩张。

3. 扩张的间隔时间至少 5 ~ 7 天，以使尿道狭窄段黏膜经扩张后所产生的水肿与逐渐消退。经多次扩张后，尿道逐渐增宽，扩张间隔时间也可延长。

第七节　导尿术

一、适应证

1. 检查有无尿道狭窄、梗阻，测残余尿、膀胱容量、压力及膀胱造影。

2. 急慢性尿潴留。

3. 下尿路梗阻引起肾功能不全。

4. 泌尿系统病变需要准确记录尿量及特殊检查。

5. 危重患者尿量监测。

二、操作要点

1. 体位患者仰卧位，两腿屈膝自然分开。

2. 消毒应以尿道口为中心，男性应翻转包皮消毒，然后铺洞巾。

3. 插管选好 Foley 导尿管后，涂无菌润滑油，必要时向尿道内注入润滑油。女性患者插入 6 ~ 8 cm，男性患者插入 15 ~ 20 cm，排尿毕，如需保留尿管，用生理盐水充起气囊，尿管接袋。

三、注意事项

1. 严格遵守无菌操作规程。

2. 导尿管粗细要适宜，插管动作要轻柔，避免损伤尿道黏膜。

3. 尿道狭窄或前列腺增生患者，可选用小号导尿管多次变换方向试插。仍不能插入，可使用丝状探子帮助插入尿管。

4. 对膀胱过度充盈者，排尿宜缓慢，以免骤然减压引起出血或晕厥。

5. 确认尿管已经进入膀胱（尿液从尿管中流出或按压下腹部后尿液流出）后才能向气囊内注水，以免尿管头端在尿道中充气囊损伤尿道。

四、术后处理

1. 应用抗生素预防感染。

2. 留置导尿管短时间内不能更换，应每 0.5 ~ 1 个月更换 1 次。

3. 如膀胱内有感染或尿液内沉淀物较多，应用无菌生理盐水或 1∶1 000 呋喃西林溶液冲洗膀胱。

4. 尿道外口常有脓性分泌物，每日应进行清洗护理，可用 1∶5 000 高锰酸钾溶液或洁尔阴清洗。

5. 留置导尿管时间过长，膀胱长期处于收缩状态，可能引起膀胱挛缩。为保持膀胱容量，应采用间断开放引流。

第八节　膀胱穿刺造瘘术

一、适应证

1. 尿道损伤、狭窄，前列腺增生等引起的急性尿潴留，导尿管不能插入者。

2. 各种原因（包括神经源性膀胱）引起的尿潴留，虽然能插入导尿管，但如需长时间保留，也以更换为膀胱造瘘为佳。

3. 泌尿道手术后确保尿路愈合，如尿道整形、吻合手术后。

4. 化脓性前列腺炎、尿道炎、尿道周围脓肿等。

5. 尿道肿瘤行全尿路切除后。

二、操作要点

1. 穿刺部位选择耻骨联合上方一横指处为穿刺点。

2. 局部麻醉采用长针头注射局麻药，以长针头与腹壁呈垂直方向刺入，回抽出尿液，于此部位做1 cm的皮肤切口，将膀胱穿刺套管针通过皮肤切口，按穿刺针方向垂直刺入，遇到落空感即已进入膀胱。拔出套管芯，可见尿液流出。经套管插入相应粗细的尿管，退出套管，并用丝线将尿管固定于皮肤。

三、注意事项

1. 穿刺膀胱造瘘必须在膀胱充盈状态下进行。

2. 操作应严格无菌，并注意用力适当，避免穿刺针刺破膀胱后壁，以免发生意外损伤。

3. 穿刺造瘘管应妥善固定，防止滑脱。

四、术后处理

1. 造瘘管及引流袋定期更换，造瘘管4～6周更换1次。

2. 膀胱有出血或感染者，可用1∶5 000呋喃西林冲洗膀胱，保持引流通畅。

3. 预防性应用抗生素。

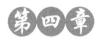

泌尿外科手术治疗

第一节　输尿管镜治疗上尿路结石

20世纪末是微创外科辉煌发展的最重要时期，在泌尿外科领域亦是如此。早在1912年，Hugh Hampton Young第一个通过观察一个2个月大男婴因后尿道瓣膜导致扩张的输尿管，并一直观察到肾盂内及肾盏，完成了输尿管镜检，但由于设备及技术条件所限，该技术一直未能发展起来。1978年后 Lyon与Richard Wolf公司共同设计制造了专用输尿管镜。完成了第一例真正意义上的输尿管硬镜，并用此镜对输尿管进行检查及治疗了输尿管结石患者，引起了技术革新的高潮。到20世纪末，随着改进，于1989年制造出用纤维光导系统取代柱镜系统的半硬输尿管镜。近年来，经过不断的努力，其临床应用有飞跃进步，半硬型输尿管镜已成为主要使用类型。

一、输尿管的解剖

（一）位置及分段

输尿管位于腹膜后间隙，上接肾脏下连膀胱，是一根细长的管道结构，其内径约为2～5 mm，在肾盂输尿管连接处，其直径约为2 mm；经过髂总动脉分支处约为3 mm；进入膀胱壁处为1～2 mm。扩张部分在腰段，其直径约为6 mm，盆腔段约4 mm。在腰大肌前方走行，右侧上端高度相当于第2腰椎横突，左侧对应第1腰椎横突，在第四腰椎椎体水平与生殖股神经交叉。输尿管全长在男性为27～30 cm，女性为25～28 cm。临床上常将输尿管分为腹、盆、膀胱壁内三段，腹段自肾盂输尿管交界处，到跨越髂动脉处；盆段，自髂动脉到膀胱壁；膀胱段，自膀胱壁内斜行至膀胱黏膜、输尿管开口。另外一种是分法是：从肾盂输尿管连接处到骶髂关节的上缘为上段输尿管；从骶髂关节上缘到骶髂关节下缘为中段输尿管；从骶髂关节下缘处开始穿过盆腔终于膀胱为下段输尿管。

（二）血液供应

输尿管上1/3段主要由肾动脉分支供应，中1/3段输尿管由腹主动脉、髂总动脉、精索内动脉或卵巢动脉、子宫动脉的分支供应；下1/3段输尿管由膀胱下动脉分支供应。进入输尿管后，动脉血管在输尿管浆膜层内纵向走行，广泛相连形成动脉网。输尿管静脉伴随其动脉，经肾静脉、下腔静脉、髂静脉、精索或子宫静脉、膀胱静脉等回流。

二、输尿管镜类型

自1912年Young首次进行"输尿管镜检"以来，开始由于各方面的不足，其发展缓慢，但到20世纪末，其临床应用越来越广泛，经过不断地改进有了飞速的发展。

输尿管镜目前分为硬镜和软镜两种类型。

（一）输尿管硬镜

目前常用的硬性输尿管镜，实际上就是半硬性输尿管镜，具有纤维光导系统，因此可以有一定的弯曲度，其末端通常为卵圆形或者圆形，直径为6 Fr～8 Fr，镜体末端的细小有助于进入输尿管开口而避免了输尿管开口的扩张。从输尿管镜的末端到近段(目镜端),镜体的直径不断增大,一般为7.5 ~ 11.2 F,这样的设计,有助于输尿管镜在输尿管腔内的前行过程中,逐渐对输尿管进行扩张,使得输尿管镜在输尿管腔内的行进方便而易行。根据输尿管镜长度分为:①输尿管长镜,一般长40 ~ 46 cm。②输尿管短镜,约33 cm,主要用于治疗输尿管中、下段结石。目前,临床上广泛应用8 ~ 9.8 F旁视输尿管短镜。

(二)输尿管软镜

输尿管软镜较适用于输尿管上段、肾盂、肾盏的观察,可用于上尿路结石腔内碎石术、输尿管狭窄及肾盂输尿管连接部狭窄切开术、上尿路上皮肿瘤的活检和消融术等。

输尿管软镜分为主动弯曲型和被动弯曲型。主动弯曲型输尿管软镜外径为8.5 ~ 11.9 F,长度为65 ~ 70 cm,工作通道直径为2.5 ~ 4.0 F,视角54° ~ 75°,弯度调节100° ~ 180°。通过操作手柄的前后推动旋钮,镜头前端可向上弯曲160°,向下弯曲100°,灵活转动。操作手柄只有一个灌注接口,用于灌注和操作取活检。被动弯曲型输尿管软管外径为6.5 ~ 10 F,长度为65 ~ 86 cm,器械通道管腔直径为1.2 ~ 3.5 F,视角52° ~ 70°。

三、输尿管镜适应证及禁忌证

输尿管镜选择应根据可供使用的仪器设备、泌尿外科医生的技术水平和临床经验以及患者本身的条件和意愿等综合考虑。

(一)适应证

(1)输尿管中、下段结石的治疗。

(2)ESWL失败后的输尿管上段结石。

(3)ESWL后的"石街"。

(4)结石并发可疑的尿路上皮肿瘤。

(5)X线阴性的输尿管结石。

(6)停留时间长的嵌顿性结石而ESWL困难。

(7)尿路造影示肾盂或输尿管内有充盈缺损,需进一步明确病变性质者。

(8)不明原因的血尿、输尿管狭窄或梗阻患者。

(9)肾绞痛反复发作,影像学检查未能发现结石存在,需进一步明确病因者。

(10)输尿管狭窄或闭锁、肾盂输尿管连接部狭窄的治疗。

(二)禁忌证

(1)未纠正的全身出血性疾病。

(2)严重心肺功能不全,全身情况差无法耐受手术者。

(3)未控制的泌尿系感染。

(4)严重的尿道狭窄,腔内手术无法解决。

(5)有盆腔外伤、手术及放疗等病史者。

(6)严重髋关节畸形,截石位困难。

四、经尿道输尿管镜碎石操作步骤及技巧

(一)术前准备

(1)完善血尿常规、尿细菌培养、肝肾功能、凝血功能、心电图、胸片、双肾超声、腹部平片和静脉肾盂造影,有条件者可行CT、泌尿系MR检查,明确有无手术禁忌。

(2)术前向患者做好宣教工作,交代术中术后可能出现的问题,消除害怕心理,取得其积极配合。

(二)体位

常采用截石位,患侧下肢较对侧伸直并降低便于进镜。

（三）麻醉

根据患者年龄、性别、有无脊柱疾病等情况，可选择全麻、硬膜外麻醉、腰麻及局部麻醉进行输尿管镜操作。临床上广泛采用硬膜外麻醉，较少采用全麻和局麻，局麻仅适用于部分女性输尿管中、下段疾病的诊断或治疗。

（四）手术方法

用输尿管镜直接经尿道进入膀胱内，探查寻找输尿管开口，将导丝插入患侧输尿管口内，旋转镜体使镜端斜面向上，挑起导丝暴露输尿管腔，顺势将输尿管镜端推入壁段输尿管内。进镜时也可采用输尿管镜端下压导丝，用镜端靴样头部挑起上唇推进并旋转镜体的方法如果进镜时辅以液压灌注泵，将使输尿管镜的插入更容易，无须进行输尿管扩张，操作过程中视野会更清晰。应该注意的是一旦镜端进入壁段输尿管内，应及时调整灌注压及冲洗液流量，以免将结石推至肾盂。输尿管镜端抵达结石下方后，术者应先观察局部情况，了解结石大小及与输尿壁粘连情况，然后采用气压弹道或激光、双导管等方法将结石缓慢碎掉。

（五）技巧

（1）初学者可常规可留置引导导丝在输尿管腔内，在插入输尿管镜时可以起引导和标志作用，同时导丝的存在还可以拉直输尿管、减少迂曲、减小阻力，利于输尿管镜的进入。

（2）应保持输尿管镜与壁段输尿管处于同一条直线上进镜，旋转镜体，使输尿管镜末端斜面向上，与输尿管口上缘相对应，用镜端挑起导丝，利用金属导丝对输尿管开口的上提作用暴露输尿管腔。缓慢用力将镜端顺势推入输尿管口内。当输尿管镜端进入输尿管壁段后，将镜体还原，使其斜面向下，直视下将输尿管镜向肾盂方向推进。

（3）操作过程中应熟悉输尿管内的标志：①壁内段输尿管在水压冲击下可见管腔呈间断张合，见到管腔时逐渐推进输尿管镜。②通过壁内段后在输尿管导管引导下边推管边进镜。③在接近髂血管时可见到输尿管壁处有波动，可下压镜子，看到输尿管腔后在推进。④进入输尿管上段，会看到输尿管随呼吸上下移动，一般呼气时输尿管相对伸直，便于输尿管镜进入。由于输尿管弯曲而进镜困难时，曲度小时可加大液压，弯曲大时可放低头侧，靠重力作用使肾脏向头侧移动，弯曲自然消除。⑤接近肾盂输尿管连接处时可见环形隆起，输尿管活动度更大，可于呼气时或患者头低足高位使输尿管伸直，进镜入肾盂。

（4）术中视野不清晰可影响输尿管镜向前推进。影响视野清晰度的因素较多，除观察镜本身质量、光源强弱程度外，最常见的原因是输尿管内出血。此外，输尿管屈曲或镜端紧贴输尿管壁也可使术者不能清楚观察到输尿管腔，遇到这种情况只需将镜体稍向后退或转换方向，就可重新找到管腔。在输尿管镜操作过程中难免引起不同程度的输尿管内出血，可经输尿管镜工作通道插入一根细的输尿管导管超过镜端 0.5 ~ 1 cm 引流不断冲洗的生理盐水确保术中视野清晰。

（5）由于膀胱病变（如膀胱炎、膀胱结核）、输尿管口解剖异常、输尿管末端结石、输尿管开口及周围水肿或前列腺增生，常遇到输尿管口辨认困难，尤其是中叶增生者寻找相当困难。我们可以采用白泥鳅导丝或输尿管导管试插，必要时注射靛胭脂，见蓝色尿液喷出处即可找到输尿管开口。单纯输尿管口狭窄较少见，处理方法也较简单，轻度壁段输尿管狭窄可经输尿管导管或金属扩张器扩张后置入输尿管镜。严重的壁段输尿管狭窄患者，应选择开放手术方法处理。

五、输尿管镜操作并发症及应对措施

随着腔内技术在临床的推广普及，输尿管镜手术已被临床医师所接受。通过输尿管镜探查或碎石取石，使大多数患者几乎都免除了开刀之苦。尽管这是一种微创手术，但输尿管镜操作需要一定技术与经验，但若适应证掌握不严，操作不熟练，也会影响治疗效果，操作不慎容易导致并发症，甚至造成严重的后果。

据目前文献报道，输尿管镜碎石取石术的并发症发生率，总体为 5% ~ 9%，其中较为严重的并发症发生率为 0.6% ~ 1%。并发症发生率与结石病例的合理选择、术者的操作技术以及所采用的设备有着密切的关系。首先要严格掌握手术适应证，而熟练的技术操作是减少碎石术失败和避免并发症发生的关键。

输尿管镜手术主要并发症包括以下几方面。

（一）进镜与上行困难

1. 原因

输尿管镜进镜困难有两种情况：一种是操作者的原因，在未完全掌握输尿管硬镜操作技巧时会出现这种情况，但随着操作的熟练一般可予以避免。另一种是患者解剖上的因素，如输尿管远端开口狭窄、下段输尿管扭曲或狭窄。输尿管梗阻继发的扩张迂曲是导致上行失败的重要原因，多见于输尿管上段重度积水的患者，加上输尿管上段随着呼吸有一定的摆动，使输尿管镜无法通过而使手术失败。

2. 预防与处理

（1）输尿管镜进镜中的注意事项：输尿管进入膀胱的角度变化很大，为90°～135°，输尿管壁内段长约1.5 cm，Waloleyer鞘起抗反流作用，也是输尿管镜进入的最大障碍。进镜时膀胱充盈不宜过大，一般200 mL为宜，否则可使输尿管开口受压，并向侧方移位，影响导丝及输尿管镜的插入。在导丝引导下采用下压上挑法置镜成功率高，穿孔机会少，即先下压输尿管镜端，使其滑入输尿管壁内段，此时可有落空感，由于下方有导丝，不易穿孔，之后再逐渐放平并适度下压输尿管镜尾端，镜端上挑输尿管前壁，轻微进退输尿管镜，一般均可置镜成功。旋转入镜法被很多作者所推荐，即置入导丝后将输尿管镜旋转180°，再向上挑起输尿管口前壁及导丝，但对于初学者难度较大，因输尿管镜旋转180°后，膀胱内空间位置发生明显变化，初学者很不适应，且不易掌握上挑角度。而下压上挑法与膀胱镜操作相似，易于掌握。对于输尿管口狭窄或弹性差的患者，将输尿管镜外旋80°～100°，使镜端长径与输尿管口长轴近于平行，再向导丝方向下压输尿管镜端，可获成功。

输尿管开口狭窄造成进镜困难，必要时可性输尿管扩张术。在输尿管镜或膀胱镜直视下，先将导丝置入输尿管，通过导丝将扩张器由细到粗逐渐扩张，通常多由F8扩张至F12。扩张时注意保持输尿管内导丝尽可能与内镜形成一条直线，避免扩张器造成输尿管损伤，甚至穿孔撕裂。目前，有采用气囊导管扩张，气囊直径8～14 F，长度5～10 cm，术中先沿导丝置入气囊导管，缓慢加压，一般不超过13.33 kPa，维持1～2分钟，此法较安全，便于操作。

（2）输尿管镜上行受阻时的处理：输尿管镜上行过程中如果遇到输尿管狭窄，切不可盲目进镜，否则狭窄的输尿管可能紧紧地束缚输尿管镜，此时强行推进或退出，可引起输尿管撕裂甚至完全离断。术中输尿管腔内留置双导丝，可有效辅助进镜，避免输尿管损伤。即先通过输尿管镜留置一导丝通过狭窄段，退出输尿管镜后沿该导丝外再次进入，到达狭窄部位，经输尿管镜内再置入另一根导丝，该导丝可与前一根导丝平行置入狭窄段，通过旋转镜身，两导丝可扩张狭窄段输尿管，并保持输尿管与镜身平行，引导输尿管镜推进，避免穿孔等损伤的发生。

输尿管镜上行至迂曲段，多可通过旋转镜身、调整方向通过，可经输尿管置入软导丝或较为强韧的斑马导丝，保持输尿管直行，但应注意在输尿管上段，随着呼吸有一定的摆动，输尿管镜及导丝应随呼吸运动及时调整。在输尿管镜的进入过程中，遇到困难时，要能够清晰地判断，并结合自己的经验，做出决定，既要尽量将输尿管镜进到所需要位置，又不要勉为其难，以避免输尿管的严重损伤。

（二）输尿管损伤

1. 原因

输尿管镜探查术可导致输尿管损伤，原因包括以下几个方面：①技术原因：术者必须严格手术指征，遵守安全原则。术者术中操作粗暴，对狭窄段的判断能力差，强行通过狭窄段，均有可能造成输尿管损伤。②器械因素：输尿管镜口径大小、术中器械的方向不正确、器械的选择不正确，增大了损伤的危险性。如用无创气囊扩张导管比金属扩张器发生穿孔的机会明显下降。③麻醉效果不佳，可造成输尿管痉挛，损伤机会加大。④术中因出血、息肉等致视野不清，盲目操作。⑤对炎症水肿等输尿管脆性高的病变估计不足，操作不当。⑥输尿管炎症或结石嵌顿导致黏膜充血、水肿、脆性增加。⑦输尿管解剖因素输尿管存在三个狭窄，肾积水、肾下垂、呼吸等导致输尿管走行常有转折、扭曲，易造成损伤。

除此以外，输尿管内镜下碎石操作也是造成穿孔的因素。具体有以下几方面：①输尿管结石过大或停留过久，导致严重的肾积水，继发输尿管扩张迂曲成角，进出输尿管镜操作粗暴。②输尿管结石周围多有明显炎症、水肿，局部管壁脆性高，针对该部位长时间碎石，且操作不正确，例如使用气压弹道碎石机时急于求成，过于用力把探杆顶住结石易造成管壁的损伤。③钬激光碎石时视野不清，光纤未能始终保持与结石接触而直接损伤输尿管。④结石合并有炎性息肉，予以行钬激光切除息肉时，切除过深。⑤碎石过程中，输尿管镜反复地进入输尿管易导致输尿管的损伤，尤其是下段损伤，甚至出现假道或穿孔。⑥结石应尽量粉碎，以 1~3 mm 为宜，如果碎石较大，需要反复钳夹取出，或者用套石篮取石，碎石在输尿管腔内产生切割力可以造成管壁损伤、穿孔。

输尿管损伤根据其轻重程度不同分为输尿管穿孔、输尿管断裂和输尿管剥脱，其中穿孔较为常见，此外还包括输尿管开口的损伤、黏膜下假道形成等。

2. 输尿管镜探查术中的注意事项

首先，术前患者的检查要充分，常规静脉肾盂造影检查或者增强 CT 上尿路重建成像，可以帮助了解结石、积水及输尿管走行特点，以及有无严重的扭曲狭窄、畸形等情况，肾排泄功能受损时，可行上尿路逆行造影或者磁共振尿路成像，对泌尿系统作良好的术前评估，避免了盲目的输尿管镜探查。

手术过程中，先要保证麻醉效果满意，一般情况下多采用蛛网膜下腔阻滞麻醉结合连续硬脊膜外腔阻滞麻醉，麻醉平面应达到 T_8~T_{10} 水平，从而满足输尿管上段操作的需要。麻醉不充分，不仅增加患者不适，使之难以保持良好的体位，而且输尿管腔内操作可能诱发平滑肌痉挛，进镜时会感到镜身较紧，影响手术。此时，切不能强行退镜，应暂停操作。如果麻醉时硬脊膜外留置导管，可以追加给药。若仍不满意，可以经输尿管镜插入导管引流肾内液体，减少肾内压力，必要时可经导管向输尿管内灌注 2% 利多卡因 5 mL 及地塞米松 10 mg 减少输尿管痉挛。在充分麻醉或镇痛情况下，待嵌顿完全松解再推进或拔出镜体。

输尿管镜探查术中，保持良好的操作习惯是预防输尿管损伤的基础，术中应持续使用电视监视系统，随时调节监视器镜头，以及灌注水压，使电视成像保持正常视觉位置，并尽可能保证视野清晰，避免因成像偏斜或模糊而导致操作方向错误。

输尿管镜进镜过程中的要领已如前述。入镜后要注意输尿管间歇蠕动的特点，注意输尿管生理弯曲，特别是弯曲成角，始终保持操作轻柔，尽量使输尿管镜与输尿管行走方向保持一致。切忌盲目抽插导管及导丝，或强行推进输尿管镜。尤其要注意输尿管局部狭窄、息肉形成、局部黏膜明显水肿等异常情况，避免输尿管损伤。

此外，在输尿管镜碎石取石术中，应当注意以下一些问题：①术中尽可能保持视野清晰，务必在直视下进镜及碎石操作。②操作轻柔，尽量使输尿管镜与输尿管行走方向保持一致，必要时需用安全导丝作引导。③如果可能，碎石时将安全导丝放至结石上端，不仅可以持续进水，始终保持碎石视野的清晰，而且一旦出现严重输尿管损伤，便于留置支架管。④在合并有息肉或粘连时，要详细辨别结石与组织的界限，处理时需谨慎小心。⑤在整个操作过程当中，保证麻醉效果满意。

3. 输尿管开口的损伤及黏膜下假道形成

（1）原因：输尿管镜手术中输尿管黏膜下假道发生率约 4.35%。由于输尿管与尿道夹角较小时，输尿管镜难以与输尿管下段保持平行，预先留置输尿管导管或导丝也较困难，即使插入也不能使输尿管镜与输尿管呈一条直线。此时，输尿管镜插入时与输尿管管壁形成一定角度，容易造成输尿管开口及下段黏膜的损伤。如果操作不当，输尿管镜容易将输尿管下端外下方或后方的黏膜顶起，继续用力时，输尿管镜前端将可能突破入黏膜下，上行后在输尿管口内形成假道，根据上行指向的不同，可分别造成外侧型或后上型假道。

黏膜下假道形成多在输尿管镜手术中发现，主要表现为上行后出血，见不到正常黏膜组织，上行留置导丝或输尿管导管受阻。黏膜下损伤若被忽略，输尿管镜进一步操作可能造成更严重的损害。

（2）黏膜下假道的处理：若发现黏膜下假道，须先退镜到正常部位，看到正常黏膜后，再缓慢进镜，冲水，获得清晰视野，看清正常管道后，在导丝引导下进镜、置管。如果不能找到正常的管腔，应结束手术；若同时伴有严重损伤，则需及时开放手术处理。

4. 输尿管穿孔

（1）原因：输尿管穿孔是输尿管镜探查术较为常见的并发症。国外报道在输尿管镜手术中，输尿管穿孔的发生率为 4.7%，国内有学者报道其发生率为 1.2% ~ 6.2%。其原因多为操作不当，并对炎症水肿等输尿管脆性高的病变估计不足，易出现于输尿管膀胱壁间段与下段，以及输尿管迂曲成角的部位。

穿孔多于输尿管镜术中发现，正常输尿管黏膜为粉红色，如见淡黄色脂肪颗粒或银灰色网状组织，表明已经发生穿孔，有时操作中会有落空感。也有报道，术后尿液漏至腹膜后，继发感染引起腹痛、腹胀，行上尿路造影后发现。

（2）输尿管穿孔的处理：一旦术中发现输尿管穿孔，应立即停止操作，避免使穿孔扩大。穿孔发生后，若穿孔较小，可经输尿管镜放置双J管超过穿孔处引流，防止尿液外渗；若较大穿孔、尿液外渗严重或支架管无法超越穿孔处时，应立即手术探查，修补损伤的输尿管，并且放置双J管引流，避免术后出现尿外渗、肾周或腹膜后感染。根据穿孔破损情况，双J管须留置 8 ~ 12 周后拔除。

5. 输尿管断裂或撕脱

（1）原因：输尿管撕脱是一种输尿管镜手术中非常严重的并发症，临床上时有发生，往往有输尿管狭窄等因素存在。文献报道经尿道输尿管镜下治疗输尿管结石，输尿管断裂发生率占 0.9% ~ 1.4%。

术中麻醉效果差，输尿管狭窄导致退镜阻力大和用力过猛可造成输尿管断裂或撕脱。输尿管黏膜与平滑肌结合紧密，而外膜为疏松的结缔组织，这使输尿管全层袖状撕脱成为可能。

而且，在输尿管镜碎石取石过程中，以下因素可能导致输尿管断裂或撕脱：①盲目击碎嵌顿结石，对炎症水肿等输尿管脆性高的病变估计不足，操作不当。②输尿管扭曲，视野不清而强行反复进出输尿管镜。③镜体强行扩张或通过狭窄处，或强行跨越结石。④反复盲目套取或钳夹嵌顿结石或过大的结石碎片。⑤由于输尿管镜前细后粗，处理输尿管上段结石时，镜体可能会卡在输尿管膀胱壁内段或狭窄处，产生抱镜现象，如强行退镜即可能导致输尿管断裂。⑥造成输尿管断裂或撕脱还与手术者的操作不熟练、操作时间过长，以及镜体反复快速进退和过度左右旋转等操作不当有关。

术中出现输尿管断裂，可见输尿管黏膜明显破损，周围脂肪组织可见，同时伴有尿液外溢。如果术中未及时发现，则后果严重。尿液经破损处流入腹膜后可造成蜂窝织炎、甚至脓毒血症，流入腹腔可引起尿性腹膜炎，感染进一步扩展可形成尿性囊肿或尿瘘。输尿管周围炎症还可引起输尿管狭窄梗阻，同侧上尿路积水及肾功能损害。

（2）输尿管断裂或撕脱的预防：预防严重的输尿管损伤，主要措施包括：①严格按照操作规程，选择手术适应证。②各种因素导致输尿管壁黏膜炎症水肿，使管壁弹性降低，脆性增加，术中要仔细辨别，进出输尿管镜时忌用暴力，随时体会手上的感觉，尽可能在直视下操作。③操作时间最好控制在 45 分钟内，并尽可能减少进出镜的机会，避免造成输尿管黏膜水肿加重和深度损伤。④避免在使用有效的腔内碎石器之前用套石篮直接套石。⑤进出镜切忌暴力或动作幅度过大，尤其是在输尿管跨髂血管段时，遇到阻力应退镜观察等待片刻，麻醉充分后再进镜。⑥在进镜时感到管壁同向推动皱褶时，不能强行上镜。⑦退镜时感到阻力太大，难以拔出，注意插入导管引流肾内液体，减少肾内压力，充分麻醉和镇痛，在留置导丝的基础上之形走向退镜，待嵌顿完全松解再拔出镜体。⑧尝试各种方法后，仍不能退镜者，应中转开放手术。⑨进镜困难，可间接证实有管腔狭窄存在，最佳方法是用输尿管球囊扩张输尿管，在充分扩张后进镜，如仍难以进入，则应中止操作改其他方法。

（3）输尿管断裂或撕脱的处理：对于不完全的输尿管断裂，可以经断端远侧输尿管腔内放置输尿管支架管，即使术后出现尿外渗及发热等症状，经抗感染治疗后也可好转，应密切观察体温及尿外渗情况，随时做好手术修补的准备，即使治疗成功也不除外侥幸成分。故对于较严重的断裂及无法正确放置双J管者，应积极开放手术治疗。

如果发现输尿管仅仅是部分断裂，而仍能保持一定连续性，应在术中经输尿管镜尝试放置双J管并越过损伤处，若成功置入并保留双J管 8 ~ 12 周，多可痊愈。但是如果损伤严重，须及时手术探查，修补输尿管。应在减少创伤、保留肾脏及其功能的原则上，尽快恢复肾脏、输尿管与膀胱的通路。

修补损伤的输尿管应注意以下几点：①输尿管完全断裂时，应及早作输尿管断端吻合，缺损较长者可考虑游离肾脏，下移吻合或膀胱瓣管吻合，内支架引流 8 ~ 12 周，并加强抗感染治疗。②输尿管撕脱 < 3 cm 时，可行原位吻合。③输尿管撕脱 3 ~ 7 cm 时，可以作输尿管膀胱再植，膀胱瓣管输尿管吻合或肾脏游离下移输尿管膀胱吻合术。④输尿管黏膜或全层撕脱 > 7 cm，由于输尿管长度缺损不足以上述治疗时，可以考虑作肠管代输尿管或自体肾移植。

（三）输尿管出血

正常操作情况下，输尿管镜术后均伴有不同程度血尿，但导致严重出血的概率较小，一般不需特殊治疗，多能自行消失。

1. 显著出血的原因

其主要原因是在碎石过程中损伤输尿管黏膜下血管，以及在处理输尿管息肉时，钳夹输尿管息肉，试图撕断息肉时发生出血。术中出现严重的出血，应考虑是否损伤输尿管周围血管，尤其是在输尿管跨髂血管的节段，此外，凝血功能异常也是重要因素。

2. 预防与处理

术中要预防输尿管损伤，已如前述。而在处理输尿管息肉时，不主张钳夹抓取，可电灼息肉，或者用钬激光气化切除。对于较小炎性息肉，只要将输尿管结石击碎或移位，输尿管腔通畅后，消除了局部刺激感染因素，留置双 J 管引流，输尿管息肉一般会自行萎缩消失，术中可不予特殊处理。其他原因引起腔内出血时，不能急于操作，可先将镜体退出少许，以冲洗液灌注管腔，待视野清晰后再进行操作，不可在视野不清时进行碎石等操作，这有可能误伤输尿管壁。严重出血应中止手术，以防进一步造成输尿管损伤。怀疑大血管损伤时，应留置输尿管内双 J 管，密切观察，出血若无自止迹象，甚至出现血肿，必要时可行手术探查止血。

（四）术中结石上移

1. 影响因素

结石上移大多数发生在输尿管上段结石，是输尿管镜治疗上段结石不成功的主要原因。结石上移的影响因素包括：①导丝插入过深，冲水压力过高以及碎石探杆持续推动结石。②结石较小、活动度大、位置高。③结石梗阻部位以上输尿管积水扩张。④输尿管在麻醉作用下较松弛，结石移位可能性更大。

2. 预防与处理

结石上移应尽可能预防。为避免和减少结石移位，插入导丝感到有阻力时即停止，然后进镜。输尿管镜进入管腔内应尽量减少灌注液压力，调节在 2 ~ 3 kPa 以下，如遇到结石，只要视野清晰，可停止灌注，或间断低压灌注，调节灌注压力时要注意及时放出灌注液以避免结石远端高压，同时可向下冲刷结石。

对于输尿管上段结石，碎石过程中应注意的问题有以下几点。

（1）碎石时探杆或激光光纤不宜直接对准结石下端，而是对准侧面碎石。

（2）侧摆输尿管镜，使碎石探杆从侧面轻压结石，将结石抵于输尿管壁再碎石。

（3）一般情况下，钬激光碎石要比气压弹道碎石时结石移位的幅度小，但应看清视野。

（4）结石较大并上段输尿管扩张时应将输尿管镜逐渐达到结石上方，停止冲洗自上而下碎石。

（5）对于较大且相对固定的结石使用连续脉冲效果好，而对易活动结石且上段积水严重者应采用单次脉冲碎石，以减少结石的移动。

（6）碎石时冲击数次见结石上移后，可用取石钳夹住下拖后再继续碎石。

（7）头高臀低位、套石篮、三爪钳固定结石后再碎石，也可减少或避免结石上移。

（8）处理上段输尿管结石时，输尿管镜相对位置受呼吸影响较大，可嘱患者暂时屏住呼吸后迅速碎石，减少移位。

（9）用注射器与输尿管镜出水口连接，术中负压吸引，不仅可以保持术中视野清晰，而且减低了肾盂内压力，辅助防止结石移位。

如果结石已经进入肾盂甚至肾盏内，输尿管镜难以探及，可酌情改行经皮肾镜治疗，或改行体外冲击波碎石治疗，若结石较大，术中可留置输尿管双 J 管。

需要指出的是，对于输尿管各个部位的结石，尤其是个体较大、粘连较重的结石，输尿管镜碎石取石术后经常会出现结石残留的现象，尽管手术成功解除了梗阻，也取出了大部分结石，可少量的结石残片仍滞留于上尿路内，成为日后复发的促进因素。

为了进一步降低结石残留的概率，术中应注意：①结石粉碎应尽可能小，稍大结石要用取石钳取出；②进镜至碎石上方调高液体灌注压冲洗输尿管后放置双 J 管。③结石伴有明显息肉增生，同时可予电灼或激光切除息肉。④结石周围炎性粘连严重，甚至嵌入输尿管黏膜者，结石粉碎后要以取石钳仔细小心钳夹结石。如果有较大结石残留，术后可行 ESWL 治疗，必要时可再次输尿管镜手术治疗。

（五）感染发热

感染发热是输尿管镜诊疗术后另一个常见的并发症，处理不当可造成肾功能损伤，感染中毒性休克甚至危及生命。

1. 原因

（1）输尿管镜下碎石术是一种介入性治疗方法，会有不同程度黏膜损伤，破坏了原有的生理屏障，这是术后感染的根本性因素。

（2）术前存在的尿路感染未有效控制，结石本身也可能包裹或附着细菌，这些都是诱发感染的高危因素。

（3）为保持视野清晰，术中高压水流灌注冲洗和扩张输尿管，致肾小管、淋巴管、小静脉及肾窦部反流，病原微生物入血或进入肾间质，诱发急性肾盂肾炎、菌血症，甚至脓毒症、感染中毒性休克。

（4）手术操作未严格遵循无菌原则或器械灭菌不严格，此外手术时间长，介入性器械可能受到污染，均可增加感染概率。

（5）术中损伤导致尿外渗，导致输尿管周围炎症。

（6）术后引流不畅，尿路梗阻。

2. 预防与处理

术前预防是关键。首先要完善检查，对尿常规异常或结石较复杂而估计手术时间较长者，应做细菌培养和药敏试验，术前预防使用抗生素。怀疑有特殊病原体感染，如结核、真菌感染，应特异性预防用药。对于重度肾积水和感染患者，必要时先行术前引流。

术中要调节灌洗液流速及压力，压力不能高于 2.94 ~ 3.92 kPa（30 ~ 40 cmH$_2$O）。此外，术中严格无菌操作，提高碎石技巧，缩短手术时间，术后合理使用抗生素，都可减少此类并发症的发生。术中如果发现结石上方尿液混浊，应考虑脓尿可能，可经输尿管镜留置导管引流肾盂尿，行细菌培养和药敏试验，指导应用抗生素治疗。怀疑伴有感染的病例，术中应留置输尿管双 J 管引流。

术中或术后出现不同程度的高热，尤其是伴有寒战的高热，同时伴有患侧肾区叩痛，或局部有明显的压痛、反跳痛甚至肌紧张，肠鸣明显减弱，若血象亦支持感染诊断，应尽早合理使用抗生素。如果患者出现血流动力学异常，要立即静脉输液补充血容量，防止感染性休克的产生。术中留置的脓性肾盂尿培养药敏试验，对术后治疗有着重要的指导意义。

（六）术后腰痛

术后腰痛发生率文献报道不一，为 0.5% ~ 2.1%，多出现于术后 24 ~ 48 小时内，也有患者出现长期持续性腰痛。部分患者术后出现急性肾绞痛，同时伴以下尿路刺激症状。

1. 原因

术后腰痛原因较多，主要有以下几方面：①凝血块、残留结石致输尿管梗阻。②输尿管痉挛，以及输尿管水肿或黏膜损伤导致梗阻。③术中灌注液压力过高造成肾实质反流。④双 J 管位置过高，置入肾上盏刺激肾盂肾盏黏膜。⑤双 J 管扭曲或堵塞使尿液引流不畅。⑥术后上尿路感染。

2. 预防与处理

作者体会，术中输尿管内灌注压力应尽可能小，调节在 2 ~ 3 kPa 以下，不影响视野清晰度即可。如果发现视野不清，可采用输尿管导管作为引导，其优点在于可通过导管引出灌洗液，保持视野范围内循环，同时减轻肾盂内压力，利于保持术野清晰。术中碎石取石要精细操作，避免不必要的输尿管黏膜损伤，切忌反复多次进出输尿管镜。碎石的同时注意是否有结石残留，以及出血情况，必要时置入异物钳夹取残石及血块。

术后出现的腰部疼痛程度不同，如果仅为一过性轻微腰痛，可随诊观察。对于肾绞痛，经过应用解痉镇痛药物后多可以缓解。而对于显著的持续的腰痛，建议行泌尿系统 B 超及腹部 X 线平片，如果发现上尿路梗阻需进一步行静脉泌尿系造影检查。一方面了解是否有结石残留和双 J 管放置情况，另一方面了解是否有梗阻。根据不同情况，应及时作相应处理。

（1）术后 B 超可能发现肾周水肿，有报道指出，经输尿管镜钬激光治疗输尿管上段结石术后肾周水肿的发生率可高达 25%，主要是由于术中大量压力过高的液体灌注导致的肾实质的反流所致。对此类病例，建议留置双 J 管，对症治疗，腰痛多于 1~3 天内缓解。

（2）如果术后发现上尿路梗阻，而术中未留置双 J 管，可在膀胱镜下留置。

（3）如果发现双 J 管位置不好或扭曲，可在膀胱镜下调节其位置。若腰痛明显且与双 J 管刺激有关，可酌情将其拔除观看效果。

（4）如果发现有残留结石阻塞输尿管，可辅以体外冲击波碎石术。

（5）术后腰痛伴有发热，尿常规提示白细胞明显增加，不排除上尿路感染可能，应合理运用抗生素，如果患者已留置双 J 管，建议抗感染治疗期间留置导尿，防止膀胱压力增高时引起感染尿液反流。

（七）术后输尿管狭窄

输尿管狭窄属于输尿管镜碎石取石术后远期并发症，发生率为 0.6%~1%，多于术后 3~6 个月出现，临床上多表现为术后患侧上尿路积水或原有的积水加重，严重时可形成输尿管闭锁，造成严重的同侧肾功能损害。

1. 原因

在纤细的输尿管腔内进行输尿管镜操作，输尿管黏膜的损伤很难避免。由于黏膜修复很快，表浅的擦伤不会留下任何痕迹。但是，操作过程中如果损伤输尿管壁肌层，尤其是假道形成，术后瘢痕收缩，则可能引起输尿管腔狭窄。常发生在输尿管膀胱壁段，可能是由于术中进镜操作粗暴，损伤输尿管壁深层组织所致，特别是输尿管开口向对侧的情况下，极易损伤黏膜下层和肌层，远期发生瘢痕收缩导致输尿管口闭锁或狭窄。

除了术中直接损伤以外，其发生还常与下列因素有关：①结石本身阻塞管腔并损伤输尿管。②结石嵌顿已经造成局部狭窄及息肉形成，术中未予有效处理。③器械或内支架管压迫输尿管壁造成局部缺血。④术前或术后曾予多次体外冲击波碎石治疗。⑤术中穿孔与术后狭窄的形成有一定相关性，但也有研究者指出，如果及时处理，没有形成明显尿外渗，输尿管周围无明显炎症反应，绝大多数穿孔的病例并不发展成为输尿管狭窄。

2. 预防与处理

输尿管狭窄的发生与手术者的技术熟练程度、设备仪器的性能密切相关。预防输尿管狭窄的措施有：①严格按操作规程选择手术适应证。②在输尿管开口较小或角度欠佳时，应使用导丝引导进镜，扩张后再进镜。③结石较大时，应先碎石，勿直接钳取拉出或用套石篮套取。④手术中彻底切除息肉和切开狭窄。⑤对有输尿管损伤可能的病例，留置双 J 管 4~6 周。⑥术后定期检查，了解肾脏积水情况。

密切随访手术后的病例，及时发现术后出现的输尿管狭窄的患者，至关重要。一般来说，早期发现输尿管狭窄的患者采用输尿管镜直视下输尿管气囊扩张的方法来解决，可取得满意效果。如果输尿管狭窄严重已经引起显著上尿路积水，狭窄段较短时可行输尿管镜直视下内切开，狭窄段较长时可行输尿管狭窄段切除再吻合或输尿管膀胱再植术。

第二节　输尿管软镜处理肾结石

一、概述

1929 年 Young 等报道了应用硬质小儿膀胱镜检查儿童肾盂，1964 年 Marshall 报道应用 3 mm 的纤维内镜穿过膀胱镜观察输尿管结石。随后为了改善清晰度，先在膀胱镜下行输尿管插管注水灌注，在导管旁入输尿管镜。20世纪80年代以来，随着带有器械管道的软镜的出现，使得输尿管软镜有了治疗的功能。主动和被动弯曲的能力使输尿管软镜可以对全部肾盏，尤其是肾下盏完成探查。更清晰的光学系统，纤细、柔软、耐磨的镜身，更大甚至更多的器械管道，使得输尿管软镜的应用愈发的广泛。现如今输尿管软镜已广泛用于肾结石、输尿管结石、输尿管狭窄内镜下治疗，输尿管支架置入，上尿路内生性肿瘤的确诊与活检等多个领域。

二、常用输尿管软镜的介绍

（一）OES 纤维输尿管肾盂镜（URF-P5）

该镜为0°镜，视野范围90°，景深2~50 mm。先端部外径5.3 Fr（子弹头型），插入部外径8.4 Fr，工作长度700 mm，器械管道内径3.6 Fr，镜体总长度1 050 mm。弯曲部可向上弯曲180°，理想的进入上部/中部肾盂，向下弯曲达275°，有效的观察下部肾盂。其先端部采用Evolutiontip设计技术，外径仅5.3 Fr，保证良好的插入性能。内置去摩尔纹滤光片，提高光电成像性能，获得清晰图像。可拆卸导光束能在膀胱经硬性输尿管镜间快速切换。具有快速测漏装置方便镜体维护保养，有助于延长镜子的使用寿命；可提供配套异物钳、活检钳等器械方便术中治疗和检查；同时具有吸引功能。

（二）Wolf 双通道纤维激光输尿管肾镜（眼镜蛇软镜）

该镜为0°镜，视野范围85°，先端部外径6 Fr，插入部外径9.9 Fr，工作长度680 mm。该镜最大的特点是具有2条内径为3.3 Fr的器械通道，可在操作时连续灌流，视野更加清晰可见。镜端上下均可转弯270°并形成S形转弯，即使同时使用230 μm激光光纤和1.5 Fr套篮时仍可做全角度转向。

（三）铂立组合式输尿管软镜

该镜为0°镜，最大偏转250°，插入部外径8 Fr，工作长度700 mm，器械管道内径3.6 Fr。该镜最大的特点是具有独立的成像通道、导光通道、灌洗及器械通道。微小的蓝宝石玻璃片在镜子远端密封住光学通道，成像光纤不与患者直接接触（光学系统无须消毒）。目镜，摄像头和光缆可与镜体分离，无须消毒并有专用三节臂装配在手术台上。优点是可以随意的连台手术。

（四）Olympus 电子输尿管肾盂镜（URF-V）

该镜为0°镜，视野范围90°，视野覆盖面宽广，景深2~50 mm。先端部外径8.5 Fr（子弹头型），插入部外径9.9 Fr，工作长度670 mm，器械管道内径3.6 Fr，镜体总长度980 mm。该镜亦可实现上180°、下275°的弯曲，灵活的弯曲角度可在肾内轻松定位，便于更好的观察肾上盏和肾下盏。它采用CCD图像传感器，免调焦，无摩尔纹干扰，提供高清及宽大的图像尺寸。操作部具有4个遥控按钮，可在操作中快速完成：特殊光模式切换、白平衡、图像放大和缩小、增益、抓取定格图片、录像控制、亮度调节等功能。插入部可做90°旋转，在结石治疗中更易精细调节激光头。该镜还具有快速测漏装置方便镜体维护保养，有助于延长镜子的使用寿命；可提供配套异物钳、活检钳等器械方便术中治疗和检查；同时具有吸引功能。

（五）Stortz 电子镜

该镜为0°镜，视野范围90°，可实现上下各270°弯曲，插入部外径8.5 Fr，工作长度700 mm，器械管道内径3.6 Fr。该镜采用一体式镜身，无须外接摄像头，内置LED光源，无须再接导光束。前端采用LASERITE专利技术，保护镜体前端和晶片免受激光和热损伤。

三、输尿管软镜的器械选择

（一）导丝

导丝用于建立并维持至上尿路的操作通道。因用途不同，不同的导丝在长度、直径、可弯曲性、尖端硬度、涂层上有着不同的特性。理想的导丝可以轻而易举地通过弯曲的输尿管，却不易造成组织穿孔。镍钛合金被覆亲水涂层的软头导丝，不易扭折，摩擦力小，易于推进，有利于操作通道的建立；但其表面光滑，极易脱出。例如白泥鳅、黑泥鳅。

黑泥鳅导丝为 COOK 公司的 Hi Wire 和 Bi Wire 导丝两种。均具有 AQ 亲水涂层，易于通过狭窄及扭曲部位，减少摩擦、剪切力，保护黏膜及软镜操作通道。它的镍钛合金芯使它在极度弯曲时也不会扭折，撑直扭曲部位，引导器械进入，还可减少弯折软镜造成的损伤，同时也能在 X 线下显影。不同的是 Hi Wire 为一端软头（直头或弯头），而 Bi Wire 为双软头（一端直头、一端弯头），可在保护人体的同时更好的保护软镜的操作通道。Hi Wire 导丝有直径 0.025#/0.64 mm、0.035#/0.89 mm、0.038#/0.97 mm 的直头 / 弯头、标准芯 / 硬芯共计 12 种。Bi Wire 导丝包括上三种直径的标准芯 / 硬芯导丝共计 6 种。

白泥鳅导丝为 COOK 公司的 Roadrunner PC 导丝，同样具有 AQ 亲水涂层、镍钛合金芯和锥形软头，不同的是白泥鳅导丝前端 50 cm 间隔 5 cm 有一个 180° "C"型墨痕标记，可在镜下清晰地看到导丝移动、旋转（受阻），并测算进入深度。

质地较硬的导丝则用于通道建立后的维持，避免输尿管扭曲或扭结，进一步置入导管或输尿管软镜等操作器械。例如：斑马导丝。

斑马导丝，因其表面带有黑白相间的条纹而得名，便于操作者区分导丝的运动方向。斑马导丝长 150 cm，直径包括 0.028#、0.032#、0.035# 等多个型号。

铂金头可于透视下显示导丝尖端的位置。

也有混合导丝同时具有平滑、亲水的远端、抗扭曲的镍钛合金芯和可弯曲的近端，意在减少输尿管软镜术中导丝应用的数量，降低医疗花费。但其可操作性有赖于临床实践和术者的经验。

（二）导管

导管用于引流和逆行性肾盂造影。不同的尖端设计便于导管的通过和固定，特殊的导管材质可实现对导管的扭矩控制。

（三）导入鞘

导入鞘可在导入输尿管软镜和其他器械前扩张输尿管，并为之提供连续性的工作通道。导入鞘的使用可在反复更换器械时保护输尿管，减少创伤；同时保护精密器械和软镜免受损坏，减少维修费用。在操作中也有助于灌注液的引流，保证了肾盂内低压。双腔导入鞘可额外提供一个连续性工作通道，便于冲洗或注入造影剂。

COOK 公司的 Flexor 输尿管镜鞘按其直径（内径 / 外径）分为 9.5/11.5、12/14、14/16 Fr 三种，长度有 13、20、28、35、45、55 cm，其中 13 cm 用于儿外科，女性常用 28 cm，男性常用 35 cm。

（四）球囊扩张器

当遇到输尿管口较小、输尿管狭窄、输尿管痉挛，导入鞘置入困难时，可应用球囊扩张器对其进行扩张。目前应用的扩张器球囊包括直径 4 ~ 10 mm，长度 4 ~ 10 mm，最大扩张压可达 20 个大气压。

（五）腔内碎石器

以往的碎石器包括超声碎石、液电碎石、气压弹道碎石等等。钬激光光纤出现后因其直径小、可弯曲、无石率高成为输尿管软镜下理想的碎石器。钬激光发生器由金属钬（Ho）和钇铝石榴石（YAG）制成，产生波长为 2 100 nm 的光束，通过柔软的硅石英纤维传输。其作用原理是通过光热效应使结石气化。光纤直径和耐久度是钬激光光纤最重要的两个参数。

（六）取石器

取石器械不同的头端设计可以适应不同的术中情况。

COOK 公司的 NGage 网篮，最大的特点是可以从前方直接抓取结石。该网篮长 115 cm，软镜下使用 1.7 Fr，开口直径有 8 mm 和 11 mm 两种。①NCompass 网篮，适用于捕获较小的结石。软镜下使用 115 cm、17 Fr，网篮直径 1.0 cm。②NCircle 网篮，软镜下可使用 1.5 Fr，网篮直径 1.0 cm。

四、软镜下碎石与清石的术前准备、操作方法及注意事项

（一）操作方法

1. 术前准备

患者术前常规行泌尿系 B 超、KUB + IVP 检查，评估结石的数量、大小、位置，及初步判断患侧

输尿管走行、内径粗细等进镜条件。必要时行 CTU 或 MRI 检查进一步明确肾小盏前后组关系及确切的结石位置。

2. 手术步骤

麻醉考虑首选全麻（喉罩或气管插管），以尽量减小术中自主呼吸致膈肌运动幅度大，从而加大肾脏的活动度影响手术操作（也可采用连续硬膜外麻醉），麻醉满意后，取截石位，常规消毒铺巾。需探查膀胱的，先用膀胱镜探查膀胱，后退出膀胱镜。更换 WOLF F8/9.8 硬性输尿管镜直视下经引导导丝进入并扩张输尿管口，探查输尿管至输尿管上段或肾盂输尿管连接部，如有输尿管结石，可以先行硬镜下钬激光处理输尿管段结石，后留置引导导丝，退出硬输尿管镜，顺导丝置入软输尿管镜导入鞘（美国 COOK 公司）进入输尿管口内至输尿管上段，拔出内芯，如软镜导入鞘逆行放入困难，可在 X 线 C 型臂机辅助定位下置入，沿导入鞘直视下放置软输尿管镜，在软镜上行过程中，如果前方视野不清或者视野中无法看到输尿管管腔，可以边旋转软镜边上行，如果前方输尿管迂曲明显，也可在软镜腔内置入导丝，在导丝引导下上行至肾盂，退出引导导丝，探查输尿管上段、辨认肾盂及上中下各肾盏，经操作通道置入 200 μm 钬激光传导光纤，设置钬激光功率 10 ~ 30 W，连续脉冲方式将结石粉碎，使残余结石最大直径 < 3 mm，完成碎石后常规留置 F4.7 双 J 管和尿管各一根，手术结束。

3. 左右肾盂的腔内标志性图示（如图 4-1）

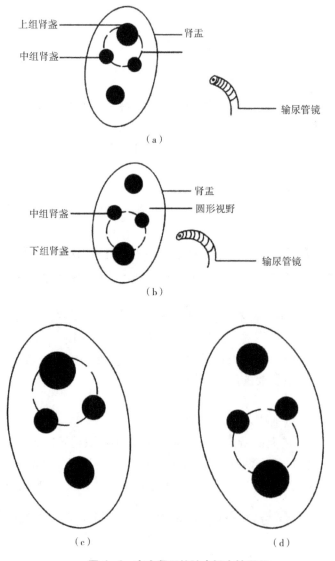

图 4-1　左右肾盂的腔内标志性图示

a. 右肾上视野；b. 右肾下视野；c. 左肾上视野；d. 左肾下视野

4. 术后处理

术后给予喹诺酮类广谱抗生素治疗 3 天，同时辅以药物排石，术后第 2 天拔除尿管，复查 KUB 观察双 J 管位置。术后 2 周～1 月门诊复查 B 超明确结石是否排净。术后 1 个月拔除双 J 管。

（二）其他

有输尿管皮肤造口的患者，可直视下经造口置入导丝，经导丝置入软镜导入鞘或者直接放置软输尿管镜探查输尿管、肾盂及各肾盏。术毕留置单 J 管。

（三）软性榆尿管肾盂镜治疗上尿路结石中的常见问题及对策

手术的病例的选择可以根据术者的经验以及现有的器械，初期尽量按手术适应证的要求，以期达到满意的手术效果。

术前检查尽量完善，平片静脉肾盂造影以及 CT 平扫，不同的检查可以让我们得出全面的判断，结石的位置、输尿管的粗细及迂曲情况，胸有成竹才会临阵不乱，适时取舍。

腰麻、连续硬膜外麻醉、全麻均可适用，但对于初学者全麻有利于控制患者呼吸移动度，有利于术者控制手术操作。

目前的软性输尿管肾盂镜分为纤维输尿管一体镜、可拆卸的纤维分体镜、电子输尿管软镜，在手术难度类似的前提下，价格及成本的不同也决定了手术的难易。

手术伊始导丝置入输尿管困难也是经常会碰到的问题，膀胱镜下不能进入输尿管口或是出现假道，可以选择弯头导丝或者在输尿管镜及灌注泵的配合下，将导丝置入输尿管。

导丝的选择，因为输尿管引导鞘的置入相对于普通支架的放置，更需要坚韧导丝的支撑，所以引导导丝的选择应挑选相应的导丝。

输尿管导入鞘，男女有别，这是手术的桥梁步骤，成败关系到手术能否顺利进行，所以导丝以及引导鞘的位置至关重要，C 型臂机的定位经常是我们手术成功的保障。对于肾结石的操作，导入鞘的位置最好是在肾盂输尿管交界处。

虽然有了输尿管引导鞘，但有的时候软输尿管镜仍然上行困难，可以用引导导丝帮助上行软镜。

软镜视野的保持需要有一定的水流灌注，灌注水流应以看清前方术野为好，可以保证视野的清晰。需要注意的是，操作器械的直径会影响灌注，但 3 Fr 以下的器械对于灌注的影响可以忽略。新一代的输尿管软镜也降低了器械对于灌注和镜身灵活度的影响。在出水通畅的情况下我们可以使用加压灌注泵，另外一些情况可以用人工注水来维持视野的清晰。

套石篮的选择可以方便手术操作，也会使手术变得相对简单，型号、粗细。对肾下盏结石碎石困难时，可用套石篮将结石拉至肾盂输尿管连接部或输尿管上段，用套石篮抓取结石然后用钬激光碎石，避免了结石在术中的移动，使能量更加集中，取得了良好的效果。对于套石篮的应用，我们体会用常规套石篮捕获结石较为困难，而在输尿管软镜下应用 COOK 公司的 NGage 镍钛合金取石网篮可更方便的从前方抓取结石。

结石的清除以术后自行排石为主，术中取样 2～3 块作为"代表"即可。

输尿管软镜器械的导入，经常会由于器械的尖锐，或是软镜先端的弯曲而出现导入困难，其实处理的方法很简单。

碎石器械的选择，目前只有钬激光和双频激光，光纤以 200 μm 为宜，否则你想看见藏匿的结石吗？或者是可望而不可及。

输尿管软镜的清洗和消毒，也会引起软镜的损耗。

你没准备好做输尿管软镜的手术吗？那就做好术前准备，赋予极大的耐心。

五、常见并发症的防治

（一）术中并发症

1. 出血

出血与术中损伤输尿管有关，一般较轻，无须特殊处理。对于口服抗凝药，术前凝血功能未恢复正常的患者，尽管并发症的发生率会有所升高，但输尿管软镜下钬激光碎石术是安全的。

2. 黏膜下假道形成和穿孔

导丝选择不当、盲置导丝或操作不当可能引起黏膜下假道形成，甚至穿孔。在放置安全导丝时应尽可能选择柔软的亲水导丝或具有亲水远端的混合导丝。如果放置导丝出现困难，切勿一味用力，可完全退出导丝再重新放置，尽可能避免假道形成。必要时可顺导丝置入 5 Fr 的导管至梗阻处，用 C 型臂机行逆行肾盂造影以明确局部解剖结构及是否已形成假道。

钬激光的组织穿透力只有 0.5 ~ 1 mm，再加上术中水对热的吸收，因此，激光致穿孔的可能性很小。

假道形成一般较轻，一般置管保守处理即可。但也有严重的黏膜下假道会引起输尿管缺血出现术后输尿管狭窄甚至坏死。如果出现输尿管穿孔，通常需留置输尿管支架 4 ~ 6 周，保持尿液引流通畅，避免尿性囊肿形成。

3. 黏膜撕脱或断裂

输尿管黏膜撕脱或断裂是最严重的术中并发症。一般发生于较大结石的取出或暴力退镜时。一旦发生一般需要立刻开放手术，根据黏膜撕脱的大小和部位行输尿管膀胱吻合术或肠代输尿管。

（二）术后并发症

1. 发热和感染

术后发热比较常见，一般经对症治疗后可缓解。严重的感染，如全身脓毒症，常发生于术前即有尿路梗阻的患者，对于此类患者建议输尿管软镜术前先行肾造瘘术，同时予以静脉抗生素治疗，待感染控制后再行输尿管软镜术。术中注意灌注液的引流，避免肾盂高压。

2. 术后肾绞痛

术后肾绞痛常因输尿管水肿、血块造成输尿管梗阻引起，多数对症止疼即可。

六、输尿管软镜的其他应用

（一）诊断性输尿管软镜

输尿管软镜能被动或主动弯曲，适应输尿管生理结构，可逆行至肾盂、肾盏，观察整个集合系统内病变，故较硬质输尿管镜具有更大的诊断性意义。对于尿细胞学检查阳性的患者，可经输尿管软镜进行上尿路评估和血尿的定位；可进行上尿路尿路上皮肿瘤的随访和监测；对于增强 CT 呈现充盈缺损的病变，可进行检查和活检。受个体肾盂肾盏解剖变异、术者经验及内镜设备的影响，检查成功率为 66% ~ 95.7%，活检病理准确性为 78%。

（二）输尿管狭窄的治疗

以往通过开放手术治疗输尿管狭窄，创伤较大。应用输尿管软镜治疗输尿管狭窄，需在术前行静脉肾盂造影、输尿管逆行造影、CTU 等检查估计狭窄处是否可通过导丝及是否存在输尿管扭曲打折等复杂情况。术中可应用镜身扩张、球囊扩张、冷刀切开等方法进行治疗。对于一期输尿管镜进镜困难的患者，可在成功留置双 J 管 2 周后再行二期手术。

膀胱癌术后出现的上尿路梗阻，如果行输尿管皮肤造口，可直视下经造口置入导丝，进输尿管软镜探查病变并处理。对于行回肠代膀胱的患者，术中取健侧 45° ~ 60° 斜卧位，常规消毒铺巾后显露患侧肾区及下腹回肠膀胱造口处。B 超引导下建立皮肾通道，置入导丝，依次用筋膜扩张器扩张通道，原位留置的外鞘，经此外鞘置入软输尿管镜，探查肾盂及各肾盏，如怀疑感染可取尿液送细菌学检查，然后在导丝引导下顺行探查输尿管至狭窄段，将导丝置入狭窄段。再逆行置入输尿管镜，将患侧输尿管口的导丝引出体外。沿导丝顺行依次置入输尿管扩张器，扩张输尿管狭窄段至 F10，退出扩张器后，沿导丝顺行置入软输尿管镜，顺利通过狭窄段后，退输尿管镜，导丝引导下顺行留置单 J 输尿管支架。皮肾通道内留置 F14 Foley 肾造瘘管 1 根。

（三）上尿路肿瘤的诊治

对于孤立肾、双侧肿瘤、慢性肾衰及不能耐受根治性手术的患者，输尿管软镜下激光切除肿瘤是一个治疗选择，特别是位于输尿管上段或肾盂肾盏中的单发小肿瘤（< 1.5 cm）。单发肿瘤的术后肿瘤残

余率 19%，而多发肿瘤的术后肿瘤残余率则明显升高为 50%。

（四）肾盏憩室的诊治

肾盏憩室是肾实质内覆盖移行上皮细胞的囊腔，经狭窄的通道与肾盂或肾盏相通，憩室无分泌功能，但尿液可反流入憩室内。该病首先由 Rayer 于 1841 年描述，可为多发性，位于肾的任何部位，但肾上盏更易受累及。其在排泄性尿路造影中，发病率约为 4.5‰，多为单侧性，两侧受累数相当，双侧同时存在者约占 3%。

多数单纯性肾盏憩室无临床症状，仅在静脉肾盂造影时偶然发现。当憩室继发感染或结石时，可出现腰痛、肉眼血尿、脓尿、发热及尿频、尿急、尿痛等表现。对于有症状的肾盏憩室，可经输尿管软镜下使用球囊扩张或电灼、激光烧灼予以封闭，如憩室内有结石，可同时处理。

（五）其他

除此以外，输尿管软镜还可用于小儿泌尿外科和双 J 管取出等。

第三节　尿道切开取石术

尿道结石过大，不能经尿道取石时，应及时采用尿道切开手术治疗，对于原发性尿道结石应将尿道原发病一并处理。

一、尿道外口切开取石术

（一）手术指征

结石嵌顿于舟状窝或因尿道外口狭窄结石不能自行排出者。

（二）术前准备

控制尿路感染

（三）体位与麻醉

平卧位，阴茎根部阻滞麻醉或局部浸润麻醉。

（四）手术步骤

1. 剪开法

用眼科剪一翼于腹侧插入尿道外口内，纵向剪开尿道外口约 1 cm，用镊子或钳子取出结石后用 4-0 肠线或细丝线 U 形间断缝合尿道黏膜及皮肤（见图 4-2）。

2. 切开法

用有槽探针从腹侧插入尿道外口内，槽对准腹侧用尖刀顺槽间切开尿道，长度以取出结石为宜，然后以上法缝合切口（见图 4-3）。

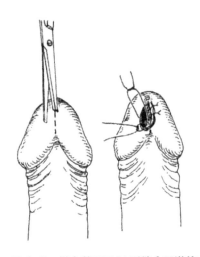

图 4-2　纵向剪开及 U 形缝合尿道外口

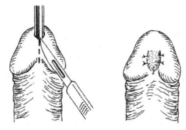

图 4-3　尖刀切开及 U 形缝合尿道外口

（五）术后处理

（1）不留置导尿管，伤口暴露。

（2）每次排尿后应用 1∶1 000 苯扎溴铵（新洁尔灭）溶液或 0.25% 碘附液消毒尿道口。

（3）使用抗生素预防感染。

（4）肠线缝合者待其自行脱落，丝线缝合者术后 7 天拆线。

（5）尿道外口有狭窄倾向时应定期尿道扩张。

二、经会阴尿道切开取石术

（一）手术指征

手术指征位于膜部尿道之前、阴茎阴囊交界处之后的尿道结石，已有嵌顿或用其他方法未能取石者，或结石前方有尿道狭窄者。

（二）术前准备

（1）控制尿路感染。

（2）术前行尿道 X 线平片及尿道造影，明确结石大小及有无狭窄。

（3）术前灌肠。

（三）体位与麻醉

取截石位，椎管内麻醉。

（四）手术步骤

（1）切口：会阴部正中纵向切口，起自阴囊根部长约 3 cm，依次切开皮肤、皮下组织及会阴深筋膜，显露尿道球海绵体肌（见图 4-4）。

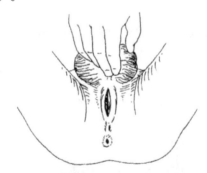

图 4-4　会阴部正中纵向切开皮肤及皮下

（2）切开球海绵体肌，显露球部尿道将球海绵体肌纵向切开，显露并游离球部尿道（见图 4-5）。

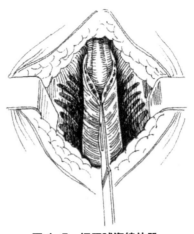

图4-5　切开球海绵体肌

（3）切开尿道，取出结石：显露尿道后，在结石处纵向切开尿道，取出结石（见图4-6）。

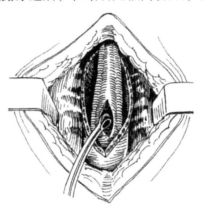

图4-6　纵向切开尿道并取出结石

（4）缝合尿道及球海绵体肌：置16 F导尿管于尿道内，以2-0肠线间断全层缝合尿道切口，并用细丝线间断缝合球海绵体肌（见图4-7）。

（5）放置引流，关闭切口：用生理盐水冲洗切口，置一橡皮膜引流，逐层缝合筋膜、皮下组织及皮肤切口（见图4-8）。

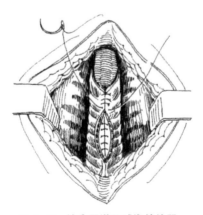

图4-7　缝合尿道及球海绵体肌

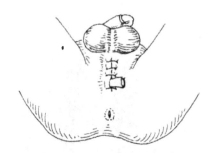

图 4-8　放置引流后关闭切口

（五）术后处理

（1）服用雌激素及睡前给予镇静药物，防止阴茎勃起。

（2）应用抗生素防感染。

（3）术后 24 ~ 48 小时拔出切口内橡皮膜。

（4）注意导尿管护理，术后 10 天拔出导尿管。

（六）手术并发症防治

经会阴尿道切开取石术可出现尿道狭窄或尿瘘等并发症，一旦有尿道狭窄术后应定期行尿道扩张。尿瘘瘘口小者可自行愈合，瘘口较大者则需做手术修补。

三、耻骨上尿道取石术

（一）手术指征

（1）嵌顿于后尿道的结石，无法经尿道取出，使用尿道探子亦无法将其推回膀胱者。

（2）哑铃形后尿道膀胱结石。

（二）术前准备

同经会阴尿道切开取石术。

（三）体位与麻醉

取平卧位，椎管内麻醉或硬脊膜外阻滞麻醉。

（四）手术步骤

1. 切口

耻骨上下腹部正中切口，显露膀胱前壁（见图 4-9）。

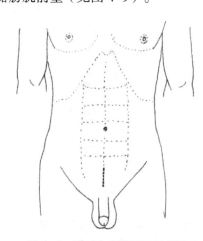

图 4-9　耻骨上尿道取石手术切口

2. 切开膀胱，探查结石

纵向切开膀胱前壁约 3 cm，吸尽膀胱内尿液后，术者用食指经膀胱切口插入膀胱颈。从尿道插入一导尿管或金属尿道探子将结石顶住，扩张膀胱颈并松动结石（见图 4-10）。

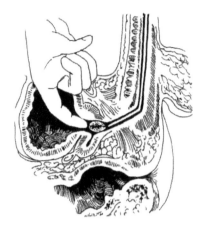

图 4-10　经膀胱探查结石

3. 取出结石

以取石钳顺示指探侧方向插入后尿道内，触到结石后即张开取石钳轻轻夹住结石向外拔出。结石取出后立即检查是否完整，如有碎石残留应予取尽（见图 4-11）。

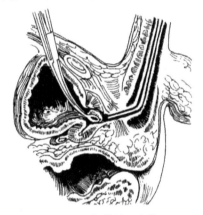

图 4-11　经膀胱取出结石

4. 留置导尿管，缝合切口

用生理盐水冲洗后尿道及膀胱，尿道内留置 16 ~ 18 F 导尿管或气囊导尿管。耻骨后放引流条，逐层关闭切口。

（五）术后处理

（1）保持导尿管通畅，术后 7 ~ 10 天拔除。

（2）术后 48 小时拔出耻骨后引流条。

（3）应用抗生素以防感染。

四、男性尿道憩室结石取石术

（一）手术指征

男性尿道憩室合并结石的患者。

（二）术前准备

（1）行尿道 X 线平片及尿道造影，明确憩室及结石大小部位。

（2）行尿培养并根据培养结果选用抗生素。

（3）术前灌肠。

（三）体位与麻醉

取截石位，硬膜外或蛛网膜下腔麻醉。

（四）手术步骤

（1）会阴部做"∩"形切口，切开皮肤及皮下组织（见图4-12）。

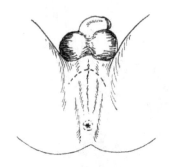

图4-12　会阴部"∩"形切口示意

（2）于中线纵向切开尿道球海绵体肌，在海绵体肌的深面将憩室及该部位尿道游离出来（见图4-13）。

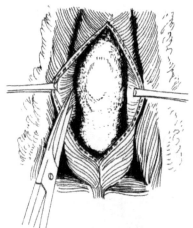

图4-13　纵向切开尿道球海绵体肌

（3）纵向剖开憩室，取出结石，用金属尿道探子检查尿道有无狭窄（见图4-14）。

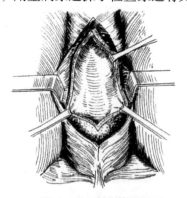

图4-14　剖开憩室取石

（4）切除多余的憩室壁，留下2.5 cm宽的尿道壁（见图4-15）。

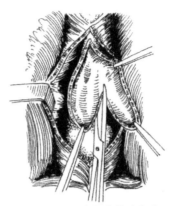

图 4-15 切除多余的憩室壁

（5）尿道内置 18 F 导尿管，用 3-0 肠线间断缝合尿道创缘，重建尿道。

（6）用细丝线逐层缝合尿道周围组织。伤口放置橡皮片引流，关闭切口。尿道内不留置导尿管，做耻骨上膀胱造瘘。

（五）术后处理

（1）使用抗菌药物防治感染。

（2）服用雌激素及睡前给予镇静药物，以防止阴茎勃起。

（3）切口的橡皮片引流于术后 24 ~ 48 小时拔除。

（4）术后 2 周开始排尿，排尿通畅即可关闭耻骨上膀胱造瘘。

第四节　腹腔镜前列腺癌根治术

一、概述

20 世纪 80 年代之前，前列腺癌根治术后，多数患者发生严重的围术期并发症，如阳痿、尿失禁、术中大量出血，导致许多患者不愿接受手术治疗，而选择其他疗效不显著的治疗方法，致使这种手术未能推广普及。一些学者对此进行了深入的研究，认为手术出血量大是由于没有很好地处理阴茎背深静脉及耻后静脉丛；阳痿的发生主要是由于损伤了支配阴茎海绵体勃起的盆腔神经丛所致；尿失禁是由于手术损伤了尿道外括约肌、支配内括约肌中平滑肌的神经血管束（NVB）和支配外括约肌横纹肌的控尿神经，Walsh 在 1982 年 4 月 26 日首先将解剖性前列腺根治性切除术和保留神经血管束技术应用于临床局限性前列腺癌的手术治疗，此后这一技术不断改进和完善，手术并发症明显减少；此后，前列腺癌根治术逐渐在全世界普及。

腹腔镜前列腺癌根治术是近 20 年发展起来的一项新技术，随着腹腔镜技术及器械的发展，这项技术得到不断完善，与传统的开放手术相比，手术视野更清晰，并发症发生率低，手术出血少，术后恢复快，有较好的发展前景。腹腔镜前列腺癌根治术包括经腹腔及腹膜外两种途径，1992 年，Schuessler 首先报告了经腹腔途径前列腺癌根治术，1997 年 Raboy 报道了首例经腹膜外途径前列腺癌根治术。一般认为经腹膜外的途径更快捷，容易寻找和显露输精管及精囊，减少损伤输尿管、膀胱及直肠的机会；对腹腔干扰小，术后恢复快；如果发生术后漏尿，可以避免尿液漏入腹腔。下面就两种途径的腹腔镜前列腺癌根治术作一介绍。

（一）手术适应证

（1）年龄在 70 岁以下或预期寿命 > 10 年。

（2）临床中危及低危前列腺癌（$cT \leqslant T_{2b}$，Gleason Score $\leqslant 7$，PSA $\leqslant 20$ ng/mL）。

（3）对于临床 T_{2c} 或 T_3 期，PSA 大于 20 的前列腺癌患者是否行根治性手术尚有争议，若行手术治疗宜联合外放射或内分泌治疗。

（4）有闭孔淋巴结转移的前列腺癌是否行根治性手术尚有争议。如果有闭孔淋巴结转移，最好选择经腹腔途径，做扩大淋巴结清扫，淋巴结清扫范围包括髂外淋巴结、髂内淋巴结和闭孔淋巴结。

（二）手术禁忌证

（1）患者存在严重的心脑血管疾病。

（2）凝血功能障碍。

（3）已有骨转移。

（4）预计寿命小于 10 年。

（5）直肠指检前列腺坚硬。

（三）术前准备

（1）一般全麻手术准备。

（2）术前作肠道准备：术前一天口服洗肠液 3 000 mL，术前当晚以及术日清晨各灌肠一次。术前 1 天补液 1 500 mL，包括 3 g 氯化钾，维生素 C 2 g。

（四）手术器械

除一般腹腔镜器械外，还要准备超声刀，双极电凝。

二、麻醉选择与手术体位

全麻，仰卧位，腰部下垫一约 10 cm 厚的软枕，头低脚高位 20° ～ 30°。消毒铺单后插入 16 或 18 号双腔尿管。术者站于患者左侧，一助站于患者右侧，持镜者站于患者头侧。

三、经腹膜外途径手术步骤

（一）穿刺器位置

穿刺器于脐下缘做 4 cm 左右弧形切口（切口与前列腺的最大直径相同），依次切开皮肤、皮下，沿腹中线横行切开腹直肌前鞘，在右侧腹直肌与腹直肌后鞘之间用中弯钳纵向分开腹直肌，用甲状腺钩向下外提起腹直肌，尽量向下向外分离至腹直肌后鞘；同法处理左侧；用 2 个甲状腺钩分别向下向上提起腹直肌，用电刀在腹直肌与腹直肌后鞘之间切开腹白线，越过半月线；然后在此间隙放入自制的气囊扩张器，注气 500 ～ 600 mL，扩至耻骨结节，保留 3 ～ 5 分钟后，放气后拔出气囊扩张器；脐下弧形切口在拟插入 10 mm 的 TRO CAR 两侧各缝 2 针，大三角针 7 号线缝合皮肤、腹直肌前鞘与对侧腹直肌前鞘、皮肤，置入 10 mm 穿刺器，将穿刺器两侧的各 2 针 7 号线打结，其中的 1 针固定 10 mm 穿刺器，充气扩张腹膜外间隙，保持气腹压在 20 mmHg，放入 300 腹腔镜，直视下于左右侧腹直肌旁脐下 3 cm 插入 12 mm、5 mm 穿刺器，右髂前上棘内上侧 3 cm 处插入 5 mm 穿刺器，固定穿刺器在合适位置，气腹压降至 12 mmHg。术中操作困难时左侧髂前上棘内上可加 1 个 5 mm 的穿刺器。

（二）分离前列腺腹侧和两侧

耻骨后空间建立后，分离开膀胱前壁及两侧壁疏松组织，即可显露前列腺腹侧；向左侧分离可暴露左侧盆筋膜，同法处理右侧盆筋膜；在前列腺与肛提肌表面的盆筋膜常常有自然裂隙，用超声刀顺裂隙向下切开左侧盆筋膜或沿返折线切开，同法处理右侧，然后清除前列腺表面脂肪组织，切开盆筋膜后可见少许疏松组织，紧贴前列腺将肛提肌向盆侧方向推开，暴露前列腺尖，左右分别切断部分悬韧带。紧贴前列腺切开盆筋膜往往损伤前列腺表面的血管，引起出血。

（三）清除淋巴结

沿髂骨翼上方 1 cm 左右向头侧方向游离，即可见髂外静脉，顺髂骨下方 3 cm 左右向头侧分离，看到银白色束状物即闭孔神经，髂外静脉与闭孔神经之间的组织即为闭孔淋巴结，在旋髂深静脉上方用超声刀切断闭孔淋巴结下端，清除闭孔淋巴结。如需做扩大淋巴结清扫，应选择经腹腔途径，具体清扫过程见膀胱癌根治术。

（四）缝扎阴茎背深静脉复合体

选用 2-0 的 345 薇乔线（针弧度为 3/8），线长 15 cm，左手持弯钳从左侧腹直肌旁穿刺器进入手术野，右手持针持从右侧腹直肌旁穿刺器进入，这样的双手入路便于完成缝合；针持夹针的方法：反向夹针，针持与针呈 30°，针持上锁，在前列腺尖、背静脉复合体与尿道交界处右侧入针，水平穿过，即可看到针尖，打超外科结结扎背深静脉复合体，再打第二、三个结。

（五）离断膀胱颈

牵拉尿管或牵拉膀胱壁能明显看到前列腺与膀胱的交界处，用超声刀紧贴前列腺轮廓，顺着膀胱颈肌纤维与前列腺之间分离，在前列腺部尿道两侧游离至尿管下方，在膀胱颈远端 1 cm 切开前列腺部尿道（这样可以保留少量前列腺部尿道，改善术后控尿功能），将尿管提到膀胱外，用掰直的肝针从耻骨上经皮垂直刺入手术野，针穿过尿管末端侧孔，再从腹壁垂直穿出，在体外提紧线用弯钳夹住，牵拉尿管，紧贴龟头用弯钳夹住，以抬高前列腺底部。紧贴前列腺切开膀胱颈两侧及后壁，使前列腺与膀胱完全分离。顺前列腺与膀胱后壁之间向下分离即可看到输精管。

（六）游离精囊与前列腺背侧

术者左手钳夹提起右侧输精管，注意用力适度，否则用力过大会拉断输精管，右手用超声刀锐性分离输精管周围，用超声刀切断输精管旁边血管，输精管右侧即精囊，精囊位于输精管末端的外下方，切断输精管；用抓钳提起右侧精囊，超声刀紧贴精囊分离，精囊的外侧是精囊蒂，精准夹住血管，用超声刀慢挡切断，同样的方法处理左侧精囊；助手用弯钳提起双侧精囊，暴露 Denonvillier 筋膜，在精囊与前列腺之间紧贴前列腺用超声刀切开 Denonvillier 筋膜，可见黄色疏松组织即直肠前脂肪，钝性分离狄氏间隙至前列腺尖部，使前列腺后侧面与直肠分离。做前列腺癌根治术早期可放入一纱布条作为标记，便于识别解剖层次。

（七）处理前列腺侧后韧带（前列腺蒂）和切断尿道

顺精囊向右外分离，可看到白色前列腺包膜，分离至 5 点处，从前列腺右侧 1 点处剪开盆筋膜、前列腺筋膜至白色前列腺包膜，在包膜与筋膜间分离至 5 点，用 Hem-o-lok 夹闭 5 点处前列腺蒂，在蒂远端剪刀剪断，若前列腺表面出血，可用双极电凝止血，游离至前列腺尖，紧贴前列腺尖部分离前列腺尖的尿道，尿道外括约肌以近 0.5 ~ 1 cm 切开尿道前壁看到尿管，向外拉尿管，使尿管尖与切开的尿道远端平齐，然后提起前列腺切开尿道的两侧及后壁，此处尿道后壁与直肠紧邻。

将前列腺完整切除后装入标本袋，收紧袋口线，线从左侧腹直肌旁穿刺器引出，取出穿刺器重新插入，使标本袋线位于组织与穿刺器之间，牵拉固定于腹壁。

（八）膀胱颈口与尿道吻合重建

选用 3-0 的 5/8 弧单乔线连续全层缝合膀胱颈与尿道，线取 25 cm 长，末端打结，结与针之间夹一个 Hem-o-lok，插入 18 号尿道探子，从 3 点开始，先从膀胱外侧进针，再缝合尿道，顺时针连续缝至 7 点，后壁一般缝合 4 针，然后拉紧线，取出探子，插入 18 号双腔尿管，连续顺时针缝合至 2 点，牵拉 3 点处线尾，一般都能拉出 2 ~ 3 cm 线，可以减少漏尿发生率，用超声刀切去或剪刀剪去 Hem-o-lok，线头与线尾打结。向膀胱内注水 100 mL，检查有无渗漏，如有在渗漏处补缝一针；检查无渗漏后气囊内注入盐水 20 mL，从右侧腹直肌旁 Trocar 插入盆腔引流管，左手的钳子夹住引流管，拔出右侧腹直肌旁 Trocar。取出脐下 Trocar，拆除缝线，提出标本袋线，牵出标本袋。

四、经腹腔途径手术步骤

腹腔镜前列腺癌根治术有腹膜外途径和经腹途径两种，经腹途径又分 Monstouris 和 Cleveland 方法，Cleveland 的方法虽然是经腹途径，除先游离膀胱前壁以外，其他步骤同腹膜外途径。如果患者体形肥胖，选择腹膜外途径较适合。

（一）Monstouris 方法

1. 穿刺器位置

一般穿刺 5 个点，第一点为脐下缘，先于脐下缘第一点处做一个 4 cm 的弧形切口，切开各层组织入腹腔，应选择脐部逐层切开，直视下放入直径 10 mm 的穿刺器，缝合切口并固定穿刺器，注入气体使腹腔压力达 20 mmHg，避免插入穿刺器过程损伤肠管，放入腹腔镜，于左右侧腹直肌旁脐下 3 cm 在腹腔镜引导下穿刺分别放入 12 mm，10 mm 穿刺器，在髂前上棘内上方 3 cm 分别穿入 2 个 5 mm 穿刺器，固定穿刺器在合适位置；气腹压降至 12 mmHg。

2. 分离输精管、精囊及狄氏间隙

分离输精管、精囊及狄氏间隙于 Douglas 窝处剪开腹膜，紧贴膀胱分离即可找到输精管，术者左手钳夹提起输精管，注意用力适度，否则会拉断输精管，右手用超声刀锐性分离至精囊，精囊位于输精管末端的外下方，助手用吸引器和弯钳向上压肠管；如果寻找输精管有困难，可沿内环口内下方寻找，切开内环口下方腹膜，顺输精管方向分离脂肪，可见白色管状物即为输精管；另一种方法：在输精管跨过髂外动脉处找到输精管。同样的方法寻找对侧输精管。用抓钳提起左侧精囊，超声刀紧贴精囊分离，同样的方法游离右侧精囊。提起两侧精囊，紧贴精囊与直肠剪开或用超声刀切开 Denonvillier 筋膜，可见疏松组织即直肠前脂肪，钝性分离狄氏间隙至前列腺尖部，使前列腺后侧面与直肠分离，进入前列腺直肠间隙。

3. 游离膀胱前间隙

将 30° 腹腔镜旋转 180°，视野移至前腹壁，膀胱内注入 100 mL 生理盐水，使之适度充盈，可帮助显示膀胱轮廓及其前方的腹膜返折，可以看到脐正中襞（内为脐正中韧带）及其两侧的脐外侧襞（内为脐外侧韧带），切断脐正中韧带、脐外侧韧带及腹膜返折，与两侧已切开的腹膜会合。向远端分离膀胱前间隙，显露盆筋膜和耻骨前列腺悬韧带，剪断部分悬韧带，利于缝合背静脉复合体。如果患者间隙脂肪组织较多，可以切除多余的脂肪组织，有利于解剖层次的判断。这部分操作区域组织较疏松，层次感较好，可以用电钩代替超声刀操作，提高分离的效率。

4. 切开盆筋膜

同耻骨后前列腺癌根治术。

5. 处理阴茎背深静脉复合体

同耻骨后前列腺癌根治术。

6. 离断膀胱颈

横断尿道，膀胱颈口与尿道吻合重建同耻骨后前列腺癌根治术。

（二）Cleveland 法

Cleveland 的方法是经腹腔途径，先暴露耻骨后间隙，其他步骤同腹膜外途径。

五、手术常见并发症及其预防处理

（一）阴茎背深静脉复合体出血

在处理前列腺尖部阴茎背深静脉复合体时容易大出血。预防措施：①从耻骨后向前列腺尖游离过程中，清除前列腺腹侧和悬韧带周围脂肪，避免切开盆筋膜时误伤血管。②切开盆筋膜处首选耻骨前列腺韧带旁的裂隙，顺裂隙向下向上切开盆筋膜；若无裂隙，顺盆筋膜与肛提肌交界处切开盆筋膜，离前列腺包膜太近容易引起出血；万一损伤前列腺表面血管，用双极电凝止血。③在切悬韧带或缝合背深静脉复合体时，一旦阴茎背深静脉复合体明显出血，可用双极电凝止血；如果效果不好，不可用双极电凝反复止血，否则易造成术后尿失禁；在双极电凝止血效果不好时，可提高气腹压至 20 mmHg 止血或纱布压迫止血，切下前列腺后再局部缝合背深静脉复合体。

（二）直肠损伤

直肠损伤最常见于游离前列腺尖部后方时，其次见于游离精囊时。作者行腹腔镜前列腺癌根治术 500 余例，损伤直肠 5 例，3 例术中发现，2 例术后发现。其中 4 例发生于前列腺尖部，1 例发生于游离精囊时。2 例术后出现肛门漏尿，瘘口距离肛门为 3 cm 左右，应为游离前列腺尖部时损伤。总结原因为前列腺癌分期较晚，前列腺与直肠之间粘连较重，分离此间隙时损伤直肠。

预防措施：①经验不足时尽量选择低危、中危前列腺癌患者做根治术。②直肠指检前列腺质地坚硬且与直肠壁固定时不做根治术。③尽量紧贴精囊分离前列腺背侧，切开狄氏筋膜时，紧贴前列腺分开直肠与前列腺之间的间隙，必要时可用剪刀锐性分离，避免过度使用超声刀或者双极电凝在直肠前壁止血。

④在前列腺尖部离断尿道时，先剪开尿道前壁和两侧壁，由于尿道后壁紧邻直肠，下压尿道探子远端，使近心端尿道抬高，让尿道后壁尽量离开直肠，使尿道后壁外缘与直肠间有明显的层次，然后剪断尿道后壁。⑤如果直肠表面有明显出血，可用纱布压迫止血或缝扎；创面小的渗血不处理，膀胱颈与尿道吻合后可起到压迫止血的作用。⑥在做前列腺癌根治术早期，可在分离狄氏间隙后，在此间隙中留置一块纱布，作为标记，有助于在切断前列腺尖部尿道时，避免损伤直肠。

直肠损伤的处理：①术中发现直肠损伤：分离前列腺背侧时切开直肠，暂时不修补，等前列腺完全切下以后，将前列腺移开前列腺窝，手术野开阔时再行修补，连续缝合直肠壁 2 层；作者术中发现 3 例直肠损伤中，术中修补缝合 2 层，术后无尿瘘。②术后发现直肠损伤：肛门漏尿量 < 100 mL，先禁食 1 周，部分患者可自愈；若漏尿量较大，做降结肠造瘘，半年后修补尿瘘，成功后还纳降结肠。作者经肛门共修补前列腺癌根治术后膀胱直肠漏 5 例，均获成功。

（三）输尿管口损伤

紧贴前列腺底部横断膀胱颈，避免膀胱颈口过大，过大有可能伤及输尿管口；中叶肥大时，紧贴中叶下缘与膀胱交界处切开膀胱颈，避免损伤输尿管口；在吻合时注意看清膀胱黏膜及输尿管口位置，不要缝上输尿管口，避免其损伤。输尿管口位置不易辨认时可静脉注射亚甲蓝辅助判断输尿管口位置。术后早期发现输尿管口损伤时，可再次缝合；也可先行患侧肾造瘘，待拔除尿管后再行输尿管镜手术处理输尿管损伤。

（四）尿失禁

70% 的患者术后 3 个月内发生一过性尿失禁，这是该手术最常见的并发症，多数患者 3 ~ 6 个月后逐渐恢复，少数 1 年内恢复。在游离前列腺尖部时，钝性推开肛提肌，避免损伤尿道外括约肌复合体；在离断前列腺尖部的尿道时，应在保证前列腺切缘阴性的前提下紧贴前列腺尖部离断尿道，保留尿道 0.5 ~ 1 cm，有 3 个意义：①可避免损伤尿道外括约肌复合体。②尿道长有利于控尿。③避免损伤支配外括约肌中横纹肌的控尿神经和 NVB。紧贴前列腺切断膀胱颈，保留膀胱内括约肌，可以减少尿失禁的发生。

（五）性功能障碍

为了保留患者的性功能，术中应注意保护神经血管束。游离前列腺侧后缘时，提起精囊，紧贴前列腺剪开前列腺侧后韧带，用钛夹夹闭出血点，可以保护神经血管束。在部分早期病例中，可以在前列腺筋膜与前列腺包膜之间分离行筋膜内切除，以便更好地保留 NVB。多项研究证实，前列腺癌根治术后勃起功能的恢复与患者手术时的年龄密切相关。对于年龄低于 50 岁的患者，术后勃起功能恢复率可达到 61% ~ 100%。对于年龄在 50 ~ 70 岁的患者，勃起功能恢复率降至 70% ~ 85%，其中对于行单侧保留神经手术的患者，恢复率为 47% ~ 58%，而对于双侧保留者为 44% ~ 90%。对于年龄大于 70 岁的患者，勃起功能恢复率降至更低，为 0 ~ 51%。文献综述认为，开腹耻骨后前列腺癌根治术与腹腔镜前列腺癌根治术的术后勃起功能恢复率并无差异，机器人辅助前列腺癌根治术较前两种手术方式的恢复率更高和更迅速。

六、术后处理

（1）常规应用抗菌药物。

（2）术后无漏尿，尿管保留 1 周后拔除；如有漏尿，可适当延长拔尿管时间。

（3）耻后引流管在每日引流量连续 3 天少于 10 mL 的情况下，可以拔除。

（4）术后 4 周首次测定前列腺特异性抗原（PSA），并结合病理情况以决定是否需要进一步的辅助治疗，PSA 每个月查一次，连续查 3 个月，如果持续升高首选局部调强放疗，放疗时机宜选在控尿满意后开始。如为高危患者可同时加内分泌治疗，6 ~ 9 个月为一疗程。

（5）术后切缘阳性者，首选局部调强放疗，亦选在控尿满意后开始。

七、注意事项

（1）腹腔镜前列腺癌根治术的成功需要清楚前列腺周围脏器的解剖关系，熟练的腹腔镜技术，最好具有一定的开放的前列腺癌根治或者经耻骨后前列腺切除术的经验。术前看知名教授手术录像，能缩短学习曲线。

（2）行腹膜外途径避免损伤腹膜的方法熟悉局部解剖，脐下弧形切口切至腹直肌，在腹白线与腹直肌交界处用中弯钳分离，尽量扩大腹直肌与腹直肌后鞘之间的腔隙；用2个甲状腺钩分别在左右向上提起腹直肌，用电刀在腹直肌与腹直肌后鞘之间切开腹白线，越过半月线；然后放入自制气囊扩张器，注气将腹膜外间隙扩张至耻骨联合。在游离腹直肌后鞘前间隙时，正确的解剖层次应见到白色的疏松组织，钝性分离，避免损伤腹膜，一旦损伤腹膜，气体进入腹腔，使腹膜外间隙缩小，影响操作；此时可改为 Cleveland 法行前列腺癌根治术。

（3）前列腺的分离切除分顺行、逆行两种方式。

顺行切除：可利用精囊、输精管、狄氏间隙等解剖标志，分开前列腺后方与下外侧；前方顺前列腺腹侧游离至阴茎背静脉，侧方切开盆筋膜游离至前列腺尖。

逆行切除：在处理完前列腺尖部腹侧及两侧后，切断前列腺尖部尿道，提起导尿管，逆行分离前列腺尖部背侧，紧贴前列腺尖部背侧向精囊方向游离。逆行切除与顺行切除相结合经常用于前列腺较大或粘连较重的前列腺癌根治术。

（4）术中先缝扎阴茎背血管复合体，再离断膀胱颈，分离前列腺，最后切断阴茎背血管复合体及尿道，可使手术出血量明显减少。

（5）处理阴茎背血管复合体首选缝扎，如果切断后仍有出血，先提高气腹压至 20 mmHg，完全切下前列腺后，使用双极电凝止血，或缝扎。

（6）离断膀胱颈时，一定要找准膀胱颈与前列腺的交界部，既可以保留膀胱颈括约肌的完整性，降低术后尿失禁的发生，又可以避免损伤输尿管口，还可以使膀胱颈口径大小比较合适，直接与尿道吻合。

（7）前列腺尖部最好使用锐性分离，剪断尿道时不要过度损伤尿道周围组织，有利于术后的控尿功能。适当保存尿道残端的长度，0.5 ~ 1 cm，有利于吻合。

（8）利用左右腹直肌旁脐下 3 cm 这两个通道做尿道吻合重建，操作角度较理想；插入金属尿道探子或导尿管作为尿道内口的标志；吻合前将标本装袋固定于腹壁，避免切下的前列腺影响手术野。

（9）尽量不使用超声刀或双极电凝在直肠前壁凝固止血，避免损伤直肠；术前做好肠道准备，术中一旦发现肠道损伤，可一期修补，最好缝合两层。

（10）支配勃起和控尿相关的平滑肌的神经走行于前列腺后外侧，并在尿道外 3 ~ 5、7 ~ 9 点走向海绵体，为了保留患者的术后性功能和控尿能力，在切断前列腺侧韧带和尿道时注意不要损伤神经血管束。

（11）术后留置 18 号双腔尿管，如引流量较多则略施牵引，牵引一般不超过 24 小时，不仅有助于吻合口止血，而且可以减少术后早期漏尿。

（12）对于 T_3 期的前列腺癌是否根治，学者意见不一，2009 年美国泌尿外科指南指出，不主张先行新辅助内分泌治疗降期后再行手术根治，因为内分泌治疗后粘连较重，解剖层次不清。

（13）有学者认为耻骨后前列腺癌根治术应保留耻骨前列腺韧带，这样可减少尿失禁的发生，并且尿控恢复快，手术出血少。

第五节　经尿道前列腺电切术

良性前列腺增生（BPH）是老年男性的常见疾病，具有临床进展性，部分患者经保守治疗效果不佳最终需要手术治疗，经典的外科手术包括开放性前列腺切除术、经尿道前列腺电切术（Transurethral Resection of Prostate，TURP）、激光、电汽化等方法。20 世纪 80 年代 TURP 引入我国，刚开始发展较慢，进入 20 世纪 90 年代，随着内镜监视系统的普及使用，使这一技术得到迅速推广。目前国内的中大型医院 TURP 已作为常规手术。与传统的开放性手术比较，TURP 具有手术创伤小、适应证广、术后恢复快、住院时间短、疗效显著等优点，目前 TURP 已逐渐替代传统的开放手术，随着技术水平的不断提升，手术严重并发症及死亡率也明显下降，已成为手术治疗良性前列腺增生症首选术式及金标准。

一、手术适应证

临床工作中，BPH 的治疗一般先选用药物治疗，对于中、重度 BPH 患者经药物治疗疗效不佳，临床表现及辅助检查提示有明确的下尿路梗阻证据，出现下述情况可考虑手术治疗。

（1）反复发生尿潴留。

（2）反复泌尿系感染、血尿。

（3）合并膀胱结石、较大的膀胱憩室、腹股沟疝。

（4）残余尿明显增多（一般认为大于 100 mL）以致充溢性尿失禁。

（5）继发性双侧上尿路积水及肾功能损害。

（6）下尿路症状已严重影响生活质量及拒绝药物治疗患者。

二、手术禁忌证

TURP 的禁忌证一般是相对的，经治疗及术前充分准备，多数患者也可手术，术者的手术熟练程度及医院的条件也是重要的影响因素。

（1）全身性疾病：合并严重心、脑血管疾病、肺部疾病、出血性疾病及肝肾功能异常不能耐受手术。

（2）严重的尿路感染及糖尿病未能很好控制。

（3）不能除外前列腺癌的情况下，应先明确诊断，合并较大、浸润性膀胱肿瘤者，应先行膀胱肿瘤的治疗。

（4）过大的前列腺、中叶重度突入膀胱是相对禁忌证，一般认为前列腺体积大于 100 mL，手术时间较长，出血多，发生手术并发症的风险大，这取决于术者经验，如果术者技术娴熟也能完成。

（5）复杂尿道狭窄，不能经尿道扩张或内镜尿道切开入镜者；脊柱、关节先天畸形，影响手术操作者。

三、术前准备

（1）术前检查了解心、肺、肝、肾功能及前列腺增大程度、膀胱残余尿量，合并有重要脏器系统疾病时，应得到较好控制后再手术。

（2）慢性尿潴留致肾功能不全时，应留置导尿改善肾功能至接近正常后再手术，急性尿潴留应留置导尿一周以减轻膀胱炎症及充血。

（3）合并尿路感染患者，术前应用抗生素控制感染，必要时作尿培养。

（4）合并严重糖尿病、脑血管疾病患者，术前尿动力学检查以评估膀胱功能及明确有无膀胱出口梗阻。

（5）术前备血 400 mL，术前晚灌肠。

四、麻醉及体位

麻醉可采用腰麻或连续硬膜外麻醉，截石体位。

五、手术步骤

（一）进镜及观察

一般采用镜下直视置入电切镜，以 5% 甘露醇作电切冲洗液，进镜时同时观察尿道情况、精阜位置、前列腺中叶及两侧叶增生的程度、前列腺尿道长度、输尿管口位置及与膀胱颈口距离、膀胱内有无结石、憩室、肿瘤等病变。

（二）灌洗方法

有三种灌洗方法：连续循环灌洗、耻骨上穿刺低压灌洗、高压灌洗法。通常采用连续循环式冲洗，冲洗液压力 5.88 ~ 6.86 kPa（高度 50 ~ 70 cm），手术可连续不间断进行，由于循环冲洗液的流出道一般都小于流入道，膀胱处于充盈状态，膀胱压高于静脉压，在切开静脉窦时容易导致灌洗液大量入血，严重者出现 TUR 综合征。如果前列腺体积过大，或术者经验不足，可于耻骨上 3 cm 膀胱穿刺置引流导管，保持术中持续低压灌洗，减少冲洗液的吸收，并且手术视野更清晰。高压灌洗法指采用普通电切镜，术者根据视野清晰度及膀胱充盈情况，间断放出灌洗液，此方法操作较麻烦并且也容易导致膀胱压力过高，TUR 综合征风险增加。

（三）增生腺体的切除

（1）明确重要的解剖标志，电切前进一步确定膀胱颈、精阜的位置及特征，双侧输尿管口的位置及与增生腺体的关系；腺体各叶增生程度、前列腺尿道的长度。

（2）切除顺序，取决于前列腺增生情况及术者的经验、习惯。常采用以下方法：Blandy 法，适合前列腺中叶增生明显的患者，即先切中叶作为标志沟，再切除侧叶及尖部，最后处理 12 点区。对于前列腺中叶轻中度增生者，先于膀胱颈 6 点处切出膀胱颈环状纤维，近端始于膀胱颈部，远端止于精阜近侧，切除时膀胱适度充盈，以避免损伤输尿管及膀胱三角区，因精阜就在视野下方，可采用延伸切除法。对于中叶重度增生、突入膀胱者，可先于一侧侧叶与中叶交界处切出一条标志沟，起于膀胱颈止于精阜近端，宽度为 2 ~ 3 个切割环，显露膀胱颈环状纤维，标志沟与三角区在一平面，切除邻近的侧叶与中叶组织，创面彻底止血，同样方法切出另一侧叶与中叶之间的标志沟，这样可阻断中叶的大部分血运，下一步即可从中叶顶部或侧面逐层切除中叶，对于突入膀胱内腺体，可采用电切环将腺体钩住短刀切除，两侧标志沟可作为参照面，避免切断膀胱颈、伤及三角区，以至于三角区与前列腺窝分离。侧叶的切除可始于前正中旁 2 点或 10 点，先于一侧正中旁切出一标志沟，显露膀胱颈环状纤维及前列腺包膜，从 2 点或 10 点分别向 6 点方向切除，如果前列腺尿道段较长，可分段、分区切除，一区段切除后要充分止血，再切除下一区段。前联合 12 点处增生组织少，可少切。最后切除前列腺尖部精阜旁增生组织，此处操作容易损伤尿道外括约肌，操作前应很好控制创面出血，使视野清晰，应反复检查并确定精阜及外括约肌的位置，可退镜至精阜远端球部尿道，缓慢进镜观察外括约肌位置及两侧叶超过精阜的程度，一般认为增生的腺体在 6 点处不超过精阜，两侧叶增生可超过精阜，先以精阜界面作为术野远侧标志切除增生腺体，有时会在精阜近端及附近切出颗粒状小结石，提示已切至包膜，不必过分深切，切除突出精阜外的侧叶时，务必确认切除的组织为增生的前列腺组织，固定好电切镜沿包膜弧形小块薄层切除，也不能用强电流反复凝固止血，以免损伤尿道外括约肌，造成永久性尿失禁，将镜鞘退出精阜远端观察，见精阜部尿道呈光滑圆形即可，不必追求彻底切除。

按 Silber 方法，适合于两侧叶增生为主者，即先于 12 点钟处前列腺切除，以后依次作两侧叶及 6 点钟处前列腺组织切除，侧叶切除可以按上述方法进行，以精阜和膀胱颈部作为远近端电切界限，原则上应切至包膜层，尽可能使表面平滑，对于腺体过大、患者身体情况欠佳者，也可不必追求切至包膜，以改善排尿为目的，最后切除尖部的增生组织。

（3）膀胱颈切开术：对于膀胱出口梗阻较重、前列腺较小患者，如果切除的前列腺组织少于 15 g，单纯切除前列腺，术后容易发生膀胱颈挛缩，治疗效果不佳，可在切除前列腺后行膀胱颈切开，保持膀胱适度充盈状态，用针状电钩分别于膀胱颈 4 ~ 5 点、7 ~ 8 点将膀胱颈环状纤维切断，并向精阜方向延伸，切开长度为前列腺尿道的一半即可，切断环状纤维后可见包膜外的淡黄色脂肪组织，创面彻底止血。

（4）电切基本手法：①平行收切法：即镜鞘固定切割终点，电切环单纯平行回收时切割，初学者采用此法较安全。②弧形收切法：依据包膜的弧度，收切时反方向摆动电切镜，可使切面更光滑、符合局部解剖特征，但要注意摆动幅度及切割深度。③延伸切割法：即在上述两种手法基础上，适度回拖镜鞘以切除更长组织，操作时注意心中有数，不能超过精阜界面。④推切法：即电切环向前推出切除组织，此法使用较少，初学者不宜使用后两种切法。

（5）创面检查及冲洗出切除组织：用 Ellik 冲洗器反复将前列腺组织块冲出，检查膀胱颈及前列腺窝有无出血，可放慢冲洗液流速便于观察出血点，对于动脉性出血，要彻底凝住。再次检查腺窝及尖部创面是否平滑，如有明显突出或悬垂组织应修平，彻底冲出组织块以免术后堵塞尿管。

（6）留置造瘘管及尿管：耻骨上可留置 14 或 16 Fr 的尿管接冲洗液，尿道留置 20 或 22 Fr 的尿管接引流袋，依据切除组织的多少，气囊注水 30 ~ 50 mL，在尿道外口处用一纱布系住尿管适度加压牵拉。如果未做耻骨上造瘘，尿道应留置 20 或 22 F 三腔尿管，以便冲洗膀胱。

六、术后处理

（1）术后持续冲洗膀胱，并密切观察冲洗液的颜色，一般冲洗 12 ~ 24 小时，颜色转清即可停止冲洗接引流袋，留置尿管 4 ~ 6 天后拔除。

（2）如果前列腺较大、手术时间长，术后应及时复查血常规、电解质，了解是否存在水吸收过多及贫血程度，必要时及时纠正。给予抗生素 2 ~ 3 天预防感染，止血药一般不作常规使用。

（3）术后保持大便通畅，有便秘习惯者，可服用润肠通便药物，以避免用力大便导致创面出血，拔除尿管后嘱患者适量多饮水。

七、手术并发症及防治

在开展 TURP 早期，手术并发症发生率较高，这与术者技术娴熟程度及病例的选择密切相关，随着这项技术的不断普及、熟练程度的提高，其发生率有明显下降的趋势，但是术者也应充分认识及重视，严重者可危及患者的生命。

（一）出血

出血是最常见的并发症之一，包括术中出血、术后早期出血及远期出血。减少术中出血要求术者按一定的顺序、分区域切除前列腺，一个区域切除并止血后再切另一区域，并且要控制手术时间。动脉性出血呈喷血状，要及时电凝住，有时会多点动脉性出血，手术视野不清楚，不要盲目止血，可提高冲洗液流速，用镜鞘压住创面出血点，缓慢退镜看清出血点并逐一凝住，切除凹凸不平、不规则的创面后，止血效果会更好。对于包膜损伤致静脉窦出血，电凝止血效果不佳，有时越凝越出血，应尽快结束手术，牵拉尿管压迫止血。膀胱颈部的出血点要止血彻底，尿管气囊不易压住，容易导致术后出血。术后早期出血一般指术后 72 小时内出血，早期出血与术中止血不彻底、切破静脉窦、术后气囊导尿管牵引不当、气囊滑入前列腺窝及残留组织块或血块阻塞尿管致膀胱过度充盈、创面继发性出血有关。预防措施包括术中彻底止血，冲洗干净膀胱内残留组织块及血块，术后注意观察膀胱冲洗情况，一旦尿管阻塞要及时疏通。迟发性出血一般指拔除尿管后出现严重血尿，主要与创面感染、脱痂、剧烈活动、便秘等因素有关。轻者可多饮水、减少活动、保持大便通畅，重者需重新留置尿管冲洗膀胱、控制感染。

（二）包膜穿孔

包膜穿孔容易发生在膀胱与前列腺包膜连接部，轻度包膜穿孔一般不会引起严重灌洗液外渗，而无须中止手术。如发生严重的交通性穿孔，因灌洗液大量进入膀胱周围间隙及后腹膜间隙、易导致大量冲洗液吸收。如及时发现，渗液不多，尽快结束手术，术后应用利尿剂，一般可自行恢复。如渗液较多，有严重的腹膜刺激征时，应行置管膀胱周围腹膜外引流。

（三）TUR 综合征

TUR 综合征是 TURP 较严重的并发症之一，指术中大量的冲洗液吸收入血致血液稀释、低钠血症，临床上出现烦躁不安、神志不清、呼吸困难、恶心呕吐、视觉障碍等表现，重者可危及生命。应尽早发现，尽快结束手术，特别对于高危患者要足够重视。治疗措施主要包括依据化验指标给予高渗盐水，出现脑水肿、肺水肿，及时给予利尿等综合治疗。避免 TUR 综合征的发生的根本措施就是尽量减少术中冲洗液的吸收，预防措施包括电切时注意辨认局部解剖结构，尽量避免切破包膜、静脉窦，冲洗时压力不宜过高、保持膀胱内低压，一旦切破包膜及静脉窦，要控制手术时间，应尽早结束手术。

（四）术后尿失禁

TURP 所致的术后尿失禁一般为暂时性、轻度尿失禁，经保守治疗及功能锻炼都能恢复，虽永久性尿失禁发生率低，但会严重影响患者生活质量，是较严重的并发症。多因解剖标志不熟或术中出血而视野不清、盲目电凝所导致，要求在切割尖部时，认清精阜及内括约肌的特征、位置，注意操作手法、避免过度切除。

（五）术后排尿不畅

术后排尿不畅多因局部感染水肿、尿道损伤狭窄、膀胱颈挛缩、前列腺尖部组织残留过多、膀胱收缩无力等因素所致，可通过药物治疗、尿道扩张，尿道内切开及再次 TURP 等措施而得到改善。

八、操作体会

（1）根据术者自身技术熟练程度选择合适的患者，对于并发症多、前列腺大的高危患者，给予高度重视，术中注意患者全身状态。

（2）术中认清输尿管口、膀胱颈，精阜等解剖标志，熟悉增生腺体组织及包膜的形态特征。沿前列腺外科包膜切除，避免切穿外科包膜，冲洗液压力勿过大，并随时注意膀胱压力。

（3）对于大前列腺，应按顺序、分层、分区段切除，动脉性出血及时凝住，在一个区域内止血之后再去切除别的区域。当前列腺全部切除后，应进行分区检查、彻底止血。

（4）接近包膜时应薄切，以免穿孔。一旦切破前列腺包膜及静脉窦，因出血很猛，直接在出血处电凝难以止血，有时出血更严重。在这种情况下，可在出血点的两侧电灼静脉窦。如果止血失败，应尽早结束手术，应用气囊尿管压迫止血。注意患者临床表现、监测血常规、电解质，早期发现水中毒。

（5）切前列腺尖区要看清精阜及尿道外括约肌位置，应小心慎重、勿切除过多。

（6）术毕时膀胱内残留组织块及血块冲洗清理干净，以免致术后尿管堵塞，术后注意观察膀胱冲洗液颜色及是否通畅。

泌尿系统先天性畸形疾病

第一节　单纯性肾囊肿

单纯性肾囊肿是最常见的肾脏良性疾病，发病率在肾脏囊性疾病中居首位。可分为孤立性及多发性。常见于50岁以上成人而罕见于儿童，发病率随年龄的增加而增加。患病者男性多于女性，男∶女比例为2∶1。绝大多数为非遗传性疾病，仅极少数为遗传病，可能系常染色体显性遗传。单纯性肾囊肿的发病机制尚不十分明确。囊肿可能是由肾小管憩室发展而来。随年龄增长，远曲小管和集合管憩室增加，所以单纯性肾囊肿的发生率亦随之增加。

一、病理

单纯性囊肿一般为单侧、单发，位于肾下极的皮质内，也有多发或多极性者，双侧发生很少见。囊肿一般孤立呈球形，囊壁很薄，内衬单层扁平上皮，外观呈淡蓝色，约95%含有清亮的琥珀色液体。偶可见囊壁钙化。约5%的囊肿含血性囊液，其中半数囊壁上可能有乳头状癌，应予重视。

单纯性肾囊肿好发于肾脏表面，但也可位于深部。当一囊肿位于深部时，其囊壁易与肾盂及肾盏的上皮内壁紧连，要将它们分开十分困难，但囊肿并不与肾盂相通。囊肿较大时可压迫邻近肾组织，使肾外形发生改变。镜检可发现囊壁有重度的纤维变性及玻璃变性，还可见到钙化区域，邻近肾组织也受压发生纤维变性。

二、临床表现

多数囊肿无明显症状，为偶然发现。由于B超及CT的广泛应用，年度健康体检的逐渐普及，单纯性肾囊肿的发现率明显增加。其往往是因其他原因而做检查或在体检时被发现。囊肿可引起胃肠道迷走神经症状。囊肿内突然出血可引起急性腰痛。患者亦可出现血尿。囊肿位于肾下极并紧贴输尿管时，可加重肾盂积水，而尿液对肾盂的压迫可引起背痛。这种梗阻还可以使肾脏发生感染。自发性感染在单纯性肾囊肿中罕见，而一旦发生就难以同肾癌鉴别。感染后可有腰痛和发热。当囊肿较大时可引起腰背部疼痛，但较少见。个别情况因囊肿压迫邻近血管，造成局部缺血和肾素增加而出现高血压。偶尔还可伴发红细胞增多症。本病不会导致肾功能减退。如伴有血尿和高血压，应全面检查是否伴有肾腺癌，少数情况下良性囊肿的囊壁可发生腺癌。

三、诊断

腹平片表现为肾脏轮廓变形或肾轴改变。IVU表现为界限清楚的无功能的球形肿物，有薄的外壁。肿物可使得一个或多个肾盏和漏斗移位、梗阻或闭塞。正常肾实质伸展到囊壁上形成鸟嘴征，是良性肾囊肿的表现。当囊肿占据了肾下极，输尿管上段可向脊柱移位。

B超对诊断有极大帮助，应作为首选检查方法。B超鉴别囊性和实质性占位病变的准确率可达98%以上。典型的超声表现为内部无回声的空腔，囊壁光滑而边界清楚，回声增强。当这三个标准都存在时，超声诊断良性肾囊肿的准确率为 95%。继发感染时囊壁增厚，病变区内有细回声。囊内有血性液体时，回声增强。当囊壁显示不规则回声或有局限性回声增强时，应警惕恶性病变。

CT 对 B 超检查不能确定者有价值。典型表现为边界锐利的球形肿物，壁薄而光滑，均质，边缘整齐，CT 值低（平扫 CT 值为 -10 ~ +20 左右），静脉注射造影剂后不增强。囊肿伴出血或感染时，呈现不均质性，CT 值增加。偶见肾实质肿瘤内血管较少，从而易与囊肿相混淆。少数情况下，囊肿壁也可发生肿瘤，因此有必要做更进一步的鉴别诊断检查。

MRI 主要用于对碘造影剂过敏或有肾功能不全的患者。同时，MRI 对明确囊液性质有意义，必要时可选择应用。单纯肾囊肿在 T_1 加权像上为低信号，在 T_2 加权像上为高信号。注射 Gd-DTPA 后不增强也是良性肾囊肿的重要特点。

放射性核素检查在鉴别囊肿和肿瘤上没有作用。但锝扫描若确定肿物是无血管的，则倾向于良性。

当上述检查对鉴别囊肿及肿瘤仍不明确时，可行 B 超或 CT 引导下穿刺。除观察囊液物理性状外，还应进行细胞学及生化检查。炎性囊肿的囊液色暗、混浊，脂肪及蛋白含量中度增加，淀粉酶和 LDH 显著增高，细胞学检查有炎性细胞，囊液培养可确定病原体。囊壁继发肿瘤时，囊液为血性或暗褐色，脂肪及其他成分明显增高，细胞学阳性，肿瘤标志物 CA-50 水平增高。

单纯性囊肿须与肾癌、多囊肾、肾积水等疾病进行鉴别。

肾癌呈占位性病变，但易发于深部，从而引起更明显的肾盏弯曲。肾癌常见血尿，而囊肿则极少发生血尿。当肾实质肿瘤压在腰大肌上面，在腹平片上就看不到肌肉的边缘，而囊肿则依旧可见。出现转移的证据、红细胞增多症、高钙血症及血沉加快都提示为肾癌。若肾静脉发生癌栓，IVU 可显示不清甚或不显影。但需注意的是，囊肿壁也有发生癌变的可能。肾癌和单纯性囊肿的超声及 CT 表现截然不同，易于鉴别。

多囊肾几乎均是双侧性的，弥漫的肾盏及肾盂发生扭曲为其影像学特点。单纯性肾囊肿则多为孤立性单发性。多囊肾往往伴有肾功能损害及高血压，而肾囊肿则多没有此表现。

肾积水的症状和体征可与单纯性肾囊肿的表现完全一致，急性或亚急性肾盂积水由于肾盂内压的增高常产生更为局限的疼痛，并因感染而易于使其表现复杂化。单纯性囊肿和肾积水的尿路造影表现截然不同：囊肿主要引起肾脏变形，而肾积水则表现为由于梗阻所致的肾盏和肾盂的扩张。

四、治疗

单纯性肾囊肿发展缓慢，对肾功能常无明显影响，治疗趋于保守。

如囊肿直径 < 4 cm，可定期随诊，观察其大小、形态及内部质地的变化。超声为首选方法。无肾实质或肾盂肾盏明显受压，无感染、恶变、高血压，或上述症状不明显时，即使囊肿较大，亦不主张手术，而采取定期随访。当继发感染时，由于抗生素可穿透囊壁进入囊腔，可先采用抗生素治疗和超声引导下穿刺引流，失败无效时再考虑开放手术。

如囊肿直径 > 4 cm，可于超声引导下，穿刺引流囊液。也可用 95% 乙醇作为硬化剂注入囊内，但有可能被吸收而影响肾实质，若发生外溢亦可引起不良反应。四环素具有硬化和预防感染双重作用，不良反应小。B 超引导下经皮穿刺抽吸囊液后注射硬化剂治疗，虽然仅有暂时性的疗效，复发率可达 30% ~ 78%，但对于高龄患者，仍可作为一种治疗的选择。

巨大囊肿（直径 > 8 cm，囊液超过 500 mL），可能需要手术治疗。有条件者可行腹腔镜下囊肿切除术。若证实囊壁癌变或同时伴发肾癌，则应尽快手术治疗。

随着腹腔镜在泌尿外科的普及，因单纯性肾囊肿而行开放性手术的患者日益减少。而腹腔镜肾囊肿去顶术公认对患者创伤小、疗效确实，术后患者恢复快，已成为治疗有手术指征的单纯性肾囊肿的"金标准"方法。

若怀疑囊肿有恶性可能，影像学检查不能确诊，应做 B 超引导下穿刺病理活检，甚或手术探查。

单纯性囊肿的治疗需综合考虑囊肿对肾脏和全身的影响，并视囊肿的发展变化而定。大多数囊肿预后较好。

第二节　多囊肾

多囊肾是一种遗传性疾病，其特点是双侧肾脏有多个囊肿致使肾脏体积增大而其功能性肾组织减少。一般分为常染色体显性遗传型多囊肾（ADPKD）和常染色体隐性遗传型多囊肾（ARPKD）。

多囊肾的病因是在胚胎发育过程中，肾小管和集合管间连接不良，使尿液排出受阻，形成肾小管潴留性囊肿。病变绝大多数为双侧，肾脏明显增大，布满大小不等的囊肿，囊内液为浅黄色。随着病程的进展，肾实质逐渐受压变薄，最终不能维持正常的肾功能。肾脏受累的特点是肾单位各部包括 Bowman 囊呈囊性扩张。囊肿沿上皮排列，所含囊液来自肾小球滤过液，受肾小管上皮细胞的作用变更。多囊肾的发生及囊肿进行性增大的机制尚不清楚。两种类型的肾脏囊肿在子宫亦有发现。

一、常染色体显性遗传型多囊肾

ADPKD 是最常见的遗传疾病之一，主要表现为多发双侧肾囊性病变。发病率约为 1/1 000，其外显率近乎 100%，这使得所有活到 80 岁以上的携带者均显示出本病的某些征象。5%～10% 终末期肾衰是由 ADPKD 导致。ADPKD 按基因定位不同分为 Ⅰ、Ⅱ、Ⅲ型。约 85% 的 APDKD 家族中，与疾病相关 ADPKD1 基因突变定位于 16p 上。它具有两个特异性标志：α 球蛋白复合体及磷酸甘油酸激酶的基因。其余的家族中大多数可发现在 4 号染色体（ADPKD2）上有基因缺陷，占所有 ADPKD 家系的 5%～10%。ADPKD3 基因型的患者所占比例更少。

1. 临床表现

ADPKD 起初常无症状，但可在童年时经超声检查而被发现。随着年龄的增长，囊肿的数目和大小均逐步增加。但多年内进展缓慢，一般在 30～40 岁出现症状，也有的直到尸检时才被发现。患者年轻时，肾脏的功能尚能维持机体需要，无明显症状和体征。囊肿随年龄增长可进行性增大，进一步压迫本已缺乏的肾实质，从而使患者逐渐出现肾衰竭。症状常与囊肿的影响有关，主要有腰痛或不适、血尿、腰部肿块及尿路感染。腰痛常由肾和囊肿增大、肾包膜张力增加或牵引肾蒂血管神经引起。20%～30% 的患者发生肾结石，常是腰痛的原因。血尿常呈发作性，可为镜下或肉眼血尿，主要原因是囊壁血管牵扯破裂所致，发作时腰痛常加重。女性患者易发生急性肾盂肾炎，肾实质和肾囊肿均可继发感染。肾功能不全可有尿毒症症状。往往并存慢性感染，并加重肾功能不全进展。临床表现除泌尿系统外，可有心血管及消化等系统的症状。疾病早期即可出现高血压，血压水平可直接影响预后。ADPKD 常合并多种脏器异常。约 33% 的患者肝脏也有囊肿，但不影响肝功能。25%～30% 的 ADPKD 患者由心脏超声检查可发现瓣膜异常，最常见的是二尖瓣脱垂及主动脉反流。虽然多数心脏受累的患者无症状，但心脏损害可逐渐进展，并严重到需要换瓣。伴瓣膜脱垂者可合并脑栓塞，亦可合并感染性心内膜炎。查体时可触及双侧腹部肿物，为肿大的肾脏。

2. 诊断

早期患者尿常规无异常，中、晚期可见不同程度的血尿，但红细胞管型不常见，部分患者可出现轻度蛋白尿。如伴结石和感染时，也可有脓尿出现。白细胞尿比较多见，不一定意味着尿路感染。由于囊肿破裂或结石移动也可有发作性的明显肉眼血尿。在病程早期即可出现肾浓缩功能受损表现，此表现的出现要早于肾小球滤过率降低。当囊肿数目增多，肾脏增大，肾浓缩功能受损更加明显。最大尿渗透压测量是肾功能受损的敏感指标，与肾功能不全程度一致。

腹平片显示肾影增大，外形不规则。若囊肿感染或有肾周围炎，肾影及腰大肌影不清晰。IVU 检查具有特征性，表现为有多个囊肿，及由此引起的肾脏肿大，外形不规则，并且因为囊肿压迫肾盏、漏斗和肾盂，呈蜘蛛状，肾盏扁平而宽，肾盏颈拉长变细，常呈弯曲状。B 超示双肾有为数众多的液性暗区。CT 显示双肾增大，外形呈分叶状，有多数充满液体的薄壁囊肿。由于囊肿取代功能性组织，故在肝、肾的超声检查和 CT 扫描中可显示典型的"虫蚀"状。因此在静脉尿路造影未显示典型改变之前，这些检查可作为该病早期诊断的手段。家族史可以协助诊断。应尽量避免尿路器械检查，以免继发感染。

需与该病相鉴别的是尚未造成足够肾实质损害导致尿毒症的单个或多发性囊肿。由于本病的自然史和100%的显性率，所以必须筛查家族成员。

3. 治疗

本病治疗应采用对症及支持疗法，主要是控制高血压和预防感染。早、中期多囊肾患者可采用囊肿去顶减压手术。对肾衰竭终末期患者可考虑长期透析，晚期多囊肾患者有条件的应做同种异体肾移植。

（1）对症及支持治疗：无症状患者可以如正常人饮食起居，不必过多地限制活动。肾明显肿大者，应注意防止腰、腹部外伤，以免发生肾囊肿破裂。高血压时，应限制钠盐摄入，选择降压药物治疗。血管紧张素转换酶抑制剂是首选的降压药物。高血压的控制情况在保护肾功能中能起决定性作用。当有血尿时，首先应减少活动或卧床休息，尽快明确血尿原因，并给予相应治疗。严重血尿不能控制时可采用肾动脉栓塞。发生肾实质或囊内感染，应采取积极的抗感染等措施。病原菌以大肠埃希菌、葡萄球菌为主，也有可能为厌氧菌感染。应用广谱抗生素如青霉素、头孢菌素类、喹诺酮类药物，感染严重时，可以联合用药。若确定为囊内感染，施行 B 超引导下穿刺引流及囊液细菌学检查，确定病原菌，有利于抗生素的选用。多囊肾合并梗阻性结石难以单独处理结石，由于囊肿的压迫、囊肿的数目多，肾盏扩张程度和肾内的通道不如所希望的那样通畅，碎石或内镜取石都有技术上的困难。任何器械操作都可能引起囊肿感染，结石是反复感染的主要原因，使感染不易控制。因此，患者不能自行排出结石则应考虑手术治疗。

（2）囊肿减压术：囊肿减压术曾被较广泛采用，但对这种手术能否改善肾功能和延长生命，一直有争论。囊肿减压术保护了余下的正常肾单位免遭挤压和进一步损害，使肾缺血状况有所改善，部分肾单位的功能得到恢复，延缓了疾病的发展。它对表浅而较大的囊肿，尤其伴有顽固性疼痛、进展性高血压或进展性肾功能不全者，疗效不错。其优点为对早、中期患者有降低血压、减轻疼痛、改善肾功能、提高生命质量、延缓进入肾衰竭终末期等作用。手术效果取决于病例的选择，对无意中发现的无症状者一般不作手术治疗，应定期检查和随访。如病情进展加快、症状明显、肾功能下降、血压持续性增高，应及早施行手术。手术时用冰盐水局部冲洗降温以减轻灼热对肾脏的损害。囊肿减压时大囊肿必须减压，小囊肿和深层囊肿也不摒弃。晚期患者减压治疗已无意义，手术可加重肾功能损害。两侧手术间隔时间以 3 ~ 6 个月为宜。多囊肝不宜同时处理。近年亦有采用腹腔镜囊肿减压术治疗多囊肾者，由于多囊肾布满大小不等、数目甚多的囊肿和微创手术范围的限制，不能彻底减压所有囊肿，故不宜常规采用，仅适合处理多囊肾大或较大的囊肿，以改善部分肾功能和症状。

（3）透析与移植：患者如进入肾衰竭终末期，应按尿毒症相应的治疗原则处理，透析治疗是必需的。本病的血液透析存活率以及肾移植后患者和肾的存活率都与非 ADPKD 非糖尿病患者相同。由于肾和肝大，不宜腹膜透析，而应采用血液透析。多囊肾囊壁能产生多量红细胞生成素，患者一般没有贫血，因此血透能维持较长时间，疗效较佳。患者的红细胞压积和血黏度相对较高，易形成血栓，故应采取相应措施避免瘘管堵塞。晚期多囊肾患者适宜时可做同种异体肾移植术。若供肾来自亲属，必须确定供者不是风险患者，最好应用基因诊断技术确定。多囊肾患者同时伴发的疾病如脑动脉瘤、结肠憩室、胰腺囊肿或瘤等，增加了术后处理的困难，影响移植效果。患肾是否切除至今仍有分歧。大多数学者认为以下情况应考虑肾移植前切除患肾：①严重的出血或感染。②伴重度高血压。③伴发肾肿瘤。④压迫下腔静脉。⑤难以控制的疼痛。

（4）预后：有无症状及发病年龄对患者的预后有较大关系。女性患者在病程早期并不妨碍妊娠及生育过程，但病程较晚则易并发高血压。约50%的具有 PKD1 基因突变的患者在 55 ~ 60 岁发展到尿毒症。而非 PKD1 基因突变的要到 70 岁才发生。少数 ADPKD 患者在少儿时就出现临床表现，但其父母可能为成年后方才发病的患者。预示该病进展较快的因素包括年幼时即诊断、男性、肾脏体积较大、高血压、肝囊肿（女性患者）、肉眼血尿及尿路感染（男性）。如未进行透析或肾移植，患者常死于尿毒症或高血压并发症，约10%的患者死于动脉瘤破裂引起的颅内出血。多囊肾属遗传病，患者的子女出生时携带致病基因的可能性为50%，在青年期以后宜做各种非侵入性检查，包括家属调查及基因诊断，以及早发现风险患者。

二、常染色体隐性遗传型多囊肾

ARPKD 又称婴儿型多囊肾（IPKD），主要发生于婴幼儿，临床上少见，可同时见于兄弟姐妹中而父母则无表现。多数患儿在生后不久死亡，极少数较轻类型的患者可存活至儿童期或成年。

1. 分型

ARPKD 是常染色体隐性遗传性疾病，其致病基因位于 6 号染色体。Blyth 和 Ochenden 将 ARPKD 分为围生期型、新生儿型、婴儿型及少年型四种类型。常伴发门静脉周围纤维增殖性病变，随着年龄的增长而加重。发病年龄越小肾损害越重，而肝损害则相对越轻。症状出现越晚，发展相应越慢。

（1）围生期型：围生期时已有严重的肾囊性病变，90% 集合管受累，并有少量门静脉周围纤维增殖。死亡于围生期。

（2）新生儿型：出生后 1 个月出现症状，肾囊肿病变累及 60% 集合小管，伴轻度门静脉周围纤维增殖。几个月后由于肾衰竭而死亡。

（3）婴儿型：出生后 3～6 个月出现症状，肾囊性病变累及 25% 肾小管，表现为双肾肿大，肝脾大伴中度门静脉周围纤维增殖。于儿童期因肾衰竭死亡。

（4）少年型：肾损害相对轻微，仅有 10% 以下的肾小管发生囊性变，肝门静脉区严重纤维性变。一般于 20 岁左右因肝脏并发症、门静脉高压死亡，偶见肾衰竭。

2. 临床表现

因发病时期及类型而不完全相同。主要病变在肝和肾，表现为不同程度的肾集合管扩张、肝纤维化和胆管扩张。起病极早者，出生时即肝、肾明显肿大，腹部膨胀。肾体积相对巨大，质硬，表面光滑。在新生儿期常因巨大的肝、肾妨碍横膈活动造成呼吸困难而死亡。有时也伴有肺发育不全。肾衰竭也是此阶段死亡的原因。患儿往往死于肾和呼吸联合衰竭。婴儿期除患肾程度进展外，常有贫血、肾性胃萎缩和高血压，生长发育不良。6 月龄前确诊者，大多数死亡，预后极不佳。存活到学龄儿童，则肝损害明显，门静脉周围纤维化程度增加，可发生门脉高压症、肝功能不全和食管、胃底静脉曲张明显。继发于门静脉高压的脾肿大和脾功能亢进表现为白细胞、血小板减少和贫血。有时伴有肝内主要胆管扩张（Caroli 征）。

3. 诊断

通过病史、体检及影像学检查，一般均能做出诊断，其中当怀疑 ARPKD 时，应仔细询问三代家族史，应符合常染色体隐性遗传的特点。

B 超显示围生期型子宫内羊水过少，对胎儿和新生儿显像可见增大的肾脏，呈均质的高回声，尤其与肝回声比较更明显。正常新生儿肾、肝内回声相同。随患病时间延长，肾功能损害加重，ARPDK 肾脏会缩小，而不是增大。IVU 表现为肾影延迟显像，而肾盏、肾盂、输尿管不显影。

应与双肾积水、多囊性肾发育异常、先天性肝纤维增殖和肾母细胞瘤鉴别。双肾积水在儿童常因肾、输尿管、膀胱或尿道畸形为多见。多囊性肾发育异常不伴有肝病变；先天性肝纤维增殖症无肾病变；而肾母细胞瘤大多为单侧，双侧仅占 5%～10%，肾功能存在，B 超表现为不均质肿块，髓质为低回声。为进一步明确诊断可 CT 证实。

4. 治疗

本病至今无特殊治疗方法，预后极为不良。出现高血压及水肿时应限制钠盐摄入，应用降压药、襻利尿剂等。门静脉高压症引起上消化道出血常危及生命。由于患儿常有肾功能不全和感染，不宜施行引流术。由于肾、肝同时损害，血液透析和肾移植往往亦不能达到预期的治疗效果。

第三节 肾髓质囊肿性疾病

发生于肾髓质的囊肿性疾病有两种：髓质海绵肾（medullary sponge kidney，MSK）和青少年肾单位肾痨－髓质囊肿病，它们的发病机制和临床表现差别很大。前者由先天性发育异常引起，多在 40～50

岁发病，预后良好，很少发生肾功能不全；后者为遗传性疾病，呈慢性进行性肾功能不全，有不少到青少年即出现尿毒症。

一、髓质海绵肾

髓质海绵肾（medullary sponge kidney，MSK）Beitzke 于 1908 年首先发现。1939 年意大利人 Lenarduzzi 在慢性尿路感染患者的静脉肾盂造影片上发现有分布与锥体一致的肾内小管扩张异常。1949 年 Cacchi 和 Ricci 报道了一组类似病例，其中 1 例做了肾切除，根据其在肾剖面锥体呈多孔状或海绵状，解剖病理学及组织学上肾锥体内集合管呈梭形或囊状扩张改变，正式将其命名为髓质海绵肾。髓质海绵肾是以肾锥体部的集合管和乳头管先天性扩张为特征，是一种先天发育性肾髓质囊性病变。

（一）流行病学与病因

相当一部分髓质海绵肾患者没有临床症状，所以其确切的发病率无法统计，文献报道静脉。肾盂造影（IVP）检查患者中，发病率为 0.5% ~ 3.5%。国外 Bemstein 和 Gardner 在统计了大量文献后认为髓质海绵肾的人群发病率在 1/5 000 到 1/20 000 之间。髓质海绵肾无明显性别差异，因为女性结石与感染机会较高，所以女性发现率高于男性，在临床诊断髓质海绵肾患者中女性与男性的比率为 1.5：1 ~ 2.5：1。

目前多数学者认为髓质海绵肾为先天性发育异常，其发病机制为输尿管胚芽上升及分支过程中，在输尿管形成时中断，引起集合管远端的增大、扩张。Stapleton 报告了几例家族性髓质海绵肾，表现为常染色体显性遗传，认为本病具有遗传性。髓质海绵肾还常与其他遗传性疾病同时发生，如先天性半侧肢体肥大、Ehlers-Danlos 综合征、Marfan 综合征、Caroli 病以及常染色体显性遗传性多囊肾病等，也提示本病与遗传因素有关。

（二）组织病理学

髓质海绵肾可涉及一侧或双侧肾脏，以双侧多见，约占 70%，单侧或局灶性占 30%。每个肾脏有一至数个肾乳头受累，局限于单肾单锥体者非常少见。肾脏大小多正常，合并有囊肿时，外形可增大，边缘光滑。标本切面可见病变局限于肾乳头，肾锥体内囊肿呈多孔状或海绵状，肾集合管呈柱状、囊状扩张。病理上扩张的集合管主要位于肾髓质锥体顶部靠近肾小盏周围，形成的囊大小、形态不一，多在 0.1 ~ 0.8 cm，小的仅见于镜下，最大直径可达 1.0 cm，囊壁衬有扁平、柱状或立方形上皮细胞，可与集合管或肾盂相通。囊内含有黄褐色黏稠液体、脱落细胞以及含钙物质。由于集合管扩张、迂曲，尿道引流不畅，该处尿中成石物质浓度显著增高，集合管内可形成海绵肾结石，约占髓质海绵肾的 40% ~ 90%。结石多呈砂粒状，大小不一，形态多样，结石成分主要是单纯磷酸钙（70%）、草酸钙和磷酸钙混合物（30%）。晚期囊腔可增大，肾锥体也显著增大。并发感染时，肾间质内有程度不一的炎症细胞浸润，肾盏可扭曲、狭窄或梗阻。另外，研究还显示海绵肾结石患者可有尿量减少、高草酸盐尿、尿枸橼酸盐减少及平均 24 小时尿中钙、枸橼酸、尿酸、镁的排泄减少等现象。

（三）临床表现

很多髓质海绵肾患者病变局限，轻微或无并发症可无任何自觉症状，髓质海绵肾患者发病年龄可以从 3 周到 70 岁，但是大多数患者出现临床症状在 20 岁以后。主要临床症状包括肾绞痛（50% ~ 60%）；反复发作肾盂肾炎或尿路感染，发生率为 20% ~ 30%，女性高于男性；血尿，可为肉眼或镜下血尿，发生率为 10% ~ 18%；结石形成，多数（40% ~ 90%）患者伴发单侧或双侧多发细小肾结石，女性高于男性，结石若排入输尿管，则可出现急性肾绞痛；有 1/3 到 1/2 的患者可以出现高钙血症，并且有少数患者被发现血液中甲状旁腺激素水平增高；肾功能损害，虽然部分髓质海绵肾患者会出现尿酸化功能不良、部分肾小管性酸中毒以及尿浓缩功能障碍，但只有少数患者因泌尿系感染恶化而出现肾衰竭；高血压，出现肾盂肾炎的患者可以发生高血压，但临床上比较罕见。

（四）诊断与鉴别诊断

1. 诊断

髓质海绵肾的诊断主要依赖于影像学的检查。

（1）超声检查：超声检查经济、简便、无痛、无创，具有一定特征性，可作为普查或长期随访的检查手段。典型超声声像图表现为肾脏大小正常或稍增大，一般无肾盂肾盏积水，肾锥体回声增强，内呈放射状分布、大小不等的无回声区和强回声光点或光团，无回声区为囊状扩张的集合管，强回声光点或光团为多发的钙化及小结石，结石的声影较淡，类似彗星尾，呈扇形或花瓣样分布，后方伴声影，其排列形式具有很强的特征性（见图5-1）。当结石穿透囊壁或由扩大的乳头管进入肾盂时，可在肾盂内见到强回声光点。

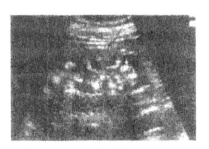

图 5-1　髓质海绵肾 B 超图像

超声声像图锥体部见呈密丛状排列的强光点回声，后方伴声影

（2）腹部平片：髓质海绵肾无结石形成，腹部平片则无阳性发现。当有结石形成时，则出现典型的 X 线表现：肾的轮廓大小可正常或稍扩大，圆形、类圆形或不规则形的结石细小，直径多为 2 ~ 5 mm，呈簇状、放射状或粟粒状分布在肾髓质区，如"绽开的礼花样"（见图5-2）。有时个别结石可破入肾盂肾盏内。

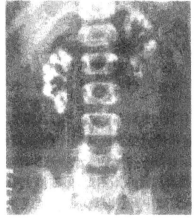

图 5-2　髓质海绵肾腹部平片

两肾区大小不等的结石影呈簇状扇形分布

（3）静脉肾盂造影：静脉肾盂造影具有特征性，常可明确诊断，是诊断髓质海绵肾的首选方法，表现为充盈造影剂的肾小管呈粗条状放射状排列于杯口外侧，锥体内扩张囊腔呈葡萄串状或蒲扇状，边缘清晰，结石位于其内，囊腔之间可以相通，也可不相通；充盈的肾小盏增宽，杯口扩大，其外侧常可见充盈造影剂的小囊环绕，呈花朵样，结石聚集于其中。扩张的集合管显影比肾盏早，而解压后当肾盂肾盏内造影剂已排空时，扩张的集合管内还可显影一段时间（见图5-3）。

（4）CT：平扫可见一个或多个肾锥体内多发小结石，散在或簇集成团，呈花瓣样、扇形分布。增强扫描后可见扩张的集合管内造影剂聚集，造成结石影覆盖或结石影增大的假象，扩张的集合管呈条纹状、刷子状或小束状扩张改变（见图5-4）。另一特征为集合管内的造影剂排空延迟，其原因是输尿管梗阻，集合管扩张，使造影剂潴留。国内外均有学者发现：CT 能早期发现肾髓质锥体内细小的斑点状结石，并能发现静脉肾盂造影无法显示的肾锥体内扩张的肾集合小管，故认为 CT 有助于髓质海绵肾的早期诊断和并发症的检出。

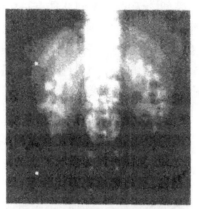

图 5-3　髓质海绵肾静脉肾盂造影

扩张的囊腔呈葡萄状分布，内有结石

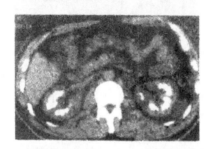

图 5-4　髓质海绵肾 CT 平扫

肾锥体内多发结石影，呈扇形分布

（5）MRI：MRI 检查肾内结石在 T_1WI 或 T_2WI 为无信号的病变，若有积水存在，则在 MRU 上出现水的高信号。MRI 对钙化、结石不敏感，其费用昂贵，一般不作为常规检查。

2. 鉴别诊断

依据典型的影像学表现，诊断髓质海绵肾并不困难，但临床上需要与以下疾病相鉴别。

（1）肾钙质沉着：见于原发性肾小管酸中毒、甲状旁腺功能亢进、维生素 D 过多症、慢性肾小球肾炎等，表现为肾集合管及其周围弥漫性钙盐沉积，钙化可累及肾皮质。

（2）肾结核：一般为单侧性，坏死空洞和钙化不只局限于肾乳头，范围广且其边缘不规则，多为一侧肾盏局限性虫蚀样破坏，有肾盏颈部狭窄和不规则点状、壳状钙化等其他结核征象。患者多有血尿或脓尿以及结核病史，结合病史及实验室检查不难与之鉴别。

（3）多发肾结石：双侧发病者常有反复发作的结石病史，多发性结石常伴有尿路梗阻及肾盂肾盏积水，结石直径也较大，并且分布没有规律性。静脉肾盂造影检查可以与之鉴别。

（4）肾坏死性乳头炎：是由于肾内髓质区缺血或严重感染导致的肾实质损害性改变，常限于肾乳头区，常累及双肾，亦可单侧发病。临床上可出现全身症状如发热、寒战和泌尿系统感染症状，双侧发病可导致肾衰竭。静脉肾盂造影检查，若乳头未完全脱落，造影剂进入乳头周围，则可见肾盏呈杵状变形。若乳头完全脱落，造影剂进入空洞内，但一般每个锥体只有 1 ~ 2 个无效腔，且边缘不光整，而髓质海绵肾可在同一锥体内有多个扩大的集合管和囊肿。

（5）钙乳性肾囊肿：其囊肿为紧贴肾窦的小囊肿，分布无规律，囊有结石或钙质沉积，后方伴声影，如结石过小可无声影，但会随体位改变而移动，而海绵肾的结石位于髓质乳头部，不会随体位改变而移动。

（五）治疗和预后

髓质海绵肾主要针对并发症进行治疗，无特殊临床症状和并发症时不需特殊治疗，可定期随访，若出现并发症时按不同情况予以处理。当出现泌尿系统感染时应给予有效抗生素治疗，髓质海绵肾患者中特别是合并结石的患者常可发生泌尿系统感染，革兰氏阳性葡萄球菌是主要致病菌，应对患者做尿细菌培养＋药敏，根据结果选用有效抗生素治疗，并要对其做长期随访检查。若患者出现结石，应嘱患者多饮水，成人每天至少饮水 2 000 mL，控制高钙饮食以减少钙盐沉积。合并高尿钙症的患者应长期服用噻嗪类利尿剂，有结石形成的患者即使没有出现高尿钙症，也可以服用噻嗪类利尿剂，国外有研究证实噻嗪类利尿剂可以有效降低尿钙、抑制结石形成和增长。如果噻嗪类利尿剂无效或者有服用禁忌，可以口服磷酸盐类药物。因本病多为双侧受累，对于结石的手术治疗应慎重，对肾内结石体积较大或者反复出现临床症状的患者，可以采用体外冲击波碎石术或者经皮肾镜取石术治疗，开放手术并不是必需的。对单侧病变已引起该侧肾功能严重损害的，在全面仔细检查证实病变确实单侧性，而对侧肾功能正常时，可行患肾切除。当结石进入肾盂肾盏及输尿管内造成尿路梗阻时，要及时发现，早做处理。特别是较大的输尿管结石对肾功能损害较大，要高度重视，尽早行体外冲击波碎石术、经输尿管镜碎石术或输尿管切开取石术。

1976 年 Kuiper 统计有 10% 的髓质海绵肾患者因为出现结石、败血症和肾衰竭而发生不良预后，而近年来由于有效抗菌药物不断出现，结石治疗手段的更新以及完善的预防措施，髓质海绵肾患者不良预后的发生率已经明显降低。

二、青少年肾单位肾痨－髓质囊肿病

青少年肾单位肾痨－髓质囊肿病是一组囊性肾病，以肾髓质囊肿形成及隐匿性慢性肾功能不全为特征，临床少见。将这两个病联在一起，主要是因为从病理上不能区分。它们都是遗传性疾病，故有作者统称之为遗传性小管间质肾炎。

（一）流行病学与病因

该病为一种罕见病，全世界仅报道 300 余例，国内仅十余例。依据遗传方式的不同，分为常染色体显性遗传和常染色体隐性遗传，其中表现为常染色体显性遗传者称为肾单位肾痨（NPH），儿童期常见；表现为常染色体隐性遗传者称为肾髓质囊性病（MCKD），多见于成人，包括 MCKD1（1q21）和 MCKD2（16p13）两型，出现终末期肾病的年龄分别为 62 和 32 岁。自 1951 年 Fanconi 首次报道 NPH 以来，陆续报道的 NPH 病例显示了临床表型的异质性，根据出现终末期肾病的年龄不同，主要有三种临床表型，即少年型、新生儿型和青年型。少年型最为常见，出现终末期肾病的平均年龄是 13 岁。新生儿型出现终末期肾病的年龄在 5 岁以下，通常不到 2 岁。青年型出现终末期肾病的平均年龄为 19 岁。

迄今已发现 5 个不同的 NPH 基因，包括：NPHP1（2q13）、NPHP2（9q22）、NPHP3（3q22）、NPHP4（1p36）和 NPHP5（3q21），编码蛋白分别为：nephrocystin、inverstn、nephrocystin-3、nephrocystin-4 和 nephrocystin-5。NPHP1、NPHP3、NPHP4 基因突变见于伴或不伴肾外并发症的少年型和青年型 NPH，其中 30% ~ 60% 由 NPHP1 基因突变所致，而 NPHP3 和 NPHP4 突变仅占很小的比例。新生儿型 NPH 的致病基因为 NPHP2。NPHP5 基因突变仅见于合并视网膜病变的肾单位肾痨患者。

（二）组织病理学

本病早期肾组织病变轻微，肾小球仅表现为球周纤维化，或无变化。疾病早期，肾脏中等度缩小，表面呈不规则细颗粒状，切面见皮、髓质均变薄，皮髓质界限不清，该处有数目不等（5 ~ 50 个）、细小至 2 cm 直径的圆形薄壁囊肿，内含尿液样液体；晚期类似的囊肿亦可在深部髓质和乳头部见到；大多数皮质亦有细小囊肿（其中 1/4 肉眼看不见）。肾脏活组织检查病理特点为以肾小管和肾间质病变为主，表现为三联征，即肾小管基膜完整性被破坏，表现为不规则增厚或变薄；小管萎缩和囊性变；肾脏间质细胞浸润和纤维化。显微镜下见到的髓质囊肿为重要特征，定位于远曲小管和髓质集合管（见图 5-5），肾小球有广泛的非特异性玻璃样变，伴基膜增厚以及上皮细胞足突融合，并有肾小球周围纤维化（见图 5-6）、肾小管萎缩和程度不等的斑片状间质纤维（见图 5-7），以及炎细胞浸润（见图 5-8），小管基膜增厚、分层、皱缩（见图 5-9）。此外还有非特异的肾小管间质变化，肾小球周围及间质纤维化，肾小球硬化和玻璃样变。免疫荧光阴性。组织学变化与其他原因导致的肾衰表现类似。

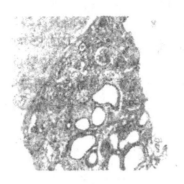

图 5-5　青少年肾单位肾痨－髓质囊肿

（PAS 染色，20×）

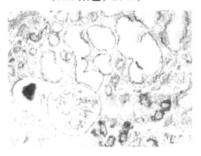

图 5-6　肾小球球周纤维化

（HE 染色，20×）

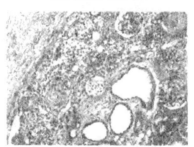

图 5-7　肾小管萎缩和扩张

（PASM 染色，40×）

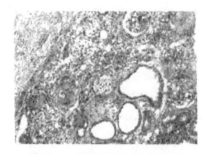

图 5-8　肾间质单核细胞浸润

（HE 染色，40×）

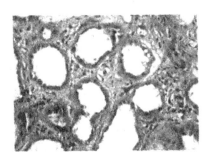

图 5-9 肾小管基膜增厚

（三）临床表现

该病属于囊性肾脏病范畴，但与其他类型的囊性肾脏病不同。依遗传方式、起病年龄及临床表现分为二型，即成人型和儿童型。成人型多发病于成人，为常染色体显性遗传，主要表现为肾脏病变，肾外表现较少。儿童型又称少年性肾单位肾痨，为常染色体隐性遗传，少数患者散发，由于无明显的水肿和高血压，往往延误诊断和治疗，是儿童终末期肾衰竭的主要原因之一，占 10% ~ 25%。该型发病年龄早，首发症状常为多尿，通常在 6 岁时开始出现，伴烦渴、遗尿、生长发育迟缓，本病由于肾髓质和肾小管受累，肾浓缩功能及对钠的重吸收功能降低，出现低比重尿，尿中失盐、失钾可致低钠、低氯及低钾血症；由于肾脏分泌促红细胞生成素减少，可导致贫血，并且表现较患其他肾病的儿童严重；肾脏 1，25-羟骨化醇产生减少，使肠道对钙的吸收减少，血钙降低，继而出现继发性甲状旁腺功能亢进，晚期出现肾小球功能减低引起氮质血症。部分患儿有肾外表现，包括并发眼、脑、骨骼或肝脏的异常，其中以色素性视网膜炎较常见，可致失明。

三种少年性肾单位肾痨的临床表型，即少年型、新生儿型和青年型，其临床表现也各具自身特点。无高血压和蛋白尿的表现是少年型 NPH 的显著特点，新生儿型可有高血压、呼吸衰竭和羊水减少等表现，无蛋白尿和血尿是青年型 NPH 的临床特点。Omran 等对一个 340 人的家系研究发现，大部分青年型患者以贫血就诊。10% ~ 15% 的少年型和青年型患者合并肾外表现，最常见的为视网膜营养不良，病情可轻可重，重者早期出现 Leber 黑蒙，轻者表现为轻度视力损害和视网膜色素变性（RP）。合并视网膜病变的肾单位肾痨被称为 Senior-Ioken 综合征（SLSN）。个别患者也出现其他肾外表现，特别是眼运动不能（Cogan 综合征）、肝纤维化、智力发育迟滞等。

（四）诊断与鉴别诊断

1. 诊断

由于该病通常起病隐匿，且症状缺乏特异性，早期诊断相对困难，国外有文献对此进行了一些探讨。从临床症状上看，有作者报道此类疾病早期贫血较重，与肾功能不全的程度不符。也有作者报道夜间规律饮水现象可能为早期诊断提供线索。家族史也可为早期诊断提供很好的线索。对于慢性肾衰竭患儿，应重视对家族史的询问，必要时对家族成员进行尿沉渣检查。对于临床疑似，且有家族史的病例，首先需通过绘制家系图确定该病的遗传方式。若遗传特点为代代发病，男女发病比率相等，则考虑常染色体显性遗传；若家系中同代多人发病，男女均有发病，则考虑常染色体隐性遗传，有 NPH 的可能。在实验室检查方面，有作者探讨了影像学技术的早期诊断价值，肾脏 B 超被认为是肾髓质囊性病的一线检查手段，典型特点为肾脏大小正常或稍小，肾实质回声增强，皮髓边界不清，可见多个囊肿。皮髓边界囊肿具有一定的诊断价值。然而，通过对疑似患者的随访发现，囊肿多在疾病晚期出现，早期超声检查通常见不到囊肿。为此 Wise 等探讨了 MRI 的可行性，传统的 MRI 方法不适于肾脏微小病变的检测。但近年来新技术的应用拓展了 MRI 应用的空间，减少了呼吸造成的假象，增加了分辨率。有学者认为，当超声检查得不到确切结论时，MRI 可作为二线检查手段，有可能在疾病的较早期发现囊肿。从肾脏病理上看，若肾小球病变轻微，肾小管病变严重，具备肾小管病变"三联征"者应高度考虑此病。

尽管国外的文献报道 NPH1 是引起儿童期慢性肾衰竭最常见的遗传性肾脏疾病，且该病的早期诊断对患儿的管理、对其家族成员病情的早期发现和监测，以及进一步遗传咨询会有很大帮助，但目前国内对该病尚缺乏足够重视，教科书上也未强调该病的重要性，文献报道的病例并不是很多，部分病例报道缺乏病理诊断依据。因此，首先要重视该病，对有家族史的慢性肾功能不全患儿，首先应考虑到此病的可能性。

随着基因诊断技术的成熟，国外有作者推荐如下方案，首先通过系谱分析确定疾病的遗传方式，对于临床可疑患儿（表现为多尿、多饮，夜间饮水，继发性遗尿，生长迟缓，贫血，血肌酐水平增高），首先进行肾脏超声检查。如果肾脏超声表现为大小正常，回声增强，皮髓边界不清及囊肿，拟诊为 NPH 时，应行分子遗传学诊断。如果分子遗传学不能确诊，应行肾脏病理学检查。

随着 NPH 致病基因的发现，对 NPH 的基因诊断已成为可能。目前国外对 NPHP1 的基因突变分析工作开展得较为深入，对其他类型的 NPH 的基因突变分析工作也在进行中。NPHP1 基因长 83 kb，具有 20 个外显子，其 mRNA 长 415 kb。研究发现，80% 的少年型 NPH 患儿存在大片段 NPHP1 基因纯合缺失，一些患儿存在杂合缺失合并点突变。

有作者推荐如下基因诊断方案，首先检测是否存在 NPFP1 基因大片段纯合缺失。若存在大片段纯合缺失，可确诊。若不存在，可通过原位杂交检测有无杂合缺失，通过 DNA 测序检测有无点突变。若存在，可确诊。若阴性，而临床病理符合 NPH，则考虑其他类型 NPH。

国内尚未开展此病的基因诊断，但对于临床疑似病例，可首先通过临床表现、影像和病理特点判断是否为 TPH-MCKD。有条件时最好进行基因诊断。其中尤其需重视绘制系谱图进行家系分析和肾活组织检查。

2. 鉴别诊断

该病需与以下疾病鉴别诊断。

（1）常染色体显性遗传性多囊肾病：肾脏增大，皮质、髓质均有囊肿，并常有肝囊肿、颅内动脉瘤等肾外表现。

（2）髓质海绵肾：一侧或双侧肾内单个或多个锥体内集合管的囊性扩张。罕有引起肾衰竭者，反复血尿伴尿路感染，时有肾绞痛和小结石排出，可有轻度肾浓缩功能减退及高尿钙症。

（3）肾小管酸中毒：虽有类似水电解质紊乱及多饮、多尿，可有肾结石、骨软化、生长发育障碍、酸中毒，但尿呈碱性（或中性），无氮质血症，尿比重在 1.20 以上。

（4）尿崩症：以烦渴、多饮、多尿、低比重尿为特点，常无其他症状。

（5）原发性甲状旁腺功能亢进症：常见于单一甲状旁腺腺瘤引起，主要特征为高血钙症、肾结石、肾钙化症状（如肾绞痛、血尿及进行性肾功能减退）、骨质脱钙表现（如骨质疏松、骨痛）。

（五）治疗和预后

本病无特殊治疗，一般可针对水盐失衡和贫血，采用对症支持治疗。针对慢性肾衰竭，行血液透析和肾移植有一定价值。本病预后差，肾衰竭的紧张速度与遗传方式和性别无关，从诊断到透析的平均时间为 3 ~ 4 年。

第四节　肾发育不全

一、概述

肾发育不全（hypoplasia of the kidney）是指肾体积小于正常 50% 以上，但肾单位的发育及分化是正常的，输尿管也正常。本病的发病率约为 1/800，多为单侧发病。其病因可能是胚胎期血液供应障碍或肾胚基发育不足，只有一部分发展为正常功能的肾单位，患肾位置较低或位于盆腔。肾脏呈幼稚形，可有胚胎性分叶，其集合系统缩小，输尿管及肾血管细小但无阻塞，泌尿功能差。对侧肾大多正常或有代偿性肥大。

二、诊断依据

1. 单侧肾发育不全

可无任何症状。常在对侧肾有病变或因高血压检查时才被发现。

2. 高血压

可有高血压且发展迅速，对降压药物反应不佳。血清肾素、血管紧张素可升高。

3. 腰痛

一半以上患者有持续性腰痛。

4. 双侧肾发育不全

多在早年死亡。如能存活，则有肾功能不全表现。

5. 排泄性尿路造影

可显示一侧肾影明显缩小，且紧靠中线，对侧肾影增大；或双肾影明显缩小。

6. 肾动脉造影

可显示肾动脉细小，肾内分支稀疏。

7. B超、CT

一侧或双侧肾脏明显缩小。

8. 同位素肾图

患肾血管段及分泌段呈低平曲线。

三、鉴别诊断

1. 肾血管性高血压

肾血管性高血压也呈持续性高血压。但上腹部或脐周围可闻及高频率收缩期增强的血管杂音。IVU显示肾脏仅略缩小，且集合系统正常。肾动脉造影可显示肾动脉狭窄及狭窄后扩张。

2. 慢性肾盂肾炎

慢性肾盂肾炎可表现为高血压和肾缩小，但患者有长期尿路感染史。尿常规检查可见白细胞及管型。CT及MRI检查可见肾体积缩小，表面凹凸不平，肾盂肾盏变形及扩张。

四、治疗方案

1. 单侧肾发育不全

单侧肾发育不全及节段性肾发育不良伴有高血压等并发症者，如对侧肾功能良好，可行患肾切除术。

2. 双侧肾发育不全

双侧肾发育不全者无手术指征，以治疗并发症为主。晚期可行肾移植术。

五、评述

本病多无症状，常于体检时偶然发现。IVU延迟摄片及CT检查是可靠的诊断方法。无症状者无须处理。单侧肾发育不全伴高血压时可行患肾切除，双侧肾发育不全以治疗并发症为主，保护肾功能。

第五节　蹄铁形肾

一、概述

蹄铁肾是各种融合肾中最常见的一种。两侧肾脏下极或上极越过中线相互融合，形成铁蹄形异常称为蹄铁肾。绝大多数为下极融合，上极融合很罕见。两肾融合部位称为峡部，多为肾实质也有少数为纤维组织替代。肾融合后阻碍肾脏旋转和上升，因而常伴有肾转位不良和低位肾。肾盂位于腹侧，输尿管较短，跨过峡部下行进入膀胱，肾血管多有异常。

二、临床表现

1. 症状

（1）无症状：约 1/3 患者无症状，若有症状常为并发症引起的症状。

（2）压迫症状：蹄铁肾压迫神经丛、血管或输尿管而引起相应症状。

（3）消化道症状：胃肠道功能紊乱或伴有便秘。

（4）泌尿系症状：常见有肾盂积水、尿路感染、尿路结石等并发症所致的泌尿系症状。

2. 体征

（1）峡部体征：可于脐上下腹中线脊柱前触到横行肿物，肥胖或峡部细薄者难于触及。

（2）肾积水体征：严重肾积水可于患侧上中腹触到边界清楚光滑肿物。

三、诊断要点

症状体征如前，确诊主要依靠影像学检查。

1. 超声诊断

探测到腹主动脉前有扁平低回声肿块，并与两侧肾脏相连。对并发肾积水、结石均可探及相应回声。

2. IVU

典型者显示两肾旋转不良，肾位置下移，肾下极向内侧倾斜。并发肾积水可见肾盂肾盏扩张，严重者可不显影。

3. CT

在肾下极平面可显示两侧连接融合，因旋转不良肾门、肾盂均在前方。

四、治疗原则及方案

（1）无症状、无并发症者无须治疗。

（2）并发尿路感染或胃肠功能紊乱，采取相应的药物治疗。

（3）蹄铁肾并发肾积水或结石，可行峡部离断术，分离并固定肾脏，同时根据肾积水原因矫治输尿管梗阻或切开取石。

第六节 异位肾

异位肾可以是获得性的，如肾下垂，肾的血管及输尿管长度都是正常的。先天性异位肾是指肾上升过程的停顿，如盆腔肾则输尿管短，血供也不正常，常伴有旋转不全，肾盂朝前方。也常合并其他畸形，如尿道下裂、隐睾、阴道不发育、心血管畸形、胃肠道及骨畸形。肾盂造影可协助异位肾的诊断，如肾影受骨盆或膀胱遮掩不能分辨时，CT、MR 的肾扫描可明确辨认。

异位肾大多发育较差，输尿管短，伴有旋转不良，可有迷走血管，常有肾积水。当继发感染、结石或压迫邻近器官时可引起临床症状。常见的症状为腰痛、腹痛，患者因此就诊而发现异位肾。很多患者无明显临床症状，而因其他疾患进行检查时偶然发现。异位肾由于其位置的异常，常位于腹部或盆腔，易于其他科就诊时误认为肿瘤而予切除。因此，在腹部或盆腔肿瘤的鉴别诊断时，应注意此畸形。异位肾若无明显临床症状及并发症，则无须手术处理。如继发结石、积水等需手术时，应注意了解患侧输尿管及肾血管是否存在畸形，避免术中损伤。同时应明确对侧肾的形态和功能，以备术中必需切除患肾。

一、盆腔肾

有症状的可高达 40% ~ 50%，主要是尿路感染、腹部肿物或疼痛如胃肠道疾患。无症状的异位肾不需任何治疗，如有并发症则做相应的处理。

二、胸内肾

胸内肾罕见。本症多无症状，也不需治疗，常在体检或胸部 X 线检查时发现横膈上肿物，肾盂造影可确诊。

三、交叉异位肾

一侧肾由原侧跨过中线移位到对侧。而其输尿管仍位于原侧。尸检中约 2 000 人中有 1 例，略多见于男性。可以是单侧或双侧的。两个肾在同侧可以是融合的，也可以是分开的。可分为交叉融合异位肾、交叉未融合异位肾、孤立交叉异位肾、双侧交叉异位肾。患者多无症状，有的并发膀胱输尿管反流、肾盂输尿管连接部梗阻、感染及结石，肾盂造影可协助诊断。

第七节　肾盂输尿管连接部梗阻

一、概述

肾盂输尿管连接部梗阻（obstruction of pelviureteric junction）指因机械性或动力性因素妨碍肾盂尿进入输尿管，导致肾积水的一种疾病。多见于儿童，约 25% 在 1 岁内发现。男女发病比例为 2 : 1，其中 2/3 发生在左侧，双侧占 20%～30%。病因分先天性和后天性两类，先天性因素常见有局部狭窄、迂曲、息肉、瓣膜及外部的粘连，迷走血管引起的输尿管扭曲、成角、悬吊、压迫等；后天性见于炎症、手术损伤引起的狭窄或肿瘤堵塞，常伴有结石和感染等并发症。

二、诊断依据

1. 腰痛

腰痛为持续性钝痛或坠胀不适，大量饮水后腰痛加重，有急性梗阻发作时，可能出现肾绞痛，伴有消化道症状。

2. 腰腹部肿块

幼儿多见，起始于肋缘下，为表面光滑的囊性肿块，压痛不明显，大者可越过中线。肾绞痛发作时往往包块增大、尿量减少；疼痛缓解后，包块缩小、尿量增多，呈间歇性肾积水。

3. 血尿

血尿的发生率为 10%～30%，因肾盂内压力增高，肾髓质血管破裂所致，也可由感染、结石引起。

4. 高血压

小儿和成人均可出现，因肾内血管受压导致肾素分泌增多所致。

5. 腹部平片及 IVU

腹部平片检查可了解肾轮廓大小，对 X 线阳性结石可明确诊断因肾功能差，通常采用大剂量 IVU 方可显影。IVU 时，可见肾盂肾盏扩张，造影剂中断于连接部，输尿管常不显影，可对梗阻部位及肾功能做出评价。

6. 逆行肾盂造影

逆行肾盂造影可清楚显示肾盂输尿管连接部梗阻情况，并可了解肾盂肾盏扩张情况。

7. B 超

B 超可了解肾积水程度，对梗阻部位诊断及病变性质初步鉴别。产前 B 超检查可对胎儿先天性肾积水做出早期诊断。多普勒超声通过对肾内动脉血流频谱反映积水肾血流变化，用阻力指数（RI）测定，可帮助鉴别梗阻性和非梗阻性肾积水。

8. 动态影像学检查

（1）利尿性肾图对明确早期病变、判断轻度肾积水是否需要手术治疗很有帮助。

（2）利尿性 B 超及同步电视录像监测利尿性 IVU 的应用，可鉴别梗阻性和非梗阻性肾积水。

（3）同位素肾动态显像可显示肾吸收、浓缩、排泄全过程，了解梗阻部位和程度及肾功能状况。

9. MRI

MRI 水成像对梗阻定位及定性诊断很有帮助。

10. CT 检查

可判断肾皮质厚度、积水程度，初步判断积水原因。

三、鉴别诊断

1. 输尿管上段阴性结石

有肾绞痛史及血尿，排泄性尿路造影及逆行尿路造影局部有充盈缺损，B 超显示有强回声及声影。

2. 肾盂肿瘤

以间歇性无痛性肉眼血尿为特征，尿中肿瘤细胞阳性，排泄性尿路造影及逆行尿路造影显示局部有充盈缺损，且表面不光整，B 超可显示占位且有少许血流。

3. 腔静脉后输尿管

狭窄段多在腰椎第 3 节段（L_3）水平，排泄性尿路造影显示输尿管向中线移位。患侧输尿管插管同时行腔静脉插管，可见两者在狭窄处交叉或重叠。

四、治疗方案

患肾有明显积水，并发结石或感染，肾功能损害均应及早手术治疗，不受年龄限制。

1. 开放手术

肾盂成形术分离断性和非离断性两类。狭窄段切除术后行 Anderson-Hynes 肾盂成形术，一般认为是治疗 PUJ 梗阻首选开放术式，适用于各种类型病例。

2. 腔内手术

（1）球囊扩张法，远期疗效不理想。

（2）输尿管镜或经皮肾镜腔内切开梗阻部位，留置支架管，疗效肯定。禁用于迷走血管压迫引起者。

（3）Acusise PUJ 成形术（带电灼的球囊扩张法），手术创伤小，并发症少，疗效和开放手术相似。

（4）腹腔镜手术治疗 PUJ 梗阻疗效满意。腔内手术适应证：成人，肾积水不严重，肾功能受损较轻，肾内结石较小，狭窄段较短。

3. 肾切除术

严重肾功能损害、反复感染者，对侧肾功能正常，主张肾切除。

4. 双侧 PUJ 梗阻治疗原则

（1）一侧积水重、一侧积水轻可先考虑治疗严重侧，待手术成功后行对侧手术。

（2）两侧积水皆严重，应先治疗较重一侧，也可两侧同时手术。积水严重，肾功能失代偿者先行肾造瘘。

（3）两侧积水都轻者，要仔细确定手术适应证，多以容易施行手术一侧为先。对于 PUJ 梗阻合并急性发作（原发性或继发性）时，不论积水程度如何，都应该首先解决急性梗阻一侧以保护肾功能。

五、评述

临床上 PUJ 梗阻有临床症状并获得诊断时，大部分患者积水已较重，早期诊断、早期治疗特别重要。PUJ 梗阻手术主要以开放离断手术为主，尤以 Anderson-Hynes 手术为代表，成功率在 95% 以上，术后双 J 管留置 6 周。近年来微创手术发展迅速，手术损伤小，疗效和开放手术相仿，有可能取代开放手术，但目前对婴幼儿及较复杂的 PUJ 梗阻仍以开放手术为主。术后 3～6 个月做 IVU 或肾核素扫描，了解肾功能恢复情况，并应至少随访 2 年。大部分的腔内手术失败发生在术后 7 个月以内，10% 左右发生于术后第 2 年。

第八节　输尿管狭窄

输尿管狭窄（ureterostegnosis）临床上并不少见。一般将输尿管狭窄分为两类：①先天性输尿管狭窄。②继发性输尿管狭窄。

男女发生率无明显区别。临床上主要表现上尿路梗阻症状。

一、病因及病理

先天性输尿管狭窄，是由于胚胎发育第五周前中肾管发育不良引起壁层肌肉螺旋结构的改变而引起。好发于肾盂输尿管交界处梗阻（obstruction of pelviureteric junction，PUJ），少数狭窄段发生于输尿管中段，并可见狭窄处以上的输尿管肌层有增生和肥厚。

继发性输尿管狭窄，是由于各种感染（包括结核）、结石等长期刺激输尿管黏膜造成纤维组织增生和粘连所引起的狭窄，常发生于输尿管三个生理性狭窄，以及输尿管腔外病变的压迫牵拉部位等。

完全性的输尿管狭窄，因阻塞尿流而导致严重肾积水。但不完全性输尿管狭窄，由于减慢了尿液的排泄，也同样可造成不同程度的肾积水。

二、诊断

（一）临床表现

（1）一般无症状。导致肾积水时，可有腰部钝痛或腰部摸到肿块。

（2）继发感染时，出现尿频、尿急、尿液检查有红、白细胞。尿液细菌培养阳性。

（3）如输尿管狭窄同时存在尿路结石者，可出现肾绞痛与血尿。

（二）影像学检查

1. B超

B超可了解肾积水的程度。利尿性B超及同步电视录像监测利尿性IVU的应用。可鉴别梗阻性和非梗阻性肾积水。

2. KUB及IVU

观察有无结石，两肾影大小，以判断有无肾积水存在。IVU时，可观察输尿管狭窄的部位和程度，肾功能情况和肾积水的程度。

3. 逆行性尿路造影

通过膀胱镜，直接将输尿管导管插至狭窄处并造影。若输尿管导管插管失败，肾盂积水明显，静脉肾盂造影仍不能明确诊断，可行经B超定位穿刺顺行造影。

4. MRU

MRU对输尿管梗阻定位及定性诊断有帮助。

5. 核素肾图

显示梗阻曲线图像。并可显示分肾功能。利尿性肾图对明确早期病变、判断轻度肾积水是否需要手术治疗很有帮助。

三、治疗

患肾有明显积水，并发结石或感染，肾功能损害均应及早手术治疗，不受年龄限制。

（一）开放手术

（1）单纯肾盂输尿管交界处狭窄，作狭窄段切除，肾盂成形术及输尿管肾盂吻合术。一般认为是治疗PUJ梗阻首选开放式，适用于各种类型病例。对于有严重肾积水，且肾功能不佳者，做输尿管手术的同时或在此之前插入双J管，放置2～3周以改善肾功能。如双J管插不进，应先做肾造口，待肾脏功能恢复后再做进一步处理。

（2）输尿管下端狭窄，可作狭窄段切除，输尿管膀胱再植术。

（3）输尿管狭窄范围不广者，可作狭窄段切除，输尿管端端吻合术。

（4）严重或广泛的输尿管狭窄，需作回肠段代输尿管术。

（5）肾脏切除术：严重肾功能损害，反复感染者，对侧肾功能正常，主张肾切除。

（二）腔内手术

（1）腹腔镜手术：腔镜下治疗 PUJ 梗阻疗效满意。腔内手术适应证：成人，肾积水不严重，肾功能受损较轻，肾内结石较小和输尿管狭窄段较短。

（2）试行输尿管扩张术：经过膀胱镜作逆行输尿管插管，用不同口径的输尿管导管或带有气囊的输尿管导管进行扩张。

（3）输尿管镜或经皮肾镜内切开梗阻部位，留置支架管，疗效肯定。

四、预后

临床上 PUJ 梗阻有临床症状并获得诊断时，大部分病员肾积水已较重，早期诊断、早期治疗特别重要。PUJ 梗阻手术主要以开放离断手术为主，尤以 Anderson-Hynes 手术为代表，成功率在 95％以上，术后双 J 管留置 6 周左右。

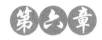

泌尿系统损伤性疾病

第一节　肾损伤

一、肾脏损伤的分类与发生机制

（一）病因与分类

1. 闭合性损伤

造成肾脏闭合性损伤的外力因素可以是直接外力，也可以是间接外力。直接外力引起的闭合性损伤往往是钝性外力直接撞击腹部、腰部或背部造成的肾实质损伤。由交通事故、体育活动撞击或暴力冲突等产生的外力挤压肾脏，并导致肾脏与脊柱、肋骨相撞引起肾实质损伤或裂伤。

间接外力引起的闭合性损伤主要是指身体剧烈运动或体位变化导致的肾实质损伤。机动车突然减速、高处坠落等可以诱发瞬间的肾脏过度活动，进而导致肾实质裂伤、肾血管内膜撕脱或肾盂输尿管连接部断裂等。由于轻微外力引起肾损伤的患者往往提示其肾脏可能存在某种先天性或病理性改变如肾盂输尿管连接部狭窄导致的肾积水、肾肿瘤等。

2. 开放性损伤

开放性肾脏损伤主要以刀刺伤、枪击伤多见。刀刺伤引起的肾损伤往往为肾脏贯通伤，严重时可以同时穿透肾实质、集合系统及肾血管。此外，肾损伤的程度与刀具或匕首的长短、粗细、刺入部位和深度密切相关。枪击伤引起的肾脏贯通伤通常伴有延迟性出血、尿外渗、感染及脓肿形成等表现。这是由于子弹穿过肾脏可产生放射性或爆炸性能量，其气流冲击作用使软组织呈洞状损坏，其组织破坏程度与发射子弹的速度相关，并易出现延迟性组织坏死。

3. 医源性损伤

医源性损伤是指在疾病诊断或治疗过程中发生的肾损伤。如体外冲击波碎石、肾盂输尿管镜、经皮肾镜以及腹腔镜检查或治疗时造成的损伤。常见的医源性肾损伤是肾血管损伤引起的大量出血、肾实质损伤引起的肾周血肿、肾裂伤以及肾脏集合系统损伤引起的尿外渗等。

4. 自发性肾破裂

自发性肾破裂是指在无明显外伤情况下突然发生的肾实质、集合系统或肾血管的损伤，临床较罕见。自发性肾破裂的发生往往由肾脏本身病变所致，如巨大肾错构瘤或肾癌、肾动脉瘤、肾积水以及肾囊肿等疾患引起。

（二）发病机制

肾损伤的发生机制和肾损伤的分类密切相关。

对于闭合性肾损伤的患者来讲，直接外力和间接外力引起损伤的机制也有所不同。直接外力引起的闭合性肾损伤是由于肾脏局部承受的压力突然增加导致肾脏移位并撞击邻近骨骼，或肾被膜破裂而产生。间接外力引起的闭合性肾损伤主要是由于肾脏随呼吸正常活动的范围突然加大导致肾脏过度活动而产生。

显而易见，开放性肾损伤的发生就是肾脏直接受到外界创伤的结果。一般认为贯通性肾损伤约80%同时合并多处脏器的损伤。肾损伤的发生机制也与是否发生泌尿系以外的脏器损伤相关，腹部贯通伤涉及肾脏的占6%～17%。文献报道贯通性肾损伤合并胸腔或腹腔脏器损伤的比例高达85%～95%。而贯通性肾损伤的发生与体表受伤的部位相关。当刀刺进入部位在腋前线或腋后线时，肾损伤同时合并其他脏器损伤的仅占12%。

肾蒂血管损伤的发生主要见于开放性肾损伤的患者，但是也有20%左右闭合性肾损伤的患者可以表现为肾血管损伤。国内外的文献报道显示在肾蒂血管损伤的患者中，肾动脉、肾静脉均损伤者占47%，肾静脉损伤者占34%，而肾动脉损伤者仅占19%。

二、肾脏损伤的诊断与分级

（一）诊断

在肾损伤的诊断中最主要的一项内容就是创伤或外伤史的了解，同时配合全面的体格检查和各种辅助检查对患者进行全面的评估，获得明确的诊断。

1. 创伤史

创伤史的了解应该首先考虑患者的受伤程度和病情的危急状况，尽可能在较短的时间内了解外伤或创伤现场的情况，有无体表创伤的发生，体表创伤的部位，深度和利器的种类。无论损伤是来自钝器直接暴力或刀刺贯通伤，根据体表解剖特点，如果受伤部位是从后背、侧腰部、上腹部或下胸部，均可能导致肾损伤。贯通伤的利器或子弹类型等也是询问并记录的重要内容，这不仅可评估损伤程度，也有助于考虑对失去血供组织清创术的范围。如因机动车交通事故所致，需了解机动车车速、伤者是司机、乘客或是行人。高处坠落伤应了解坠落高度及坠落现场地面情况。无论是机动车或高处坠落突然减速致伤，虽然未出现血尿也不能忽略有肾损伤的可能，必须进一步检查以明确有无肾损伤和是否需要外科治疗。

2. 临床表现

患者受到各种创伤后的临床表现非常复杂，同时临床表现会随时发生变化，因此在了解创伤史的同时应该掌握其临床表现的特征，做到不延误治疗时机的目的。

（1）休克：患者受到各种创伤后发生的休克分为创伤性休克和失血性休克。创伤性休克是由于创伤后腹腔神经丛受到创伤引起的强烈刺激，导致血管张力下降和心排出量下降出现暂时性血压下降所致，一般情况下经输液治疗后可以获得恢复。而失血性休克是因为肾损伤伴随的大量出血和血容量的减少导致血压下降，需要及时输血补充患者的血容量，并同时采用各种方法止血，迅速达到救治目的。

（2）血尿：尽管血尿被认为是肾损伤最常见，也是最重要的临床表现，但是我们不能忽略的是有5%～10%肾损伤的患者可以暂时没有血尿的表现。出现肉眼血尿通常预示患者有较严重的肾损伤，但是血尿的严重程度并不完全和损伤机制及肾损伤的程度相关，某些重度肾损伤如肾血管断裂、肾盂输尿管连接部破裂、输尿管断裂或血块阻塞输尿管，可能表现为镜下血尿，甚至无血尿。而在受到创伤前明确有肾脏疾病的患者如肾肿瘤、肾血管畸形、肾囊肿等，有时较轻的创伤也会出现不同程度的血尿。

（3）疼痛：疼痛往往是患者受到外伤之后的第一个症状。一般情况下，疼痛部位和程度与受创伤的部位和程度是一致的。疼痛症状可以由肾被膜下出血导致的张力增加引起，表现为腹部或伤侧腰部的剧烈胀痛等疼痛症状。输尿管血块梗阻引起的疼痛常表现为钝痛。血块在输尿管内移动可导致痉挛，出现肾绞痛症状。肾损伤后出现的肾周血肿和尿外渗通常伴随明显的进行性的局部胀痛，在部分患者可以触及腰部或侧腹部肿块。

如果肾损伤引起的出血仅局限于腹膜后，疼痛症状以腰肌紧张、僵直以及较剧烈的疼痛为主。如果腹膜后血肿或尿液刺激腹膜或后腹膜破裂，血肿进入腹膜腔就会出现明显的腹痛和腹膜刺激征。同时合并腹腔脏器损伤的患者也会表现为明显的腹膜刺激征，但是应该注意的是出现腹膜刺激征并非一定有腹腔脏器损伤。在我国一项250例肾损伤中有腰痛症状者占96%，有腹膜刺激者占30%，而合并有腹腔脏器损伤者仅占8.8%。

（4）多脏器损伤：肾损伤合并其他脏器损伤的发生率和创伤部位与创伤程度有关。与肾损伤同时出现的合并伤主要涉及与肾相邻的脏器如肝、脾、胰腺、胸腔、腔静脉、主动脉、胃肠道、骨骼及神经系统等。有合并伤的肾损伤患者其临床表现更为复杂。合并腹腔内脏器损伤者主要表现为急腹症及腹胀等症状。合并胸腔脏器损伤者多表现为呼吸循环系统症状。合并大血管损伤的患者可以表现为失血性休克，合并不同部位骨折及神经系统损伤的患者也会出现相应的临床表现。国内近期多篇报道肾损伤合并其他脏器损伤占 14%～41%，而国外报道明显高于国内，闭合性损伤合并其他脏器损伤者 44%～100%。贯通性肾损伤合并腹腔胸腔脏器损伤者 80%～95%，其中枪伤全部合并其他脏器损伤。

3. 体格检查

对所有创伤患者首先应该积极监测各项生命体征的变化。定时监测患者的血压、脉搏、呼吸及意识等。如果患者的收缩压 < 12.0 kPa（90 mmHg）应该考虑有发生休克的可能。在进行全面体格检查时，注意观察创伤的部位和创伤程度。如果受伤部位在下胸部、上腹部、腰部并伴随有血尿等症状时，应考虑有肾损伤的可能。腰部或腹部触及肿块表明有严重肾损伤和腹膜后出血的可能。对于体表或体内有利器残留的患者，应该观察利器扎入体内的深度，是否伴随有出血或尿液样体液的流出，以及利器是否随呼吸移动等特征。因肾损伤同时合并腹部脏器损伤发生率高达 80%，临床检查时要除外是否合并腹部脏器损伤。对于已经明确有腹部脏器损伤的患者，应该注意有无同时发生肾损伤的可能。

4. 尿液检查与分析

对于疑有肾损伤的患者应尽早获取尿液标本进行检测，判断有无血尿的发生。血尿的判断分为肉眼血尿和镜下血尿两种，出现肉眼血尿的患者同时还应该通过血尿的状况，如有无血块等初步判断出血量的多少以及是否需要留置尿管进行膀胱冲洗等。尿液标本收取过程中应该特别注意收集伤后第一次尿液进行检测，因为有些伤者在受伤后第一次排尿为血尿，而之后的几次排尿由于输尿管血块堵塞的原因出现暂时性血尿消失的现象。

5. 影像学检查

影像学检查包括腹部平片、静脉尿路造影、计算机断层扫描（CT）、肾动脉造影、超声检查、磁共振成像（MRI）及逆行造影等各种类型检查手段。

（1）B 超：由于 B 超检查的普及以及快捷方便的特点，对于怀疑有肾损伤，尤其是闭合性损伤的患者应该尽早进行 B 超检查。必要时可以反复进行 B 超检查进行动态对比，目的就是对肾损伤获得早期诊断。由于方便可靠的特点，在肾损伤的影像学检查中 B 超检查被认为是首选检查手段。

B 超检查可以判断肾脏体积或大小的变化，有无严重肾实质损伤的存在，肾血管的血流是否正常等，同时也能够对肾脏有无积水，肿瘤占位等病变做出判断。对造影剂过敏、不能接受 X 线检查的患者（如妊娠妇女）及有群体伤员时可以作为一种筛查性手段。

（2）腹部平片与静脉尿路造影：腹部平片应包括双肾区、双侧输尿管及膀胱区。在获得腹部平片后应该首先观察骨骼系统有无异常、伤侧膈肌是否增高等泌尿系之外的变化，及时判断有无多脏器损伤的可能。对于开放性肾损伤的患者，通过腹部平片还可以了解体内有无金属利器，断裂刀具以及子弹或碎弹片的残留。

静脉尿路造影通常采用大剂量造影剂快速静脉推入后连续观察的手段。当静脉尿路造影显示患肾不显影表明功能严重受损，可能为肾损伤严重或肾动脉栓塞，而肾动脉栓塞的可能性约占 50%。

（3）CT：CT 对肾周血肿及尿外渗范围的判断能力均优于静脉尿路造影。采用增强扫描可观察肾实质缺损部位、程度，辨别有无肾动脉或分支的损伤和栓塞。采用螺旋 CT 可更清晰地显示复杂肾损伤的生理解剖学图像。CT 应包括全腹及盆腔，必要时口服对比剂或灌肠以排除胃肠道的破裂，达到了解腹膜内脏器有无合并伤的目的，为重度肾损伤患者是否能采用非手术治疗提供更多信息，避免过多开放手术导致肾切除的风险，尤其是孤立肾及双肾损伤患者。

CT 平扫对创伤部位、深度、肾血管损伤，有无尿外渗及肾功能的判断效果差，常需增强扫描补充。临床经验认为无论是闭合性还是贯通性损伤常常以 CT 作为首选，减少过多地搬动患者，并能为医生对病情判断提供更快更有价值的信息。

（二）分级

肾损伤的分级在肾损伤的诊断与治疗中意义重大，对肾损伤严重程度的正确评估是制订合理的进一步检查和处理措施的基础。而根据肾损伤的分级判断患者能否进行进一步检查，选择何种治疗手段，最大限度地达到救治患者及保护患肾的目的。

最初肾损伤按其损伤机制进行分类，即分为闭合性损伤及贯通性损伤，其中包括医源性损伤及自发性肾破裂等。肾创伤有多种分类，而其中被广泛接受和使用的分类（表6-1）是美国创伤外科协会提出的。

表6-1 美国创伤外科协会肾创伤分级

级别	分型	临床表现
I	挫伤	肉眼或镜下血尿，其他泌尿系统检查正常
	血肿	无肾实质裂伤的包膜下血肿
II	血肿	腹膜后肾周血肿
	撕裂伤	<1 cm 的肾皮质裂伤，无尿外渗
III	撕裂伤	>1 cm 的肾皮质裂伤，无尿外渗及集合系统裂伤
IV	撕裂伤	肾皮质、髓质及集合系统全层裂伤
	血管	肾动脉或静脉主干损伤，伴出血
V	撕裂伤	肾碎裂
	血管	肾蒂撕脱伤，肾无血供

为了临床诊治的方便，有学者提出肾损伤只分轻度和重度。轻度损伤为肾挫伤、被膜下少量血肿、肾浅表裂伤。重度损伤为肾深层实质裂伤、裂伤深达髓质及集合系统、肾血管肾蒂损伤、肾破碎、肾周大量血肿。并认为轻度损伤占70%，破碎肾和肾蒂损伤占10%～15%。也有学者将肾损伤分为轻度、中度、重度。轻度为肾挫伤和小裂伤占70%，中度为较大裂伤，约占20%，重度为破碎伤及肾蒂损伤，约占10%。

然而，这些分级及分类方法只是根据肾脏本身的损伤程度限定的，并不完全反映伤者的整体状况。创伤患者的特点和整体状况密切相关，如肾损伤常常同时合并多脏器的损伤。然而，目前关注更多的问题是对肾损伤的评估应该建立在对患者全身状况正确评估的基础上，尤其是合并多脏器损伤的患者，在进一步的临床检查和治疗过程中常常需要多个科室医师的密切配合。因此，不论何种肾损伤的分级方法都不能替代对患者全身状况的评估。

三、肾脏损伤的治疗

在肾损伤的临床治疗中，如何选择手术时机和手术方法一直都是泌尿外科医师关注的问题。在决定治疗方式之前，更重要的一点就是需要判断患者是否具有手术适应证。而手术适应证的判断主要是根据患者的创伤史、损伤的种类与程度、送入急诊室后的临床表现及全面检查的结果决定。

（一）急诊救治

实际上，对送入急诊室的创伤患者来讲，临床治疗和检查是同步进行的。通过对血压、脉搏、呼吸及体温等生命体征的监测，需要立即决定患者是否需要输血、输液或复苏处理。在询问创伤史的同时，完成各项常规检查。根据创伤的分类即闭合性或开放性损伤，初步判断患者是单纯肾损伤还是多脏器损伤。对于仅怀疑为单纯肾损伤的患者，应该根据患者有无血尿以及血尿常规检查和B超等辅助检查的结果决定患者进一步的治疗计划。如果是多脏器损伤需要与相关科室的医师取得联系，共同决定下一步临床检查的内容和救治方案。

（二）保守治疗

肾脏闭合性损伤的患者90%以上可以通过保守治疗获得治疗效果。近年来随着影像技术的进展与普及，尤其是CT检查，对闭合性肾损伤患者肾脏损伤的程度能够获得明确的判断，手术探查发生率明显下降。手术探查往往会出现难以控制的出血而导致患肾切除，因此，需要严格把握手术探查的适应证。

一般认为接受保守治疗的患者应该具备以下条件：①各项生命体征平稳。②闭合性损伤。③影像学检查结果显示肾损伤分期为Ⅰ、Ⅱ期的轻度损伤。④无多脏器损伤的发生。

在保守治疗期间应密切观察各项生命体征是否平稳，采取输液，必要时输血补充血容量和维持水电解质平衡等支持疗法，并给以抗生素预防感染。注意血尿的轻重腹部肿块扩展及血红蛋白、红细胞压积的改变。患者尿量减少，要注意患者有无休克或伤后休克期过长发生急性肾衰可能。患者有先天性畸形或伤前有病理性肾病如先天性孤立肾，对侧肾有病理性肾功能丧失而发生肾血管栓塞，尿路血块梗阻等均可导致尿量减少或无尿。必要时进行影像学检查或复查，随时对肾损伤是否出现进展或并发症进行临床判断和救治。在观察期间病情有恶化趋势时应及时处理或手术探查。

接受保守治疗的患者需要绝对卧床2周以上，直到尿液变清，并限制活动至镜下血尿消失。因伤后损伤组织脆弱，或局部血肿，尿外渗易发生感染，因此往往在伤后1～3周内因活动不当常可导致继发出血。

（三）介入治疗

随着血管外科介入治疗的发展，越来越多的肾损伤患者可以通过介入治疗获得明确的效果。当肾损伤合并出血但血流动力学平衡，由于其他损伤不适宜开腹探查或延迟性再出血，术后肾动静脉瘘及肾动脉分支损伤，均可采用选择性动脉插管技术，在动脉造影的同时栓塞出血的肾动脉。由于介入治疗失败后还存在外科治疗的可能，因此对暂时不具备外科治疗适应证，同时存在出血风险的患者可以考虑进行血管造影及介入治疗。目前介入治疗可以达到超选择性血管栓塞的效果，对止血以及保护肾功能都具有临床意义。介入治疗尤其适用于对侧肾缺如，或对侧肾功能不全的肾损伤患者。肾损伤患者介入治疗后需要卧床休养和观察，在此期间一旦病情发生变化需要外科治疗时应该积极准备下一步外科治疗的实施。

（四）外科治疗

对于肾损伤患者，在决定外科治疗时应该考虑的几个问题是该患者是否需要手术治疗，手术治疗的目的是外科探查还是目标明确的肾修补术。在外科治疗之前一定要明确对侧肾脏的状况，同时要告知患者及其家属伤侧肾脏有切除的可能。因为不论是手术探查还是肾修补术，手术前都很难判断伤侧肾脏的具体情况，必要时术者需要术中和向患者家属交代病情，决定手术方式。

1. 外科探查

外科探查主要见于下列几种状况。

（1）难以控制的出血：由于肾外伤导致大量的持续性显性出血或全身支持疗法不能矫正休克状态的患者，应立即手术止血挽救生命。可以在手术中进行静脉尿路造影了解双肾功能。

（2）腹部多脏器损伤：腹部脏器损伤是手术适应证。肾损伤往往伴有腹部多脏器损伤。腹部多脏器损伤采用CT、超声波等综合诊断后可以进行手术，同时探查肾脏损伤状况。

（3）大量尿外渗：尿外渗是由于肾损伤导致肾脏集合系统包括肾盂、输尿管连接部损伤断裂所致。少量的尿外渗大部分可以自然愈合，大量的尿外渗可形成尿性囊肿，若继发感染后导致脓肿及肾出血。肾损伤后出现大量尿外渗的患者，应该积极进行手术探查尽早修补集合系统的损伤。

2. 外科探查原则

（1）外科探查前或打开腹膜后血肿前未做影像学检查者应手术中行大剂量静脉尿路造影，了解肾损伤严重程度及对侧肾功能。对侧肾脏有病理性改变及先天缺如者应尽力保留伤肾。对侧肾功能正常者原则上也须尽力保留，不能轻易切除伤肾。

（2）在打开后腹膜清除肾周血肿暴露肾脏前必须控制肾脏的血液循环，以避免出现难以控制的出血而导致生命危险及患肾切除。

（3）探查时肾血管控制温缺血时间不应超过60分钟，如超时需用无菌冰降温并给予肌苷以保护肾功能的恢复。

（4）暴露整个肾脏并仔细检查肾实质、肾盂、输尿管及肾血管，并评估损伤程度，注意有无失去活力组织及尿外渗。

（5）需彻底清创，尤其是因枪伤所致的肾损伤。清除因子弹爆炸效应出现的组织缺血坏死，可减少术后感染、出血及高血压等并发症。

（6）腹膜后留置导管引流。因肾损伤常累及集合系统，术后尿外渗及渗血可经引流管导出，避免术后尿性囊肿及感染等并发症。

3. 外科探查手术入路

（1）急性肾创伤的手术探查最好采取经腹途径，以便探查腹腔脏器和肠管。通常取剑突下至耻骨的腹正中切口，此入路能在打开肾周筋膜清理血肿前较易游离并控制双肾的动脉及静脉。

（2）迅速进入腹腔，在出血不严重时探查腹腔脏器并可修补。在探查肾脏之前，如有必要，应先对大血管、肝脏、脾脏、胰腺和肠管创伤进行探查及处理。当出血证实主要来自肾脏应尽快暴露肾血管及肾脏控制出血。

（3）由于腹膜后有大量血肿使正常解剖关系破坏变形，需仔细辨别标志。可提起小肠暴露后腹膜，在肠系膜下动脉、主动脉前壁向下剪开后腹膜。血肿过大难以辨认主动脉时可以肠系膜静脉作为标志，祛除血肿找到主动脉前壁向下剪开后腹膜。

（4）从左肾静脉与下腔静脉连接处提起左肾静脉较易暴露双侧肾动脉和腹主动脉。游离双肾的动脉静脉，注意约 25% 患者双侧有多个肾动脉而 15% 患者有多个肾静脉。多个肾静脉者约 80% 发生在右侧肾脏。

（5）将游离的肾脏血管分别用橡皮带提起或用无损伤血管钳夹住。确保肾血管已得到控制后，提起伤肾侧结肠，剪开侧腹膜并打开肾周筋膜清理肾周血肿并完全暴露肾脏，观察肾脏损伤程度及范围。也可分别从升结肠或降结肠外侧腹膜处剪开上至肝区或脾区，将结肠推向中线，暴露肾脏血管。

4. 肾修补缝合术和肾部分切除术

当肾裂伤比较局限时可行肾脏修补缝合术控制出血。在肾上极或下极有严重裂伤也可采用肾部分切除术。在控制肾血管及暴露肾脏之后，剥离肾包膜并尽可能保留肾包膜，锐性清除破碎及无活力组织。肾创伤断面有撕裂肾盏或肾盂及较大血管可用蚊式钳夹住并以 4-0 可吸收铬制线间断缝扎关闭破碎集合系统及止血。再以 2-0 铬制缝线通过肾包膜贯穿褥式缝合裂开肾实质，以游离的包膜遮盖肾裂伤处，避免术后出血。结扎缝线时应松紧适度，于裂伤及缝线处置垫备好的脂肪或可吸收的明胶海绵，避免结扎缝线用力过度，撕裂肾实质。包膜短缺也可用带蒂网膜或邻近裂伤处腹膜遮盖创面并缝合止血。网膜中间切开勿损伤主要血管。将其网膜片由外侧裹向前方，可用 1-0 可吸收肠线绑扎数道避免大网膜滑脱。开放肾循环观察无出血后，冲洗伤口并腹膜后留置引流管一根，缝合伤口。大网膜包裹伤肾，取材方便，能增加伤肾血供，可促进其恢复。

肾脏损伤后的修复技术可影响损伤的愈合。过多的缝合肾实质可能导致局部压迫性坏死，破坏肾实质的结构。因此尽可能缝合肾包膜而少缝肾实质。包膜不够时可用腹膜或大网膜移植皮片或特殊结构网套（聚乙醇酸网）包绕肾脏。应用该网套 60 天可完全吸收。肾被膜重建完整而用肠线缝合 3 个月仍有肠线残留且伴炎性反应。因此采用合成缝线较铬制肠线更佳。

5. 肾切除术

术中发生难以控制的出血，肾蒂损伤，集合系统断裂无法修复与吻合，或肾栓塞时间过长，功能难以恢复时，在对侧肾功能良好的情况下可考虑肾切除术。以肾蒂钳双重钳夹肾蒂，剪断肾蒂血管，用 10 号丝线双重结扎及缝扎肾蒂血管，钳夹及剪断上段输尿管，以 7 号丝线结扎输尿管远端。切除伤肾后清除血肿并冲洗肾窝，如止血充分可不置引流管。如放置引流可于术后 1～3 天去除。

6. 肾切除术的适应证

肾创伤修补术受很多因素影响。体温低、凝血功能差的病情不稳定患者，如果对侧肾脏功能良好则不应冒险进行肾修补术。如前所述，24 小时内有计划的紧急处理（包扎伤口、控制出血和纠正代谢和凝血异常）为治疗提供了选择机会。对于广泛肾创伤，如行肾修补术危及患者生命时，应立即采取完整肾切除术。Nash 和同伴回顾由于肾创伤行肾切除术的病例时发现，77% 的肾切除是因为肾实质、血管创伤和严重的复合伤，其余的 23% 是在肾修补术中因血流动力学不稳定而被迫施行肾切除术。

7. 肾损伤外科治疗术后观察要点

（1）注意观察生命体征，包括血压、脉搏、体温、尿量、尿颜色、伤口出血、血红蛋白、血细胞比容等变化，必要时可用止血药物。

（2）保持卧床2周以上，直到尿液变清。

（3）引流管无血性液体或尿外渗等分泌物排出可于术后5～10天祛除。

（4）采用抗感染治疗一个月。

（5）定期检测肾功能及影像学检查。

（6）观察可能发生的并发症如延迟性出血，局部血肿，尿性囊肿，脓肿形成及高血压等，必要时应用超声及CT检查。根据不同情况选用穿刺引流，选择性肾动脉栓塞或再次手术肾切除等方法治疗。

（五）医源性损伤的救治

在医源性损伤的救治过程中，及时明确诊断非常重要。由于医源性损伤主要是由于各种腔镜操作不当引起，因此规范化的腔镜操作是预防医源性损伤的唯一途径。一旦发生医源性损伤，应该及时进行治疗，以免延误最佳治疗时机。

1. 肾血管损伤引起的大量出血

腔镜操作引起肾血管或腔静脉损伤并继发的大量出血往往来势迅猛，突然之间腔镜的视野全部被出血掩盖。这时就需要迅速判断可能的出血部位。经过迅速地腔内处理仍然达不到止血效果时应该及时改开放手术，在清晰的视野下完成损伤血管的修复手术。腹腔镜操作引起肾静脉或腔静脉损伤的另一个特点是由于气腹的高压状态，即使发生了损伤也有可能无明显的出血。当解除或降低气腹压力后，才能表现出明显的出血。对于这类状况最好的处理也是及时发现出血，可以在降低气腹压力后再次观察，或及时观察引流管的引流液，一旦确认有活动性出血应该积极处理。

2. 肾周血肿、肾裂伤或尿外渗

腔镜操作引起的肾周血肿、肾裂伤或尿外渗一般通过手术中的缝合处理都能够达到救治的目的，但是需要引起重视的是手术后应该按照肾外伤的处理原则观察引流液的状况、必要的卧床休息和追加的抗感染治疗。

四、肾脏损伤的并发症

（一）尿外渗和尿性囊肿

国外报道闭合性肾损伤尿外渗发生率为2%～18%，而贯通伤为11%～26%。未处理的尿外渗一般伤后2～5天可在腹膜后脂肪组织蓄积，随着尿液蓄积增多，周围组织纤维化反应，形成纤维包膜或囊壁而成尿性囊肿。尿性囊肿可在伤后数周内形成，也可在数年后形成，尿外渗或尿性囊肿的出现表明肾的集合系统损伤，也可能因血块、输尿管壁及周围血肿压迫导致尿液引流不畅而外渗。持久的尿外渗可以导致尿囊肿、肾周感染和肾功能受损。这些患者应早期给予全身抗生素治疗，同时严密观察病情。在多数情况下，尿外渗会自然消退。如果尿外渗持续存在，那么置入输尿管支架常常可以解决问题。尿性囊肿可采用在超声或CT引导下的穿刺引流，将22号穿刺针，经腰部皮肤进入囊腔，抽取液体标本做常规检查、培养，用扩张器逐个扩张通道致使F12～F16导管等进入囊内，排空渗出的尿液。长期引流尿液不能减少或消失，应考虑损伤严重或远端输尿管有狭窄或梗阻因素。尿性囊肿长期刺激和梗阻可使肾周组织纤维化，影响肾脏功能，当肾已失去功能，破坏严重，在对侧肾功能良好情况下可考虑肾切除术。

（二）延迟性出血

迟发的肾脏出血在创伤后数周内都有可能发生，但通常不会超过3周。最基本的处理方法为绝对卧床和补液。迟发性出血的处理应该根据患者全身状况，出血严重程度及影像学检查结果而定，大量出血危及生命应急诊手术。如果表现为持续性的出血，可以进行血管造影确定出血部位后栓塞相应的血管。

（三）肾周脓肿

肾创伤后肾周脓肿极少发生，但持续性的尿外渗和尿囊肿是其典型的前兆。肾周脓肿可有急性及慢性表现两种。急性表现可在伤后 5 ~ 7 天出现高热、腰背疼痛、叩击痛，甚至腹胀、肠梗阻症状。慢性特点仅表现为低烧、盗汗、食欲下降、体重下降，出现感染迹象时应特别注意有可能发生继发性出血。其诊断主要根据超声与 CT 检查。

早期可以经皮穿刺引流，必要时切开引流。应注意肾周脓肿往往是多房性，当引流不畅时，应手术将其间隔破坏，保证引流通畅，或切除已破坏的肾脏。根据感染细菌类型及敏感性选用相应抗生素控制感染。

（四）肾性高血压

创伤后早期发生高血压很少有报道，多数患者出现肾损伤后高血压一般在伤后 1 年内。然而临床发现有早在伤后 1 天内就有高血压表现，也有在 20 年后才出现高血压。创伤后发生肾性高血压的机制为：①肾血管外伤直接导致血管狭窄或阻塞。②尿外渗压迫肾实质。③创伤后发生的肾动静脉瘘。在以上因素的作用下，肾素 - 血管紧张素系统由于部分肾缺血而受到刺激，进而引起高血压。

第二节　输尿管损伤

一、病因

输尿管是位于腹膜后间隙的细长管状器官，位置较深，有一定的活动范围，一般不易受外力损伤。输尿管损伤多为医源性。

（一）外伤损伤

1. 开放性损伤

外界暴力所致输尿管损伤率约为 4%，主要是由刀伤、枪伤、刃器刺割伤引起。损伤不仅可以直接造成输尿管的穿孔、割裂或切断，而且继发感染，导致输尿管狭窄或漏尿。

2. 闭合性损伤

闭合性损伤多发生于车祸、高处坠落及极度减速事件中，损伤常造成胸腰椎错位、腰部骨折等。损伤机制有两方面：一方面由于腰椎的过度侧弯或伸展直接造成输尿管的撕脱或断裂；另一方面由于肾脏有一定的活动余地，可以向上移位，而相对固定的输尿管则被强制牵拉，造成输尿管的断裂，最常见的就是肾盂输尿管连接处断裂。

（二）手术损伤

医源性损伤是输尿管损伤最常见的原因，常见于外科、妇产科的腹膜后手术或盆腔手术，如子宫切除术、卵巢切除术、剖宫产、髂血管手术、结肠或直肠的肿瘤切除术等。临床上尤以子宫切除术和直肠癌根治术损伤输尿管最为常见。

（三）器械损伤

随着腔内泌尿外科的发展及输尿管镜技术的不断进步，输尿管镜引起输尿管损伤率也由 7% 下降至 1% ~ 5%。

1. 输尿管插管损伤

在逆行肾盂造影、PCNL 术前准备、留置肾盂尿标本等检查或操作时需行输尿管插管，若输尿管导管选择不当、操作不熟练会引起输尿管损伤，尤其是在狭窄段和交界段。轻者黏膜充血水肿，重者撕裂穿孔。

2. 输尿管镜检查损伤

输尿管扭曲成角或连接、交界处处于弯曲时，行硬性输尿管镜检查，如果操作不当或输尿管镜型号选择不当，就会损伤输尿管，形成假道或穿孔，甚至输尿管完全断裂。

3. 输尿管碎石损伤

无论是选择取石钳、套石篮还是输尿管镜下钬激光碎石，较大的结石长期嵌顿刺激，结石周围黏膜水肿，甚至形成息肉，对于这种情况如果强制通过输尿管镜或导丝可能损伤输尿管。

4. 其他碎石损伤

腔镜下使用激光或体外冲击波碎石治疗输尿管结石，可能会发生不同程度的管壁损伤。

（四）放疗损伤

宫颈癌、前列腺癌等放疗后，输尿管管壁易水肿、出血、坏死，进而形成纤维瘢痕或尿瘘。

二、临床表现

输尿管损伤的临床表现复杂多样，有可能出现较晚，也有可能不典型或者被其他脏器损伤所掩盖。常见的临床表现如下。

（1）尿外渗：开放性手术所致输尿管穿孔、断裂，或其他原因引起输尿管全层坏死、断离者，都会有尿液从伤口中流出。尿液流入腹腔会引起腹膜炎，出现腹膜刺激征；流入后腹膜，则引起腹部、腰部或直肠周围肿胀、疼痛，甚至形成积液或尿性囊肿。

（2）血尿：血尿在部分输尿管损伤中会出现，可表现为镜下或肉眼血尿，具体情况要视输尿管损伤类型而定。输尿管完全离断时，可以表现为无血尿。

（3）尿瘘：溢尿的瘘口一周左右就会形成瘘管。瘘管形成后常难以完全愈合，尿液不断流出，常见的尿瘘有输尿管皮肤瘘、输尿管腹膜瘘和输尿管阴道瘘等。

（4）感染症状：输尿管损伤后，自身炎症反应、尿外渗及尿液聚集等很快引起机体炎症反应，轻者局部疼痛、发热、脓肿形成，重者发生败血症或休克。

（5）无尿：如果双侧输尿管完全断裂或被误扎，伤后或术后就会导致无尿，但也要与严重外伤后所致休克、急性肾衰竭引起的无尿相鉴别。

（6）梗阻症状：放射性或腔内器械操作等所致输尿管损伤，由于长期炎症、水肿、粘连等，晚期会出现受损段输尿管狭窄甚至完全闭合，进而引起患侧上尿路梗阻，表现为输尿管扩张、肾积水、腰痛、肾衰竭等。

（7）合并伤表现：表现为受损器官的相应症状，严重外伤者会有休克表现。

三、诊断

（一）病史

外伤、腹盆腔手术及腔内泌尿外科器械操作后，如果出现伤口内流出尿液或一侧持续性腹痛、腹胀等症状时，均应警惕输尿管损伤的可能性。

（二）辅助检查

1. 静脉尿路造影

部分输尿管损伤可以通过静脉尿路造影显示。

（1）输尿管误扎：误扎的输尿管可能完全梗阻或者通过率极低，因而造影剂排泄障碍，出现输尿管不显影或造影剂排泄受阻。

（2）输尿管扭曲：输尿管可以表现为单纯弯曲，也可以表现为弯曲处合并狭窄引起完全或不完全梗阻。前者造影剂可以显示扭曲部位，后者表现为病变上方输尿管扩张，造影剂排泄受阻。

（3）输尿管穿孔、撕脱、完全断裂：表现为造影剂外渗。

2. 逆行肾盂造影

逆行肾盂造影表现为在受损段输尿管插管比较困难，通过受阻。造影剂无法显示，自破裂处流入周围组织。该检查可以明确损伤部位，了解有无尿外渗及外渗范围，需要时可以直接留置导管引流尿液。

3. 膀胱镜检查

膀胱镜不仅可以直视下了解输尿管开口损伤情况，观察有无水肿、黏膜充血，而且可以观察输尿管口有无喷尿或喷血尿，判断中上段输尿管损伤、梗阻的情况。

4. CT

可以良好显示输尿管的梗阻、尿外渗范围、尿瘘及肾积水等，尤其配合增强影像可以进一步提高诊断准确率。

5. B 超

B 超简易方便，可以初步了解患侧肾脏、输尿管梗阻情况，同时发现尿外渗。

6. 放射性核素肾图

对了解患侧肾功能及病变段以上尿路梗阻情况有帮助。

（三）术中辨别

手术中，如果高度怀疑输尿管损伤时，可以应用亚甲蓝注射来定位诊断。方法是将 1 ～ 2 mL 亚甲蓝从肾盂注入，仔细观察输尿管外是否有蓝色液体出现。注射时不宜太多太快，因为过多亚甲蓝可以直接溢出或污染周围组织，影响判断。

四、治疗

输尿管损伤的处理既要考虑输尿管损伤的部位、程度、时间及肾脏膀胱情况，又要考虑患者的全身情况，了解有无严重合并伤及休克。

（一）急诊处理

（1）首先抗休克治疗，积极处理引起输尿管损伤的病因。

（2）术中发现的新鲜无感染输尿管伤口，应一期修复。

（3）如果输尿管损伤 24 小时以上，组织发生水肿或伤口有污染，一期修复困难时，可以先行肾脏造瘘术，引流外渗尿液，避免继发感染，待情况好转后再修复输尿管。

（二）手术治疗

1. 输尿管支架置放术

对于输尿管小穿孔、部分断裂或误扎松解者，可放置双 J 管或输尿管导管，保留 2 周以上，一般能愈合。

2. 肾造瘘术

对于输尿管损伤所致完全梗阻不能解除时，可以肾脏造瘘引流尿液，待情况好转后再修复输尿管。

3. 输尿管成形术

对于完全断裂、坏死、缺损的输尿管损伤者，或保守治疗失败者，应尽早手术修复损伤的输尿管，恢复尿液引流通畅，保护肾功能。同时，彻底引流外渗尿液，防止感染或形成尿液囊肿。手术中可以通过向肾盂注射亚甲蓝，观察术野蓝色液体流出，来寻找断裂的输尿管口。输尿管吻合时需要仔细分离输尿管并尽可能多保留其外膜，以保证营养与存活。

（1）输尿管 - 肾盂吻合术：上段近肾盂处输尿管或肾盂输尿管连接处撕脱断裂者可以行输尿管 - 肾盂吻合术，但要保证无张力。若吻合处狭窄明显时，可以留置双 J 管做支架，2 周后取出。近年来，腹腔镜下输尿管 - 肾盂吻合术取得了成功，将是一个新的治疗方式。

（2）输尿管 - 输尿管吻合术：若输尿管损伤范围在 2 cm 以内，则可以行输尿管端端吻合术。输尿管一定要游离充分，保证无张力的吻合。双 J 管留置 2 周。

（3）输尿管 - 膀胱吻合术：输尿管下段的损伤，如果损伤长度在 3 cm 之内，尽量选择输尿管 - 膀胱吻合术。该手术并发症少，但要保证无张力及抗反流。双 J 管留置时间依具体情况而定。

（4）交叉输尿管 - 输尿管端侧吻合术：如果一侧输尿管中端或下端损伤超过 1/2，端 - 端吻合张力过大或长度不足时，可以将损伤侧输尿管游离，跨越脊柱后与对侧输尿管行端侧吻合术。尽管该手术成功率高，但也有学者认为不适合泌尿系肿瘤和结石的患者，以免累及对侧正常输尿管，提倡输尿管替代术或自体肾脏移植术。

（5）输尿管替代术：如果输尿管损伤较长，一侧或双侧病变较重，无法或不适宜行上述各种术式时，可以选择输尿管替代术。常见的替代物为回肠，电有报道应用阑尾替代输尿管取得手术成功者。近年来，组织工程学材料的不断研制与使用，极大地方便并降低了该手术的难度。

4. 放疗性输尿管损伤

长期放疗往往会使输尿管形成狭窄性瘢痕，输尿管周围也会纤维化或硬化，且范围较大，一般手术修补输尿管困难，且患者身体情况较差时，宜尽早行尿流改道术。

5. 自体肾脏移植术

当输尿管广泛损伤，长度明显不足以完成以上手术时，可以将肾脏移植到髂窝中，以缩短距离。手术要将肾脏缝在腰肌上，注意保护输尿管营养血管及外膜。不过需要注意的是，有8%的自体移植肾者术后出现移植肾无功能。

6. 肾脏切除术

损伤侧输尿管所致肾脏严重积水或感染，肾功能严重受损或肾脏萎缩者，如对侧肾脏正常，则可施行肾脏切除术。另外，内脏严重损伤且累及肾脏无法修复者，或长期输尿管瘘存在无法重建者，也可以行肾脏切除术。

第三节　膀胱损伤

一、病因

膀胱位于盆腔深部，耻骨联合后方，周围有骨盆保护，通常很少发生损伤。究其受伤原因大体分为以下三种。

（一）外伤性

外伤性最常见的原因为各种因素引起的骨盆骨折，如车祸、高处坠落等；其次为膀胱在充盈状态下突然遭到外来打击，如下腹部遭受撞击、摔倒等；少见原因尚有火器、利刃所致串通伤等。

（二）医源性

医源性最常见于妇产科、下腹部手术，以及某些泌尿外科手术，如TURBT、TURP及输尿管镜检查等均可导致膀胱损伤。尤其是近年来随着腹腔镜手术的日益开展，医源性损伤更加不容忽视。

（三）自身疾病

自身疾病比较少见，可由意识障碍引起，如醉酒或精神疾病；病理性膀胱如肿瘤、结核等可致自发性破裂。

二、临床表现

无论何种原因，膀胱损伤病理上大体分为挫伤及破裂两类。前者伤及膀胱黏膜或肌层，后者根据破裂部位分为腹膜外形、腹膜内型及两者兼有的混合型，从而有不同的临床表现。轻微损伤仅出现血尿、耻骨上或下腹部疼痛等；损伤重者可出现血尿、无尿、排尿困难、腹膜炎等。

（1）血尿：可表现为肉眼或镜下血尿，其中肉眼血尿最具有提示意义。有时伴有血凝块，大量血尿者少见。

（2）疼痛：多为下腹部或耻骨后的疼痛，伴有骨盆骨折时，疼痛较剧。腹膜外破裂者，疼痛主要位于盆腔及下腹部，可有放射痛，如放射至会阴部、下肢等。膀胱破裂至腹腔者，表现为腹膜炎的症状及体征：全腹疼痛、压痛及反跳痛、腹肌紧张、肠鸣音减弱或消失等。

（3）无尿或排尿困难：膀胱发生破裂，尿液外渗，表现为无尿或尿量减少，部分患者表现为排尿困难，与疼痛、恐惧或卧床排尿不习惯等有关。

（4）休克：常见于严重损伤者。由创伤及大出血所致，如腹膜炎或骨盆骨折。

三、诊断

膀胱损伤的病理类型关系到治疗效果，因而应尽量做出准确诊断。和其他疾病一样，需结合病史（如外伤、手术史等）及症状、体征，以及辅助检查，综合分析，做出诊断。膀胱损伤常被腹部、骨盆外伤引起的症状干扰或被其所掩盖。当患者诉耻骨上或下腹部疼痛，排尿困难，结合外伤、手术史，耻骨上区触疼，腹肌紧张，以及肠鸣音减弱等，应考虑膀胱损伤的可能。

（一）导尿检查

一旦怀疑膀胱损伤，即应马上给予导尿，如尿液清亮，可初步排除膀胱损伤；如尿液很少或无尿，应行注水试验：向膀胱内注入 200～300 mL 生理盐水，稍待片刻后抽出，如出入量相差很大，提示膀胱破裂。该方法尽管简便，但准确性差，易受干扰。

（二）膀胱造影

膀胱造影是诊断膀胱破裂最有价值的方法，尤其是对于骨盆骨折合并肉眼血尿的患者。导尿成功后，经尿管注入稀释后的造影剂（如 15%～30% 的复方泛影葡胺），分别行前后位及左右斜位摄片，将造影前后 X 线片比较，观察有无造影剂外溢及其部位。腹膜内破裂者，造影剂溢出至肠系膜间相对较低的位置或到达膈肌下方；腹膜外破裂者可见造影剂积聚在膀胱颈周围。亦有人采用膀胱注气造影法，向膀胱内注气，观察气腹症，以帮助诊断。需要指出的是，由于 10%～29% 的患者常同时出现膀胱和尿道损伤，故在发现血尿或导尿困难时，尚应行逆行尿道造影，以排除尿道损伤。

（三）CT 及 MRI

临床应用价值低于膀胱造影，不推荐使用。但患者合并其他伤需行 CT 或 MRI 检查，有时可发现膀胱破口或难以解释的腹部积液，应想到膀胱破裂的可能。

（四）静脉尿路造影

在考虑合并有肾脏或输尿管损伤时，行 IVU 检查，同时观察膀胱区有无造影剂外溢，可辅助诊断。

四、治疗

除积极处理原发病及危及生命的并发症外，对于膀胱损伤，应根据不同的病理损伤类型，采用不同的治疗方法。

（一）膀胱挫伤

一般仅需保守治疗，卧床休息，多饮水，视病情持续导尿数天，预防性应用抗生素。

（二）腹膜外膀胱破裂

钝性暴力所致下腹部闭合性损伤，如患者情况较好，不伴有并发症，可仅予以尿管引流。主张采用大口径尿管（22 Fr），以确保充分引流。2 周后拔除尿管，但拔除尿管前推荐行膀胱造影。同时应用抗生素持续至尿管拔除后 3 天。

以下情况应考虑行膀胱修补术：①钝性暴力所致腹膜外破裂，有发生膀胱瘘、伤口不愈合、菌血症的潜在可能性时。②因其他脏器损伤行手术探查时，如怀疑膀胱损伤，应同时探查膀胱，发现破裂，予以修补。③骨盆骨折在行内固定时，应对破裂的膀胱同时修补，防止尿外渗，从而减少内固定器械发生感染的机会。而对于膀胱周围血肿，除非手术必需，否则不予处理。

（三）腹膜内膀胱破裂

腹膜内膀胱破裂其裂口往往比膀胱造影所见要大得多，往往难于自行愈合，因而一旦怀疑腹膜内破裂，即应马上手术探查，同时检查有无其他脏器损伤。术中发现破裂，应用可吸收线分层修补，并在膀胱周围放置引流管。根据情况决定是单纯行留置导尿，还是加行耻骨上膀胱高位造瘘，但最近观点认为后者并不优于单独留置导尿。术后应用抗生素。有时，膀胱造影提示膀胱裂口很小，或患者病情不允许，可暂时行尿管引流，根据病情决定下一步是否行手术探查或修补。

以下两点需注意：①术中在修补膀胱裂口前，应检查输尿管有无损伤，通过观察输尿管口喷尿情况，静脉注射亚甲蓝或试行逆行插管来判定。输尿管壁内段或邻近管口的损伤，放置双 J 管或行膀胱输尿管再植术。②术中如发现直肠或阴道损伤，应将损伤的肠壁或阴道壁游离，重叠缝合加以修补，同时在膀胱与损伤部位之间填塞有活力的邻近组织，或者在修补的膀胱壁处注入生物胶，尽量减少膀胱直肠（阴道）瘘的发生；但结肠或直肠损伤时，如粪便污染较重，应改行结肠造瘘，二期修补。

（四）膀胱贯通伤

应马上手术探查，目的有二：①观察有无腹内脏器损伤。②观察有无泌尿系损伤。发现膀胱破裂，分层修补；同时观察有无三角区、膀胱颈部或输尿管损伤，视损伤情况做对应处理。当并发直肠或阴道损伤时，处理同上。

对于膀胱周围的血肿，应予以清除。留置的引流管需在腹壁另外戳洞引出。术后应用抗生素。

第四节　尿道损伤

尿道损伤多见于 15 ~ 25 岁青壮年，90%以上是骨盆骨折或骑跨伤等闭合性损伤引起，开放性贯通伤罕见，偶可遇到开放性枪伤损伤尿道。骨盆骨折引起的尿道损伤常伴有膀胱、脾、肝或肠道等器官的损伤，合并伤时死亡率可高达 30%。尿道损伤的初步处理取决于尿道损伤的程度、部位、患者的血流动力学是否稳定和相关的损伤情况。近年经尿道手术，特别是根治性前列腺切除的增加，使医源性尿道损伤有增加趋势。

一、后尿道损伤

（一）病因

1. 尿道外暴力闭合性损伤

此类损伤最多见，主要是骨盆骨折。4% ~ 14%骨盆骨折伴有后尿道损伤，80% ~ 90%后尿道损伤伴有骨盆骨折。后尿道损伤中65%是完全断裂，另外 10% ~ 17%后尿道损伤患者同时有膀胱损伤。骨盆骨折的常见原因是交通事故、高处坠落和挤压伤，损伤部位在后尿道，常伴其他脏器的严重创伤。不稳定骨盆骨折比稳定骨盆骨折损伤后尿道多，坐骨耻骨支的蝶形骨折伴骶髂关节骨折或分离时后尿道损伤的机会最大，其次为坐骨耻骨支的蝶形骨折、Malgaigne's 骨折、同侧坐骨耻骨支骨折和单支坐骨或耻骨支骨折。后尿道有两处较为固定，一是膜部尿道通过尿生殖膈固定于坐骨耻骨支，另一是前列腺部尿道通过耻骨前列腺韧带固定于耻骨联合。骨盆骨折时，骨盆变形，前列腺移位，前列腺从尿生殖膈处被撕离时，膜部尿道被牵拉伸长，耻骨前列腺韧带撕裂时更甚，最终使尿道前列腺部和膜部交界处部分或全部撕断，全部撕断后前列腺向上方移位，尿道外括约肌机制可能受损，尿生殖膈也撕裂时可伤及球部尿道，前列腺背侧静脉丛撕裂时引起严重的盆腔内血肿使前列腺向上和背侧推移，活动度较大的膀胱和前列腺之间的牵拉可引起膀胱颈损伤，骨盆骨折碎片刺破尿道很少见。另一种观点认为尿道球部和膜部交界处较为薄弱，损伤往往发生于此处，尿道的前列腺部、膜部和外括约肌为一个解剖单位，骨盆骨折时此解剖单位移位，牵拉膜部尿道，而球部尿道相对固定于会阴筋膜上，使尿道的膜部和球部交界处撕裂，严重时损伤延伸到球部尿道。另外高达 85%的尿道损伤患者行尿道成形手术后尿道外括约肌保存完好也支持后一种观点。

膀胱颈部、前列腺部尿道损伤通常仅发生于儿童，而且儿童发生坐骨耻骨支蝶形骨折、Malgaigne's 骨折和坐骨耻骨支的蝶形骨折伴骶髂关节骨折比成人多见。骨折儿童骨盆骨折时损伤尿道机制有两种可能：一种是活动的膀胱和相对固定的前列腺之间的牵拉而损伤膀胱颈部和尿道；另一种是儿童前列腺未发育，前列腺部尿道短，与成人一样的机制撕裂损伤膜部尿道时蔓延到前列腺部尿道和膀胱颈部。尿道损伤离膀胱颈部越近，发生创伤性尿道狭窄、勃起功能障碍和尿失禁的机会越大。

骨盆骨折损伤女性尿道极少见，约占骨盆骨折的 1%以下。女性尿道短，活动度大，无耻骨韧带的固定，不易受伤。女性尿道损伤大部分是尿道前壁的部分纵向裂伤，完全裂伤常位于近膀胱颈部的近端尿道，常伴阴道和/或直肠撕裂伤，所以女性尿道损伤患者应常规作阴道与直肠检查。女性尿道损伤机制通常由骨盆骨折碎片刺伤引起，而非男性那样的牵拉撕裂伤。

2. 尿道内暴力损伤

尿道内暴力损伤多为医源性损伤，由于经尿道手术或操作的增多，近年此类损伤有增加趋势。大部分是尿道内的器械操作损伤，保留导尿时导尿管气囊段未插到膀胱就充盈气囊或气囊未抽尽就强行拔出气囊导尿管，或经尿道前列腺或膀胱肿瘤切除等操作和输尿管镜检查通过尿道时和尿道内时，或尖锐湿疣电灼时，均有可能发生尿道损伤，有的尿道损伤当时未发现，过一段时间后直接表现为尿道狭窄，尿道内异物也会引起尿道黏膜损伤。

3. 尿道外暴力开放性损伤

尿道外暴力开放性损伤由枪伤和刺伤等穿透性损伤引起，但少见，偶可见于牲畜咬伤、牛角刺伤，往往伤情重，合并伤多，治疗较为困难。妇科或会阴手术有损伤尿道的可能，近年有报道经阴道无张力尿道中段悬吊术患者在术中或术后损伤尿道。长时难产尿道和膀胱颈部也有可能受压引起缺血性尿道和膀胱颈部损伤。

4. 非暴力性尿道损伤

非暴力性尿道损伤较为少见，常见原因有化学药物烧伤、热灼伤、放射线损伤等。体外循环的心脏手术患者有出现尿道缺血和发生尿道狭窄的可能，胰腺或胰肾联合移植胰液从尿液引流者由于胰酶的作用有出现尿道黏膜损伤甚至尿道断裂的报道。

（二）病理分类

1. 按损伤部位

包括膜部尿道损伤和前列腺部尿道损伤。可分为四型。

Ⅰ型：后尿道受盆腔内血肿压迫与牵拉伸长，但黏膜完整。

Ⅱ型：后尿道损伤指泌尿生殖膈上方前列腺和/或膜部尿道撕裂伤。

Ⅲ型：后尿道完全裂伤伴有尿生殖膈的损伤。

Ⅳ型：膀胱颈损伤累及后尿道损伤（见图6-1）。

2. 按损伤程度

（1）尿道挫伤：仅为尿道黏膜损伤，局部肿胀和瘀血。

（2）尿道破裂：尿道部分全层裂伤，尚有部分尿道连续性未完全破坏。

（3）尿道断裂：尿道伤处完全断离，连续性丧失，其发病率约为全部尿道损伤的40%～70%。

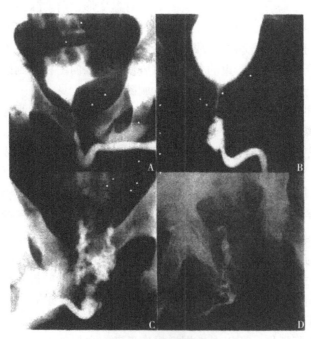

图6-1　后尿道损伤

3. 病理分期

（1）损伤期：伤后72小时之内的闭合性尿道损伤为损伤期。此期的病理生理改变是出血和创伤性休克，尿道组织破坏和缺损，尿道失去完整性和连续性，引起排尿困难和尿潴留，血液和尿液经损伤处外渗到尿道周围组织，此期行尿道修补术或恢复尿道连续性的手术效果较为满意。限制血尿外渗部位和蔓延的筋膜有：①阴茎筋膜（Buck 筋膜）。②会阴浅筋膜（Colles 筋膜）。③腹壁浅筋膜深层（Scarpa 筋膜）。④尿生殖膈（三角韧带）。⑤膀胱直肠筋膜（Denonvilliers 筋膜）。会阴浅筋膜向前与腹壁浅筋膜的深层会合。会阴浅筋膜与尿生殖膈之间的间隙称会阴浅袋。阴茎部尿道破裂或断裂若阴茎筋膜完整，血尿外渗仅局限在阴茎部，出现阴茎肿胀出现紫褐色，若阴茎筋膜破裂则血尿外渗范围与球部尿道破裂时相同。球部尿道损伤伴阴茎筋膜破裂后血尿外渗先到会阴浅袋内并可向腹壁浅筋膜的深层之下发展，形成下腹部肿胀。后尿道损伤若位于前列腺尖部或前列腺部尿道而尿生殖膈完整时，血尿外渗于前列腺和膀胱周围疏松结缔组织内，向前上可发展到下腹部腹膜外组织，向后上可达腹膜后组织，膜部尿道损伤时若尿生殖膈上下筋膜完整，血尿外渗位于尿道膜部及周围，若尿生殖膈完整仅有尿生殖膈上筋膜破裂，血尿外渗至前列腺膀胱周围，若尿生殖膈及其上下筋膜都破裂，血尿外渗还可渗到会阴浅袋。

（2）炎症期：闭合性尿道损伤后 72 小时到 3 周，开放性尿道损伤有时虽未达 72 小时，有明显感染迹象者也称炎症期。创伤性炎症反应达到高峰，可伴细菌感染，全身病理生理变化以中毒和感染为主，可出现高热和血白细胞升高。损伤局部血管扩张，渗透性增加，组织水肿，白细胞浸润，尿外渗未引流可能出现化学性蜂窝织炎，创伤性组织液化坏死等。临床上以控制感染为主，尿外渗引流和膀胱造瘘使尿液改道，不宜进行尿道有关的手术或尿道内操作。

（3）狭窄期：尿道损伤 3 周后损伤部位炎症逐渐消退，纤维组织增生，瘢痕形成，导致尿道狭窄，称创伤性尿道狭窄。尿道破裂或断裂未经适当早期处理，均出现不同程度的尿道狭窄，引起尿道梗阻，时间久者出现上尿路积水、尿路感染和结石形成，一般在 3 个月后局部炎症反应基本消退，可进行恢复尿道连续性的尿道修复成形手术。

（三）临床表现

1. 休克

骨盆骨折后尿道损伤常合并其他内脏损伤发生休克。休克主要原因为严重出血及广泛损伤。骨盆骨折、后尿道损伤、前列腺静脉丛撕裂及盆腔内血管损伤等，均可导致大量出血。内出血可在膀胱周围及后腹膜形成巨大血肿。凡外伤患者都应密切注意生命体征，包括神志、皮肤黏膜指甲色泽等外周血管充盈情况，观察患者血压、脉搏、呼吸和尿量等，密切注意有无休克发生。

2. 尿道滴血及血尿

尿道滴血及血尿为后尿道损伤最常见症状。尿道滴血及血尿程度与后尿道损伤严重程度不相一致，有时尿道部分断裂时血尿比完全断裂还要严重。后尿道损伤多表现为尿初及终末血尿，或尿终末滴血，尿道滴血或血尿常在导尿失败或因排尿困难而用力排尿而加重，后尿道断裂伤可因排尿困难和外括约肌痉挛而不表现为尿道滴血或血尿。

3. 疼痛

后尿道损伤疼痛可放射至肛门周围、耻骨区及下腹部，直肠指检有明显压痛，骨盆骨折者有骨盆叩压痛及牵引痛，站立或抬举下肢时疼痛加重，耻骨联合骨折者耻骨联合处变软，有明显压痛、肿胀。

4. 排尿困难及尿潴留

轻度挫伤可无排尿困难，严重挫伤或尿道破裂者，因局部水肿或外括约肌痉挛而发生排尿困难，有时在数次排尿后出现完全尿潴留，尿道断裂伤因尿道已完全失去连续性而完全不能排尿，膀胱充盈，有强烈尿意，下腹部膨隆。

5. 血肿及瘀斑

伤处皮下见瘀斑。后尿道损伤血肿一般位于耻骨后膀胱及前列腺周围，严重者引起下腹部腹膜外血肿而隆起，有尿生殖膈破裂者血肿可蔓延至坐骨直肠窝甚至会阴部。

6. 尿外渗

尿外渗的程度取决于尿道损伤的程度及伤后是否频繁排尿。伤前膀胱充盈者尿道破裂或断裂且伤后频繁排尿者尿外渗出现较早且较广泛。一般伤后尿道外括约肌痉挛，数小时内不发生尿外渗，多在 12 小时后仍未解除尿潴留者才出现尿外渗。盆腔内尿外渗可出现直肠刺激症状和下腹部腹膜刺激症状。尿外渗未及时处理或继发感染，导致局部组织坏死、化脓，出现全身中毒症状甚至全身感染，局部坏死后可能出现尿瘘。

（四）诊断

后尿道损伤的诊断应根据外伤史、受伤时的体位、暴力性质、临床表现、尿外渗及血肿部位、直肠指检、导尿检查、尿道造影或其他 X 线检查等明确诊断，确定尿道损伤的部位、程度和其他合并伤等。

1. 外伤史和临床表现

尿道内操作或检查后出现尿道出血、排尿困难，骨盆骨折后有排尿困难、尿潴留、尿道外口滴血者首先要想到尿道损伤。伤后时间较长者耻骨上能触到膨胀的膀胱。骨盆骨折患者都应怀疑有后尿道损伤，有下列情况者要高度怀疑有后尿道损伤：尿道外口滴血，排尿困难或不能排尿，膀胱区充盈，血尿外渗常在耻骨膀胱周围，体表青紫肿胀可不明显，有时见会阴部典型的蝶形肿胀。

2. 直肠指诊

直肠指诊在尿道损伤的诊断中具有重要意义，可以判断前列腺的移位、盆腔血肿等。后尿道损伤时前列腺位置升高，但在盆腔血肿时可难以判定，骨折导致耻骨或坐骨支移位，有时在直肠指诊时可触及，尿外渗和血肿引起的肿胀可能掩盖前列腺的正常位置，因此直肠指诊的更主要意义是作为一种筛查有无直肠损伤的手段，指套有血迹提示有直肠损伤。

3. 尿道造影

怀疑后尿道损伤时逆行尿道造影是首选的诊断方法。逆行尿道造影可以清晰和确切地显示后尿道损伤部位，程度和各种可能的并发症，是一种最为可靠的诊断方法。摄片时应首先摄取骨盆平片，了解是否有骨盆骨折及是否为稳定骨折，有无骨折碎片和异物残留，12 ~ 14 号 Foley 尿管气囊置于舟状窝并注水 1 ~ 3 mL，然后患者置 25°～ 35°斜位，应用水溶性造影剂，在荧光透视下用 60% 碘剂 20 ~ 30 mL 注入尿道，在尿道充盈状态下行连续动态摄片，无法进行实时动态摄片时应进行分次摄片，每次注入 60% 碘剂 10 mL，在急症抢救室也能进行。同时行耻骨上膀胱造影和逆行尿道造影可精确了解尿道损伤的位置、严重性和长度，若进行延迟修补术，应在伤后 1 周内进行，若进行晚期修复手术应在伤后 3 个月以上进行。

4. 导尿检查

后尿道挫伤或较小的破裂患者有可能置入导尿管，但要有经验的泌尿外科专科医师进行，仔细轻柔地试放导尿管，如果置入尿管较为困难，应该马上终止，在确定已放入膀胱前不能充盈气囊，一旦置入不可轻易拔出，导尿管至少留置 7 ~ 14 天，拔除导尿管后常规做一次膀胱尿道造影。能顺利置入导尿管者，拔管后仍有出现尿道狭窄的可能，要密切随访，轻度的狭窄可以通过定期尿道扩张达到治疗目的。另有许多学者认为诊断性导尿有可能使部分尿道裂伤成为完全裂伤，加重出血并诱发感染，还有可能使导尿管从断裂处穿出，而误认为放入膀胱并充盈气囊导致进一步加重损伤，因此在诊断不明时不宜采用。

5. 超声检查

超声在尿道损伤的急症诊治工作中不是常规检查方法，仅用于评价盆腔内血肿范围、膀胱的位置高低和膀胱是否充盈等情况。特别在进行耻骨上膀胱穿刺造瘘前，了解膀胱充盈度和位置有较大价值。近年报道超声在了解尿道周围和尿道海绵体纤维化方面有潜在优势。

6. 膀胱尿道镜检查

膀胱尿道镜检查是诊断后尿道损伤最为直观的方法，单纯的急症诊断性膀胱尿道镜检查尽量不做，应由经验丰富的泌尿外科医师进行，同时做好窥镜下尿道会师术的准备，用比膀胱镜细的输尿管镜检查尿道更有优势。女性尿道短不适合尿道造影检查，尿道镜检查是诊断女性尿道损伤的有效方法。后期进行后尿道修复性成形手术前，怀疑有膀胱颈部功能异常时，可通过膀胱造瘘口检查膀胱颈部和后尿道，有很大价值，通过膀胱造瘘口仔细观察膀胱颈部的完整性和功能，但有时膀胱颈部的外形完整性与功能不一定完全一致。

7. CT 和 MRI 检查

在诊断尿道损伤本身的意义不大，但可详细了解骨盆骨折、阴茎海绵体、膀胱、肾脏及其他腹内脏器的损伤。

（五）治疗

后尿道损伤的治疗应根据患者的全身情况，受伤时间，尿道损伤的部位、严重程度以及合并伤的情况等，综合考虑制订治疗方案，对威胁生命的严重出血和脏器损伤应先于尿道损伤予以处理。

1. 全身治疗

（1）防治休克：及时建立输液通道、纠正低血容量，补充全血和其他血液代用品，受伤早期休克主要是严重创伤出血或其他内脏损伤。

（2）防治感染：全身应用抗菌药物，时间长者根据尿及分泌物培养结果选用最有效的抗菌药物。

（3）预防创伤后并发症：预防肺部感染、肺不张，保持大便通畅，避免腹压升高引起继发性出血，对于骨盆骨折或其他肢体骨折卧床较久的患者，注意改变体位，避免发生压疮和泌尿系结石。

2. 损伤尿道的局部治疗

损伤尿道的局部治疗原则是恢复尿道的连续性，引流膀胱尿液，引流尿外渗。在损伤期内的患者应设法积极恢复尿道连续性。后尿道破裂或断裂应根据伤情及医疗条件，有可能时争取解剖复位。炎症期（闭合性尿道损伤 72 小时后和开放性尿道损伤 48 小时后）的患者仅行耻骨上膀胱造瘘和尿外渗切开引流，待炎症消退后再行尿道手术。

（1）尿道灼伤的治疗：当腐蚀性或强烈刺激性化学物质进入尿道时，有剧烈疼痛应立即停止注入，嘱患者排尿以排出残留在尿道内的化学物质，并用等渗盐水低压灌注尿道进行冲洗。给予强效止痛剂，避免留置导尿，排尿困难者行耻骨上膀胱造瘘引流尿液。如无继发感染，2 周后开始定期尿道扩张，防治尿道狭窄，狭窄严重尿道扩张治疗失败者行手术治疗。

（2）尿道挫伤的治疗：轻微挫伤，出血不多排尿通畅者密切观察。出血较多者，局部加压与冷敷，排尿困难或尿潴留者保留导尿 3 ~ 7 天。

（3）后尿道破裂的治疗：试插导尿管成功者留置 2 ~ 4 周，不能插入导尿管者行耻骨上膀胱造瘘，2 ~ 3 周后试排尿和行排泄性膀胱尿道造影，若排尿通畅无尿外渗可拔除膀胱造瘘管，尿道会师术也可以用于治疗后尿道破裂，尿道会师法置一 18 ~ 20 号气囊导尿管，气囊充水 25 ~ 30 mL，稍加牵引，使前列腺向尿生殖膈靠拢，一般牵引 5 ~ 7 天。导尿管留置 3 ~ 4 周。以后根据排尿情况进行尿道扩张。

（4）后尿道断裂的治疗：这类患者多系骨盆骨折引起，一般伤情重，休克发病率高，且尿道完全断离，有分离和移位，使其处理比其他尿道损伤复杂得多。目前对后尿道断裂伤的局部治疗有三种观点。①耻骨上膀胱穿刺或开放造瘘术，3 ~ 6 个月后行后尿道修复成形术。②尿道会师术。③急症后尿道吻合术。

所有尿道外伤的最初处理是患者的复苏，先处理可能危及患者生命的其他损伤，后尿道损伤更是如此，因为后尿道损伤往往伴有骨盆骨折、腹内脏器损伤和肢体骨折等。尿道损伤急症处理的第二步是分流膀胱内尿液。从尿道破裂口外渗的血液和尿液可能引起炎症反应，有发展成脓肿的可能，外伤受损的筋膜层次决定了可能发生感染的范围，感染可能发生于腹腔、胸部、会阴部和股内侧等，这些感染可能导致尿瘘、尿道周围憩室，甚至少见的坏死性筋膜炎，早期诊断尿道损伤、及时的尿液改道引流和适当应用抗生素降低了这些并发症发生的可能性。及时的分流膀胱内尿液可防止更多的尿液外渗到尿道周围组织中，并可准确记录尿液排出量。耻骨上膀胱穿刺造瘘是尿液改道引流的简单方法，大部分泌尿外科医师和专业外科医师都熟悉其操作技术，若耻骨上膀胱是否充盈不能扪清，膀胱穿刺造瘘术可在 B 超引导下进行，开放性耻骨上膀胱造瘘术只在膀胱空虚、合并有膀胱破裂或膀胱颈部损伤时进行，开放手术时应避免进入耻骨后膀胱前间隙，从膀胱顶部切开膀胱，在膀胱腔内探查有无膀胱或膀胱颈部裂伤，若有也应从膀胱内部用可吸收线加以修补，4 周后先行排尿性膀胱尿道顺行造影，若尿道通畅可试夹管，排尿正常可安全拔除造瘘管。否则 3 个月后行后尿道瘢痕切除成形术。

伤后 3 ~ 6 个月的后尿道瘢痕切除再吻合手术采用经会阴的倒"人"字形切口，损伤部位确定后切除瘢痕和血供不良组织，游离远近端尿道，在骨盆骨折后尿道断裂断端完全分离情况下，前列腺远侧血肿肌化瘢痕远端的球部尿道游离到阴茎根部可获得 4 ~ 5 cm 的尿道长度，足够有 2 ~ 2.5 cm 长瘢痕的尿道行瘢痕切除，两断端劈开或作斜面的无张力吻合。后尿道断裂前列腺移位位置高造成前列腺远端断端与球部尿道断端距离大于 2 ~ 3 cm 者，或由于外伤或以前手术造成粘连球部尿道不能游离延长进行无张力断端吻合时，可考虑球部尿道改道，从一侧阴茎脚上方或切除耻骨支，通常耻骨联合下方耻骨部分切除足以使后尿道两断端无张力吻合，极少数情况下可用耻骨联合全切除，极少见的耻骨骨髓炎是耻骨部分切除的反指征。90% 以上的后尿道断裂，特别是膀胱颈部功能正常者经会阴径路足以完成手术，不必联合经腹径路。经会阴后尿道瘢痕切除两断端再吻合的后尿道成形修复手术效果良好，术后 10 年发生再狭窄的概率约 12%。

后尿道修复成形手术的原则是：①瘢痕切除彻底。②黏膜对黏膜缝合。③吻合口血供良好。④缝合处组织健康不被缝线切割。⑤熟练的手术技巧。

处理可能伴有外括约肌机制受损的后尿道断裂缺损要保护膀胱颈部功能，对伤后 3 个月以上的后尿道损伤经会阴一期后尿道成形修复术是推荐的首选方法，此时尿道损伤外其他器官的合并损伤，包括皮肤、软组织损伤和血肿已愈合和吸收，至于受伤到后尿道决定性成形修复手术要间隔多长时间目前还有争议。绝大多数前列腺远端后尿道断裂导致的尿道断离瘢痕较短，可以通过经会阴切口一期瘢痕切除再吻合术，若有广泛的血肿纤维化和膀胱颈部的结构和功能受损就不适合行经会阴瘢痕切除再吻合术。

尿道会师术可以早期恢复尿道连续性，可通过牵引固定前列腺位置缩短尿道分离长度。主要有两种牵引方法，一是气囊尿管与躯体纵轴 45°，300 ~ 750 g 重量牵引 5 ~ 7 天；另一是前列腺被膜或前列腺尖部缝线牵引固定于会阴部。但该手术术后尿道狭窄和阳痿发生率高，国外较少采用。

内镜窥视下尿道内会师术运用导丝引导置入导尿管治疗后尿道断裂成为一种新的手术方式，后尿道断裂甚至前尿道断裂都可试用，内镜下会师可能减少缺损的距离，一般用输尿管镜可以直接在断裂处找到近端，先放入导丝或输尿管导管，然后沿导丝或输尿管导管置入 F18 ~ F20 号三腔导尿管，如在断裂处找不到尿道近端，行耻骨上膀胱穿刺造瘘置入软性膀胱镜或输尿管镜，从后尿道插入导丝或输尿管导管引导尿道内置入的膀胱镜或输尿管镜进入膀胱，或直接拉出导丝或输尿管导管引导置入导尿管。内镜窥视下尿道内会师术须经验丰富的泌尿外科专科医师进行，否则有潜在的并发症，远期通畅率比急症膀胱造瘘 3 个月以后再行后尿道成形修复手术低，尿道会师术后总的术后勃起功能障碍、再狭窄和尿失禁发病率分别约 35%、60% 和 5%。耻骨上膀胱造瘘待 3 个月后再行后尿道修复成形术仍是大部分泌尿外科医师治疗后尿道断裂的首选方法。

后尿道损伤的急症开放性吻合手术，术后狭窄、再缩窄、尿失禁和勃起功能障碍发病率高，损伤时尿道周围组织血肿和水肿，组织结构层次不清，判别困难，尿道断端游离困难影响两断端的正确对位。Webster 总结 15 组病例共 301 例行急症手术，术后尿道狭窄发病率 69%，勃起功能障碍 44%，尿失禁 20%。

目前认为，急症后尿道吻合术仅在下列情况下进行：①有开放性伤口。②合并有骨盆内血管损伤需开放手术。③合并的骨折或骨折引起的出血等情况需手术处理者。④合并有膀胱破裂。⑤合并直肠损伤。

二、前尿道损伤

（一）病因

1. 尿道外暴力闭合性损伤

此类损伤最多见，主要原因是会阴部骑跨伤，损伤前尿道的尿道球部。典型的会阴部骑跨伤多发生于高处跌落或摔倒时，会阴部骑跨于硬物上，或会阴部踢伤、会阴部直接钝性打击伤，球部尿道被挤压在硬物与耻骨下缘之间，造成球部尿道损伤，少数伤及球膜部尿道。阴茎折断伤者有 10% ~ 20% 合并有尿道损伤，阴茎折断伤发生在勃起状态时，在性生活时突发阴茎海绵体破裂，可能同时有前尿道损伤。

2. 尿道内暴力损伤

尿道内暴力损伤多为医源性损伤，由于经尿道手术或操作的增多，近年此类损伤有增加趋势。前后尿道均有可能被损伤，大部分是尿道内的器械操作损伤，保留导尿时导尿管的压迫、感染和化学刺激，导尿管气囊段未插到膀胱而充盈气囊或气囊未抽尽强行拔出气囊导尿管、经尿道前列腺或膀胱肿瘤切除等操作和输尿管镜检查通过尿道时和尿道内尖锐湿疣电灼有时会发生前尿道损伤，有的前尿道损伤当时未发现，过一段时间后直接表现为前尿道狭窄，尿道外口附近的尖锐湿疣电灼易引起尿道外口狭窄。尿道内异物摩擦也会引起尿道黏膜损伤。

3. 尿道外暴力开放性损伤

枪伤和刺伤等穿透性损伤引起，但少见，偶可见于牲畜咬伤、牛角刺伤，往往伤情重，合并伤多，治疗较为困难。儿童包皮环切术后有少数出现尿瘘和尿道外口损伤。阴茎部没有感觉的截瘫患者使用阴茎夹时间过长可能引起阴茎和尿道的缺血坏死性损伤。

4. 非暴力性尿道损伤

非暴力性尿道损伤较为少见，常见原因有化学药物烧伤、热灼伤等。体外循环的心脏手术患者有出现尿道缺血，此后可能出现长段尿道狭窄。胰腺或胰肾联合移植胰液从尿液引流者由于胰酶的作用有出现尿道黏膜损伤甚至前尿道断裂的报道。

（二）病理

1. 按损伤部位

按损伤部位包括球部尿道损伤、阴茎部尿道损伤和尿道外口损伤。球部尿道起于尿生殖膈，止于阴茎悬韧带，位于会阴部比较固定，是前尿道易损伤的部位，常由骑跨伤引起损伤。阴茎部尿道是全尿道最为活动的部分，较不易发生损伤，尿道外口损伤常由于尿道外口附近的手术引起。

2. 按损伤程度

（1）尿道挫伤：仅为尿道黏膜或尿道深入海绵体部分损伤，局部肿胀和瘀血。

（2）尿道破裂：尿道部分全层裂伤，尚有部分尿道连续性未完全破坏。

（3）尿道断裂：尿道伤处完全断离，连续性丧失，其发病率约为全部尿道损伤的40%~70%，

3. 病理分期

病理分期分为损伤期、炎症期和狭窄期，详见后尿道损伤。

（三）临床表现

阴茎或会阴部的损伤都要怀疑有前尿道损伤的可能，如果阴茎或会阴部没有瘀斑或青肿，尿道外口也无滴血，插入导尿管保留导尿作为进一步排除前尿道损伤的方法，常是诊治急症患者的重要措施。

1. 尿道滴血及血尿

尿道滴血及血尿为前尿道损伤最常见症状，75%以上的前尿道损伤有尿道外口滴血。前尿道损伤患者在不排尿时即有血液从尿道口滴出或溢出，或出现尿初血尿，特别是伤后第一次排尿见初血尿强烈提示有前尿道损伤的可能。尿道黏膜的挫裂伤可出现较大量的血尿，尿道完全断裂有时反而可仅见到少量血尿。

2. 疼痛

前尿道损伤者，局部有疼痛及压痛，排尿时疼痛加重向阴茎头及会阴部放射。

3. 排尿困难及尿潴留

轻度挫伤可无排尿困难，严重挫伤或尿道破裂者，因局部水肿或外括约肌痉挛而发生排尿困难和尿痛，有时在数次排尿后出现完全尿潴留，尿道断裂伤因尿道已完全失去连续性而完全不能排尿，膀胱充盈，有强烈尿意，下腹部膨隆。

4. 血肿及瘀斑

伤处皮下见瘀斑。会阴部骑跨伤患者血肿可积聚于会阴及阴囊部，会阴阴囊肿胀及青紫。阴茎折断伤引起的前尿道损伤患者出现袖套状阴茎肿胀说明 Buck 筋膜完整，若出现会阴部蝶形肿胀说明 Buck 筋膜已破裂，血肿被 Colles 筋膜所局限。

5. 尿外渗

尿外渗的程度取决于尿道损伤的程度及伤后是否频繁排尿。伤前膀胱充盈者尿道破裂或断裂且伤后频繁排尿者尿外渗出现较早且较广泛。一般伤后尿道外括约肌痉挛，数小时内不发生尿外渗，多在12小时后仍未解除尿潴留者才出现尿外渗。尿外渗未及时处理或继发感染，导致局部组织坏死、化脓，出现全身中毒症状甚至全身感染，局部坏死后可能出现尿瘘。

6. 休克

前尿道损伤一般不出现休克，合并有其他内脏损伤或尿道口滴血和血尿重而时间长者也应观察患者血压、脉搏、呼吸和尿量等，密切注意有无休克发生。

（四）诊断

前尿道损伤的诊断应根据外伤史、受伤时的体位、暴力性质等病史；尿道外口滴血、血尿、局部疼痛和排尿困难等临床症状；阴茎和会阴尿外渗及血肿等体征，结合尿道造影或其他X线检查等明确诊断。

1. 外伤史和临床表现

会阴部骑跨伤、尿道内操作或检查后出现尿道出血、排尿困难者首先要想到尿道损伤。伤后时间较长者耻骨上能触到膨胀的膀胱。会阴部骑跨伤者绝大部分为尿道球部，一般临床症状较轻，伤员都可持重及步行，很少发生休克，可表现为尿道外口滴血，不能排尿，尿外渗和血肿引起的阴茎或会阴肿胀，Buck筋膜完整时仅表现为阴茎肿胀，Buck筋膜破裂后Colles筋膜作为尿外渗或血肿的限制组织，形成会阴阴囊血肿，有时见会阴部典型的蝶形肿胀。女性尿道损伤罕见，但骨盆骨折患者出现小阴唇青肿者应注意有尿道损伤的可能。

2. 尿道造影

怀疑前尿道损伤时逆行尿道造影是首选的诊断方法。逆行尿道造影可以清晰和确切地显示尿道损伤部位、程度、长度和各种可能的并发症，是一种最为可靠的诊断方法。摄片时首先摄取骨盆平片后，45°斜位，应用水溶性造影剂，在尿道充盈状态下行连续动态摄片，无法进行实时动态摄片时应进行分次摄片，每次注入60%碘剂10～20 mL，在急症抢救室也能进行。临床上诊断有前尿道损伤的患者若逆行尿道造影正常可诊断为前尿道挫伤，有尿外渗同时有造影剂进入膀胱者为前尿道部分裂伤，有尿外渗但造影剂不能进入膀胱者可诊断为前尿道完全断裂。

3. 导尿检查

尿道挫伤或较小的破裂患者有可能置入导尿管，但要有经验的泌尿外科专科医师进行，仔细轻柔地试放导尿管，如果置入尿管较为困难，应该马上终止，在确定已放入膀胱前不能充盈气囊，一旦置入不可轻易拔出，导尿管至少留置7～14天，拔除导尿管后常规做一次膀胱尿道造影。拔管后仍有出现尿道狭窄的可能，要密切随访，轻度的狭窄可以通过定期尿道扩张达到治疗目的。另有许多学者认为诊断性导尿有可能使部分尿道裂伤成为完全裂伤，加重出血并诱发感染，还有可能使导尿管从断裂处穿出，而误认为放入膀胱并充盈气囊导致进一步加重损伤，因此在诊断不明时不要进行导尿检查，若有尿潴留应采用耻骨上膀胱穿刺造瘘。

4. 超声检查

超声可评价会阴及阴囊血肿范围、是否伴有阴囊内容物的损伤、膀胱的位置高低和膀胱是否充盈等情况。特别在进行耻骨上膀胱穿刺造瘘前，了解膀胱充盈度和位置有较大价值。近年报道超声在了解尿道周围和尿道海绵体纤维化方面有潜在优势。

5. 膀胱尿道镜检查

膀胱尿道镜检查是诊断尿道损伤最为直观的方法，单纯急症诊断性膀胱尿道镜检查尽量不做，应由经验丰富的泌尿外科医师进行，同时做好窥镜下尿道会师术的准备，用比膀胱镜细的输尿管镜检查尿道更有优势。女性尿道短不适合尿道造影检查，尿道镜检查是诊断女性尿道损伤的有效方法。

（五）治疗

前尿道损伤的治疗目标是提供恰当的尿液引流，恢复尿道的连续性，有可能时争取解剖复位，把形成尿道狭窄、感染和尿瘘的可能性降到最小。

1. 前尿道灼伤

当腐蚀性或强烈刺激性化学物质进入尿道时，有剧烈疼痛应立即停止注入，嘱患者排尿以排出残留在尿道内的化学物质，并用等渗盐水低压灌注尿道进行冲洗。给予强效止痛剂，避免留置导尿，排尿困难者行耻骨上膀胱造瘘引流尿液。无继发感染者2周后开始定期尿道扩张，防治尿道狭窄，狭窄严重尿道扩张治疗失败者行手术治疗。

2. 前尿道挫伤

轻微挫伤，出血不多排尿通畅者密切观察。出血较多者，局部加压与冷敷，排尿困难或尿潴留者保留导尿 7 ~ 14 天。

3. 前尿道破裂与断裂

轻度破裂无明显尿外渗和血肿且能插入导尿管者，保留导尿 1 ~ 2 周后拔除，以后间断尿道扩张。若导尿失败、有明显血肿或尿外渗者均应行急症尿道修补或端端吻合术。尿道修补或端端吻合术是治疗前尿道破裂或断裂的最好方法，愈合后很少需要进行尿道扩张治疗。血流动力学稳定的无泌尿生殖器官以外脏器损伤的开放性前尿道损伤也必须行前尿道修补或吻合术，缝合时要用细的缝合材料，缝合足够的尿道海绵体，利用周围血供丰富的组织覆盖避免尿瘘形成，较重的部分裂伤和完全断裂可作修剪再吻合术，需要做移植或皮瓣的长段尿道缺损不宜在急症手术进行，因为污染和不良血供将影响此类手术的效果，若术中探查发现尿道缺损范围大不能做一期吻合或损伤已过 72 小时者仅行耻骨上膀胱造瘘术及尿外渗引流术，2 ~ 3 个月后再视情况决定行择期性尿道修复手术。

三、尿道损伤的远期并发症

尿道损伤的远期并发症主要有外伤性尿道狭窄、勃起功能障碍和尿失禁。

（1）外伤性尿道狭窄。

（2）勃起功能障碍：前尿道损伤一般不会出现勃起功能障碍，但阴茎折断伤同时有阴茎海绵体和前尿道损伤的患者可能会出现勃起功能障碍。后尿道损伤后发生勃起功能障碍的概率是 20% ~ 60%，后尿道损伤后勃起功能障碍的原因主要是由骨盆骨折等原发损伤损害勃起神经引起，双侧耻骨支骨折最易引起勃起功能障碍。随着尿道损伤和尿道断裂后前列腺位置上移，勃起功能障碍发生率也随之增高，骨盆骨折后勃起功能障碍患者行阴茎海绵体内罂粟碱注射研究显示，骨盆骨折后勃起功能障碍患者的 89% 由神经因素引起，血管性因素引起的只占少数，仅 5% 由尿道损伤后相关手术操作引起，前列腺远侧膜部尿道侧后方与勃起神经紧贴，并与会阴中心腱有些粘连，后尿道断裂后前列腺上浮移位总会不同程度损伤勃起神经机制，部分会出现临床上的勃起功能障碍。因此在前列腺尖部后方的血肿或纤维化区域的任何部位进行即刻或延迟性手术操作，都有一定危险加重或扩大损伤当时引起的局部勃起神经的原发损害特别是需要解剖或分离前列腺尖部后方的组织平面时，所以这些部位的尿道损伤有关的手术操作尽量避免前列腺尖部后方的操作。

（3）尿失禁：前尿道损伤不会发生尿失禁，后尿道损伤后发生尿失禁的概率是 5%，膜部后尿道断裂时，尿道的外括约机制可能受损，只要膀胱颈部的尿道内括约机制功能完整，一般不会出现尿失禁，只有当膜部尿道的外括约机制和膀胱颈部的内括约机制两处的功能同时受损时才会出现尿失禁。后尿道损伤时骨盆骨折可能直接损伤膀胱颈部，这时可以通过手术修补膀胱颈部，少数情况下骨盆底的广泛血肿纤维化压迫或血肿吸收后形成的牵拉作用都可能损害膀胱颈部功能出现尿失禁，这种情况可通过仔细游离，去除致密的血肿纤维化组织将膀胱颈前方与侧方从耻骨后方游离开来，前列腺周围间隙充填以大网膜组织预防继发性纤维粘连，保护膀胱颈部自由括约机制的功能灵活性。

尿道损伤的预后与损伤性质和尿道损伤治疗方法效果都有关，并受到手术操作技术和外科修复的时机选择的影响。治疗的目标是恢复无症状的储尿和排尿功能。评价治疗效果的方法包括症状、尿流率、尿道造影和尿道镜检查，后两者敏感性最高。

第五节 睾丸损伤

睾丸由于其活动度较大及其坚韧的白膜存在，因而发生损伤的机会较少。睾丸损伤多发生于青少年，直接暴力损伤是常见原因，往往伴有附睾、精索及鞘膜组织损伤。

睾丸损伤可由于劳动意外、交通事故、外伤等引起，而且损伤程度亦轻重不等。轻度挫伤仅有睾丸内毛细血管小出血灶、曲细精管破裂等；重者有睾丸破裂、睾丸严重挫裂伤，甚至发生睾丸脱位。

一、睾丸挫伤

（一）诊断

患者感到局部剧痛，疼痛可放射到下腹、腰部或上腹部，可发生痛性休克。偶尔疼痛并不严重，而以局部肿胀或阴囊胀痛为主，伴有恶心或剧烈呕吐。

查体多有阴囊肿大，阴囊皮肤有瘀斑。睾丸肿胀明显，触之有剧烈疼痛，疼痛向下腹部和腹部放射。因睾丸白膜的限制，触诊时睾丸质硬。

彩色多普勒超声检查：睾丸外伤后，由于受伤血管痉挛，组织水肿，特别是坚韧白膜的压迫等因素，睾丸血供减少是本病的特征表现。

CT检查：①白膜下血肿：睾丸白膜完整，其下方与睾丸实质间见弧形高密度影。②单纯睾丸实质血肿：表现为睾丸内类圆形高密度影，不伴有鞘膜积血和白膜破裂，睾丸仍保持为正常的卵圆形。③睾丸损伤：睾丸实质因受到打击或挤压而损伤，CT上显示睾丸增大，密度增高，睾丸实质内血肿表现为低密度（见图6-2）。

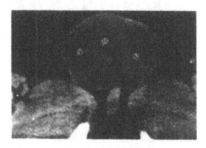

图6-2　睾丸损伤

（二）治疗

睾丸损伤如为轻度损伤可卧床休息、阴囊抬高及局部冷敷。严重损伤伴有休克者，应先抗休克治疗。开放性损伤应行清创缝合术。当有较大的阴囊血肿或鞘膜积血时，应尽早手术探查。

二、睾丸破裂

（一）诊断

受伤后睾丸疼痛剧烈，疼痛向同侧下腹部放射，可伴有恶心、呕吐。阴囊逐渐肿大，皮下出现瘀血。查体见阴囊局部肿胀，压痛明显，睾丸界限不清。睾丸破裂应与睾丸扭转、睾丸挫伤和阴囊血肿相鉴别。

1. 彩色超声检查

受损睾丸无固定形态，内部回声不均，睾丸白膜线连续性中断，其裂口深入睾丸实质深部，部分睾丸完全断离。残存睾丸实质内部彩色血流分布稀少，走行紊乱，阻力指数明显高于健侧。

2. 放射性核素睾丸扫描

睾丸破裂时可见睾丸图像有缺损，诊断准确率达100%。

3. CT检查

睾丸失去正常的卵圆形结构，白膜连续性中断，睾丸组织突出或睾丸断片分离，睾丸实质中散在分布不规则的低密度影。如为睾丸广泛裂伤，形成多发断片，则漂浮于大量阴囊血肿中（见图6-3）。

（二）治疗

睾丸破裂诊断明确后应立即手术治疗。手术应尽早进行，时间拖得愈长，手术后感染机会就愈大，睾丸功能的恢复就愈差。在睾丸破裂诊断可疑时，亦应尽早进行手术探查；即使术中未发现睾丸破裂，也可同时进行血肿清除及时引流，预防感染。术后托起阴囊，应用抗生素治疗。

手术时可取阴囊切口，清除血肿，对破裂的睾丸用可吸收缝线间断缝合睾丸白膜。对突出白膜外的睾丸组织应切除后再缝合。在睾丸肿胀严重时，可在睾丸其他部位切开减张后缝合裂口。缝合张力过大时可引起睾丸缺血而致睾丸萎缩。睾丸鞘膜内放置引流皮片。

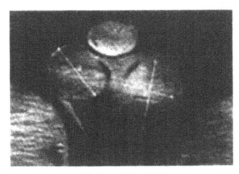

图 6-3　睾丸破裂

三、外伤性睾丸脱位

当睾丸受暴力打击，脱离阴囊而至附近皮下时，称为睾丸脱位。睾丸脱位临床上较少见，脱位类型依暴力方向而定。浅部脱位时，睾丸被推至腹股沟、耻骨前、阴茎、会阴或大腿内侧皮下；深部脱位时，睾丸则被推向腹股沟管、腹部或股管。

（一）诊断

睾丸脱位多数发生在青年人。症状是会阴部外伤后剧痛、呕吐、检查发现阴囊空虚，脱位睾丸触痛，可扪及睾丸。此时应与隐睾鉴别，后者往往有明确病史。偶尔伤处血肿误认为是睾丸脱位，但阴囊内有睾丸存在。

彩色超声检查：患侧阴囊内空虚，于腹股沟管外环口外上方软组织内探及脱位睾丸回声。其轮廓清晰完整，但内部回声不均匀，血流分布稀少。

（二）治疗

睾丸脱位应尽早行睾丸复位，恢复睾丸的血液循环。对浅部脱位者可采取闭合手法复位；对深部脱位者，则手术复位，复位时应注意精索的位置，并作睾丸固定。对受伤当时未做出睾丸脱位诊断的晚期就诊者，外环达阴囊的通道已闭合消失，则需游离精索，使精索达到足够长度，重新建立到达阴囊底部的通道，并做睾丸固定。术后应定期随访，了解患者的睾丸情况。

睾丸脱位的同时可发生睾丸扭转或睾丸破裂，伤后常致睾丸萎缩，甚至有恶变的报道，必须引起重视。

临床上创伤性睾丸脱位常漏诊、误诊，主要有以下原因：①本病少见，临床医师对其认识不足，尤其非泌尿外科医师只注意了其他严重复合伤，往往不会仔细检查阴囊、睾丸情况。②伤后阴囊血肿致睾丸触诊不清。因此，对于有会阴部损伤或骨盆骨折者，尤其伴有会阴部剧烈疼痛、恶心、阴囊瘀血肿胀而无尿道损伤时，应考虑创伤性睾丸脱位的可能，仔细检查阴囊。不能明确诊断者，可借助 B 超检查确诊，必要时 CT、放射性核素扫描检查。

泌尿系统结石

第一节　泌尿生殖系统结石概述

尿石症是肾、输尿管、膀胱及尿道等部位结石的统称，是泌尿系统的常见疾病之一。根据结石所在位置，尿路结石可分为肾结石、输尿管结石、膀胱结石和尿道结石。肾和输尿管结石又称为上尿路结石，膀胱和尿道结石称为下尿路结石。泌尿系结石多数原发于肾脏和膀胱，输尿管结石往往继发于肾结石，尿道结石往往是膀胱内结石随尿流冲出时梗阻所致。上尿路结石所占比例较大，约为 70% 以上，也有统计肾、输尿管结石与膀胱、尿道结石比为（5.5 ~ 6）：1。尿石症的发生率男性高于女性。肾与输尿管结石多见于 20 ~ 40 岁的青壮年，约占 70% 左右，结石成分以草酸钙与磷酸钙为主。膀胱和尿道结石多发生在 10 岁以下的儿童和 50 岁以上的老年患者，结石成分以尿酸盐与磷酸盐为主。尿石症可引起尿路梗阻和感染，对肾功能损害较大，尤以下尿路长期梗阻及孤立肾梗阻时，对全身影响更为严重，处理上也较复杂，严重者可危及生命。

一、发病情况

尿石发病有明显的个体差异，不同种族、性别、年龄发病情况也不相同。有家族发病倾向。在美国印第安人、黑人中发病率低，白人发病率高，70 岁男性白人有尿石者可达 1/8。尿石发病男：女 = 3：1，可能和性激素有关，睾酮水平上升，可以增加肝脏内生草酸，而低血清睾酮水平，可以保护妇女和儿童免于发生草酸结石。有观察到雄激素能增加血清草酸水平、尿草酸排泄和草酸钙结晶在肾内沉着，而雌激素与之相反，因此男性发生草酸结石多于女性。但也有报道结石患者尿中的睾酮水平低于对照组。女性尿石伴有低枸橼酸尿，低枸橼酸是尿石的原因。遗传可以影响尿石的发生，有报告 25% 的肾结石患者有家族病史，一组 37 999 健康人随访，家族有尿石史的男性肾结石发病 3 倍于无尿石家族史者。家族性肾小管酸中毒者 70% 有肾结石、肾钙沉着症。胱氨酸尿、黄嘌呤尿、二羟腺嘌呤尿都与遗传有关，可以发生肾结石。有人认为尿石家族发病可能与环境有关，尿石患者的配偶尿钙排泄也增加，主要和饮食有关。尿石高发年龄为 20 ~ 40 岁，多数 20 多岁开始。

尿石发病有地区性分布：世界上有许多尿石高发地区，称为"结石区"，当时主要指营养不良，小儿膀胱结石高发地区。尿石发病率比较高的地区为美国东南部、英国、北欧诸国、地中海国家、北印度、巴基斯坦、北澳大利亚、中欧、马来半岛、中国南部等。发病率较低的地区为中美和南美、非洲等。我国尿石发病率有明显的地区差异。一个地区的地理环境为气候，降雨量、土壤、水质，可以几百年、甚至上千年变化不大，但尿石发病情况在短短几十年内可有很大变化，因此必须注意与之相关的该地区居民的营养情况、生活劳动、遗传等因素，其中营养关系最密切。例如：广州地区 1870—1919 年尿石症 3 492 例，上尿路结石 5 例，下尿路结石 3 487 例，结石成分尿酸占 78%。广州同一医院 1960—1976 年，尿石症 3 486 例，上尿路结石 3 054 例，下尿路结石 432 例，草酸钙及磷酸钙结石占 80%。世界上有不少地区有类似情况，营养改善增加动物蛋白以后，结石高发地区仍为高发区，但发病部位由下尿路变为上尿路，尿石成分由尿酸变为草酸，变化巨大。尿石的形成还与饮食、气候、职业等因素有关。

（一）饮食

食物和营养对尿石形成有巨大影响。众所周知，营养不良的穷人容易发生小儿膀胱结石，肾输尿管结石多发生于发达国家成年人。意大利西西里巴勒莫市，二次世界大战时膀胱结石突然增多，明显与战时蛋白质缺乏有关，当动物蛋白每日增加至 50 g，小儿膀胱结石消失，成年人肾结石增加，尿石成分亦由尿酸变为草酸，和我国广州情况相似。新中国建国初期小儿膀胱结石较为常见，山东上下尿路结石比为 1 ∶ 45.9。全国 5 040 例尿石上下尿石之比为 1.0 ∶ 2.1。到 1976 年全国尿石 2 424 例，上下尿路结石之比为 1.00 ∶ 0.19。目前我国已很少见到营养不良所致的小儿膀胱结石，膀胱结石可能见于偏食儿童，当前我国常见膀胱结石是老年良性前列腺增生由于尿路梗阻引起。食糖消耗在尿石高发区比低发区高几倍到几十倍，我国广东东莞地区食糖多者发生尿石危险也增加。饮水多可以减少尿石的发生。而水质对尿石发生影响不大，英国饮硬水，荷兰饮软水，两国都是尿石高发国家。但也有人认为硬水碳酸钠容易发生尿石。也有人认为水中微量元素如锌可以抑制钙结晶形成。

（二）气候

干热缺水是尿石的诱因，结石容易在夏季发病，有报告 922 例输尿管结石，7，8，9 月是高峰；而澳大利亚 12 ~ 3 月是最热天气，也是尿石发病高峰。高温出汗，尿浓缩，增加尿结晶形成，尤其是尿酸、胱氨酸结石。有人认为夏天晒太阳产生 1，25- 二羟维生素 D_3 增加，也增加尿钙排泄，所以夏季尿石多。也有人发现尿石高发区的气候并不一致，如荷兰又湿又冷，美索不达米亚又干又热，都是尿石高发地区，单凭气候尚不能说明是尿石多发的原因。

（三）职业

一般尿石患者以办公室行政人员多于体力劳动者。捷克管理人员比农业体力劳动肾结石多 20 倍。据调查外科医生、飞行员及从事铅作业的人群尿石症的发病率明显高于对照组。另外，太空宇航员失重情况下容易发生尿石，可能与高尿钙、低枸橼酸尿、尿 pH 下降、尿容量小有关。

二、分布差异性

（一）地区分布

我国尿石症的分布有明显的地区差异。总体上是南方发病率高于北方。20 世纪 70 年代通过对尿石症发病情况的统计表明，尿石症患者在全国的分布极不均匀，尿石症患者占同期泌尿外科住院患者的比例以黑龙江最低，仅占 2.5%，以贵州省最高，占 59%，相差 20 倍之多。在北方 13 个省市中，尿石患者占同期泌尿外科住院患者的比例均低于 15%，其中 8 个省市低于 11%。而南方 16 个省市的尿石症患者占同期泌尿外科住院患者的比例都超过 11%，特别是有 6 个省超过 30%。而且，南方诸省中，尿石症患者几乎占泌尿外科住院患者的首位。除此之外，在同一尿石症高发区中，尿石症病例的频数分布也极不平衡。例如在贵州省，尿石症的高发区主要分布在西部至东南一带，而东北及西南的发病率相对较低。

（二）民族分布

我国是一个多民族国家，不同民族尿石症的发病率不同。据报道，广西壮族自治区的融水县尿石症的发病率以汉族为高，为 57.10/10 万，其余依次为苗族（46.59/10 万）、壮族（41.80/10 万）、侗族（40.80/10 万），最低为瑶族（6.80/10 万）。云南省蒙自市尿石症发病率以彝族最高，苗族最低。据新疆维吾尔自治区一组 2 227 例尿石症的统计资料报道，维吾尔族患者占 2 167 例（97.31%），而汉族患者只占 60 例（2.69%）。我国尿石症发病率民族差异甚大的原因可能和各民族的饮食习惯、饮食结构以及种族遗传因素有关。

（三）性别分布

一般来说，男性患者多于女性。文献报道我国尿石症患者的男女比例为 5 ∶ 1，性别差异最大的是新疆维吾尔自治区喀什地区，为 8.32 ∶ 1.00。最小的是广东省佛山地区，为 1.01 ∶ 1.00。上尿路结石患者男性稍多于女性或男女比例相近，而下尿路结石男性明显多于女性。近年来尿石症患者的性别差异逐渐减少。1977 年广西壮族自治区融水县尿石症患者比例为 7.87 ∶ 1.00。广东东莞地区 20 世纪 50 年代男女尿石症患者比例为 11 ∶ 1，20 世纪 70 年代为 3.5 ∶ 1，20 世纪 80 年代则下降至 1.30 ~ 1.00。

此外，贵州、甘肃等地的报道亦大致相同，呈现女性尿石症患者发病率逐渐上升的趋势。

（四）年龄分布

我国尿石症患者的发病年龄平均高峰为 21 ~ 50 岁，该年龄段的患者占尿石症患者总数的 67.7% ~ 89.62%。从年龄分布看，男性患者的发病年龄呈单峰分布，峰值 30 ~ 50 岁；而女性患者的发病年龄分布呈现双峰值改变，峰值分别为 25 ~ 40 岁和 50 ~ 65 岁。而且，随着时间的推移，尿石症患者的发病年龄有逐渐增大以及集中化的趋势。其中 30 ~ 50 岁为尿路结石的高危人群，可能与该年龄段人群的劳动体力消耗大，体内环境及性激素的分泌代谢旺盛，出汗多，饮水少等成石因素增多有关。此外，50 ~ 70 岁及 20 ~ 30 岁为中高层次发病的年龄区段，< 20 岁及 > 70 岁的年龄区段发病率较低。另外，近几十年来，我国尿石症患者的年龄构成随着我国经济状况的改变发生了明显变化。其中，最主要的表现为中壮年尿石症患者逐渐增多，而小儿尿石症患者明显减少。

（五）职业分布

我国不同社会职业人群中尿石症的发病率是不同的，一般也是办公室行政人员多于体力劳动者。1980 年，广东省东莞地区的调查发现，脑力劳动者中尿石症发病率逐步提高。广西壮族自治区融水县干部职工、城镇居民和农民尿石症平均发病率分别为 202.50/10 万、48.70/10 万和 36.20/10 万。1977 年北京大学第一医学院职工 1 572 人，男 553 人，女 1 019 人。尿石症 9 人，全部为男性，1 名为司机，其余均为医生，占男医生 142 人的 5.6%。但也有报道认为深圳市肾结石的发病率与患者的文化水平高低呈现负相关。

三、病因及病理

（一）尿石形成机理

尿石是包括不同量的结晶聚集和有机基质，迄今为止还没有完全清楚其发生的机理。尿石形成，尿中必须有结晶，结晶在过饱和的尿中形成，尿的过饱和状态可以是间歇性的，常在脱水和餐后出现。尿是复合的溶液，许多因素影响离子结晶的形成。草酸钙结晶的潜在可能性和尿中草酸和钙的浓度关系不大，而与溶液中离子的活性关系密切。枸橼酸和磷酸与钙的复合物，镁和钠与草酸复合物都可以有效降低游离钙离子浓度。单独尿的过饱和不能解释尿石的形成，很多尿标本放置后有结晶，但并不形成尿石，尿石形成者常排泄比健康人大的结晶，并有结晶聚集。正常人对尿中结晶的形成、生长和聚集有抑制物，包括低分子量的枸橼酸和焦磷酸，较大分子的葡萄糖胺聚糖、肾钙素、T–H 蛋白。草酸钙复发结石患者，尿中钙和草酸饱和较高，抑制物低。尿路通畅时，肾内游离的结晶不能长大成为结石。结晶聚集和潴留是结晶变成结石的先决条件，结晶聚集在缺乏聚集抑制物时增强。尿中糖蛋白、肾钙素，T–H 蛋白是强有力的结晶聚集抑制物，而枸橼酸和镁是结晶生长的抑制物。解剖异常如海绵肾、肾盂输尿管连接部梗阻，或肾小管上皮"黏结"都可以增加结晶的潴留。尿酸和草酸钙结晶可以与肾小管细胞和尿路上皮黏合。细菌感染增加基质，促进草酸钙结石形成。肾上皮细胞传递钙和草酸过程改变，可以成为间质或细胞间结晶，在肾内成为结石形成的核。

（二）尿石形成的诱发因素

正常尿内晶体饱和度和晶体聚合抑制因子的活性两者处于平衡状态，一旦由于某种因素破坏了这种平衡，不论是前者饱和度过高，抑或是后者活性降低，均可引起尿内晶体聚合，导致尿石形成。下列因素对尿石的成因起有明显的诱发作用。

1. 全身性因素

（1）新陈代谢紊乱：体内或肾内存在有某种代谢紊乱，可引起高血钙症、高尿钙症，如甲状旁腺功能亢进的患者，血钙增高，血磷降低，尿钙增高；痛风患者嘌呤代谢紊乱，血中尿酸增高，尿中尿酸排泄增多；特发性高尿钙症患者尿钙增高等均可容易形成结石。

（2）饮食与营养：尿石的形成与饮食营养有一定关系，膀胱结石与营养的关系更为明显，主要是营养缺乏问题。据流行病学调查的结果，在发达的国家，肾结石发生率上升而膀胱结石的发病率降低，我国新中国成立后，也出现了这样明显的趋势。

（3）长期卧床：骨折或截瘫的患者，长期卧床常可引起骨质脱钙，尿钙增加，同时由于尿液滞留、并发感染，尿中很容易形成尿石。

（4）生活环境：尿石在某些地区的多发，可能与地理、气候、水源及饮食习惯等因素有关。天气炎热、出汗多、尿液浓缩，水和饮食中含有过多的矿物质成分，如草酸盐、尿酸盐等，易引起结石的发生。

（5）精神、性别、遗传因素：现代工业化社会中，高度职业紧张状态的人群结石发生率较高，可能与下丘脑垂体对尿浓缩及成分的调节失常有关。女性尿石发生率远较男性为低，可能与女性尿内枸橼酸浓度较高，有助于防止尿内结晶的聚合有关。尿石形成与遗传的关系比较明显的只有胱氨酸和尿酸结石，在大多数结石患者找不到遗传因素。

2. 泌尿系统的局部因素

（1）尿路感染：菌落、脓块、坏死组织等均可构成结石核心，细菌中特别是变形杆菌、葡萄球菌等，有将尿素分解成氨的作用，从而使尿液碱化，有利于磷酸盐、碳酸盐的沉淀而形成结石。

（2）尿路慢性梗阻：尿道狭窄、前列腺增生症、动力性排尿功能障碍均可引起尿流不畅，尿液淤滞可使晶体沉淀、聚合形成结石。

（3）异物：尿路内存留的异物，如长期留置的尿管，不吸收的手术缝线，自虐患者自尿道外口放入的异物等，使成为尿液中晶体附着的核心而形成结石。

3. 代谢因素

（1）高尿钙：20％～60％草酸钙肾结石患者尿钙排泄增加而血清钙正常。有三种类型：①肠道吸收钙增加。②肾性高尿钙是由于肾漏出钙。③回吸高尿钙，甲状旁腺激素使骨失矿物质，也增加肠吸收钙。

（2）高血钙肾结石：原发性甲状旁腺功能亢进，癌症相关高血钙，如肺癌、乳癌60％、肾癌10％～10％、头颈癌10％、血癌10％可以有高血钙，可能和肿瘤产生骨回吸物质，甲状旁腺激素相关多肽有关。其他有肉芽肿病、甲状腺功能亢进、糖皮质激素引起高血钙、嗜铬细胞瘤、家族性低尿钙高血钙、长期卧床、医源性高血钙（噻嗪类药物引起）。

（3）高草酸尿：罕见遗传疾病，由于肝脏产生草酸过多。低枸橼酸尿、低尿镁都可以促进尿石形成。纳米细菌系革兰氏阴性、细胞毒、非典型菌，可产生磷灰石。1999年芬兰有学者报告97％肾结石培养出纳米细菌，但其他人不能重复其结果。肾小管酸中毒中1型肾小管酸中毒（远端）70％有肾结石，女性占80％。

（4）尿酸结石：3个因素影响尿酸结石：①排出过多酸性尿，尿 pH 低。②尿酸结石患者和痛风患者比正常人吸收、产生、排泄更多尿酸。③尿量小。

四、尿石的理化性质

用现代物理化学方法分析尿结石，已测到多种晶体成分，如草酸钙、磷酸钙、磷酸镁铵、尿酸、胱氨酸等。临床上，结石常以晶体成分而命名，如草酸钙结石、磷酸钙结石、尿酸结石、胱氨酸结石等。总的来看，尿结石以含钙结石（草酸钙和磷酸钙）为主，占70％～80％，其次是磷酸镁铵结石和尿酸结石。一块结石如某种晶体成分的含量达95％，即称为纯结石，但纯结石较少见。结石多以混合形式出现，往往以一种晶体成分为主。

肉眼观察，草酸盐结石多为棕褐色，质坚硬，表面呈颗粒或刺状如桑葚，X 线不易透过；磷酸盐结石多为灰白色，质脆，表面较粗糙，常存在分层结构，有时随肾盂形状长成鹿角形结石，X 线亦不易透过；尿酸盐结石多为黄色或棕黄色、质硬、表面光滑，圆形或椭圆形，X 线常能透光。

五、结石的形态

结石的形状多种多样，如鹿角形、星形、索条形、圆形、椭圆形或哑铃形。结石形状的形成与所在脏器有关，如在肾盂内才能形成鹿角形结石；在输尿管内则呈索条状；在有梗阻的膀胱内由于已形成的结石可在膀胱腔内不断滚动，故可形成较大的椭圆形结石；当结石嵌于膀胱颈及后尿道之间时，由于膀胱内部的结石继续增大，日久可形成哑铃状结石。不同成分结石的外观各有其特点，有经验的医师凭肉眼观察就能对尿路结石的成分做出初步估计。草酸钙或草酸钙磷酸钙混合结石表面呈桑葚样，或为星状突出，多被血液染成褐色，质较硬；磷酸镁铵磷酸钙混合结石呈白色，表面粗糙，常为鹿角形；尿酸结石表面光滑或粗糙，呈黄色或褐色；胱氨酸结石表面光滑呈黄蜡样。

鹿角形结石：发生于肾脏的肾盂、肾盏内，形成类似于鹿角形的结石称为鹿角形结石。鹿角形结石以磷酸镁铵结石多见，也可是磷酸钙结石及草酸钙结石。临床上，鹿角形结石可长期存在于肾盂、肾盏内不移动，不出现任何症状，特别是较大的鹿角形结石，仅在体检或伴有尿路感染时经过 X 线检查或 B 超检查才发现。随着结石逐渐增大，可损害肾盂、肾盏及肾实质，甚至导致肾功能减退。此类结石容易引起尿路感染。

六、病理生理

泌尿系统结石引起的病理损害及病理生理改变主要有以下三种。

（一）直接损害

尿石可引起尿路黏膜充血、水肿、破溃、出血，结石长期的慢性刺激有时尚可引起尿路上皮癌变的可能。

（二）梗阻

上尿路结石常造成尿流梗阻导致肾积水及输尿管扩张，损害肾组织及其功能。膀胱和尿道结石可引起排尿困难或尿潴留，久之也可引起双侧输尿管扩张、肾脏积水，损害肾功能。

（三）感染

尿石对尿路上皮的直接损害多伴有感染，特别是引起尿路梗阻时，感染则更易发生，感染严重者可导致肾盂肾炎、肾积脓及肾周围炎。

结石、梗阻和感染三者互为因果，促使病变发展。结石引起梗阻，梗阻诱发感染，感染又促成结石，加重梗阻，最终破坏肾组织，损害肾功能。

七、临床表现

尿石症典型的症状是疼痛和血尿。其他症状，如恶心呕吐、腹胀、便秘、排石史等。若并发感染可有尿频、尿急、尿痛和发热；若结石梗阻引起严重肾积水时，患侧腰部或上腹偏外侧部可摸到包块。疼痛多发生在同侧肋脊角、腰部或上腹部、腹股沟部、会阴部、膀胱区，可出现放射性疼痛。体力劳动、体育活动、舟车颠簸或者尿路平滑肌松弛者可促使疼痛发作或加重。血尿是尿石症的另一常见症状，其特点为先有疼痛后有血尿，血尿可为肉眼血尿或镜下血尿。典型的膀胱结石症状是患者在排尿时尿流突然中断和阴茎头部剧痛。当患者变换体位而使结石移动时，又可排尿而剧痛得以缓解。患者为避免排尿时发生剧烈疼痛，常呈特殊排尿体位，即站立排尿时双膝前屈，躯干部后仰约 30°，排尿时小心翼翼，如有尿线变细或中断，再适当变动体位使结石移动后再行排尿。

八、诊断

尿路结石的诊断可根据病史、体检、尿液化验、血液化验、肾功能测定、B 超检查、X 线检查、CT检查和膀胱镜、输尿管镜检查等来确定。除了了解结石是否存在，还需了解结石的位置、大小、数量、双侧肾功能情况以及有无并发症（如感染、肾积水等）。

病史和体检：病史中多有典型的肾绞痛和血尿，或曾从尿道排出过结石。查体可发现患侧肾区有叩击痛，并发感染、积水时叩击痛更为明显，肾积水较重者可触及肿大的肾脏，输尿管末端结石有时可经直肠或阴道指检触及。病史、体检在后面的尿石症个论中将详细阐述，下面重点介绍一下实验室检查及特殊检查。

（一）尿液检查

尿液改变是尿路结石突出的临床表现之一，尿液检查对于尿路结石的诊断可提供重要的依据。这些尿液改变有的可为肉眼所见,患者自己即可观察到,有的则需通过显微镜检查或其他特殊的实验室检查手段方可确认。

1. 血尿

血尿是由于结石擦伤肾盂或输尿管黏膜以及局部炎症所致。约有 1/3 的肾和输尿管结石患者出现肉眼血尿,2/3 患者几乎总会在显微镜检查中发现尿中有红细胞。绞痛发作时或在活动情况下血尿会加剧。若出现肾绞痛和血尿,一般可诊断为尿结石。

2. 脓尿

结石导致的尿路梗阻使尿液引流不畅,易并发感染,可排出脓尿,表现为尿混浊,或有白色细丝甚至脓块。可伴有寒战、发热、腰痛、尿频、尿急、尿痛等感染症状。

3. 自行排出砂石或结石

患者可将尿排在白色或透明容器内,亦可用一层白布或滤纸将尿液过滤后仔细观察。应连续数次反复寻找,尤其是在腰痛、血尿等症状发作时。发现的结石必须送到医院,分析鉴定结石成分,切不可丢弃。

4. 尿的实验室检查

(1)标本收集:女性患者留取中段尿液;男性患者留尿前用水洗净阴茎头,有包皮过长者应显露尿道外口留尿。

(2)镜检:在尿路结石患者的尿液中常可见不同数量的红细胞,并发尿路感染时尿中白细胞亦增多。正常尿液中红细胞 0 ~ 1 个 / 高倍视野, > 3 个 / 高倍视野时为血尿;正常尿液中白细胞 0 ~ 2 个 / 高倍视野, > 5 个 / 高倍视野时为脓尿。

(3)尿结晶:尿路结石患者的新鲜尿液经离心沉淀后取沉渣在显微镜下检查,有时可见到草酸钙、磷酸钙、尿酸等结晶。尿结晶检查可提供有关结石类型的线索。

(4)尿 pH 值:即测定尿液的酸碱度。应留取清晨空腹新鲜尿,以排除饮食、饮水量以及尿久置后的污染、尿中二氧化碳的丢失等因素的影响。正常尿液 pH 值为 6(范围为 5 ~ 7),高于此值为碱性尿,低于此值则尿液偏酸。尿液的酸碱度对结石的形成或溶解具有重要影响。酸性尿内易形成尿酸、胱氨酸结石,而碱性尿则可溶解这些晶体成分;相反,磷酸钙、碳酸磷灰石、磷酸镁铵等结石,在碱性尿内容易产生,而尿液酸化后则可溶解或减少结石形成。因此,测定尿 pH 值对于判明结石性质和选择治疗方法有一定的参考价值。

(5)24 小时尿液检查:24 小时尿液检查是收集患者 24 小时内排出的尿液,记录其尿量,并测定尿中钙、磷、尿酸、草酸、胱氨酸、镁及枸橼酸等成分的含量,以确定结石形成的原因。收集 24 小时尿标本,一般从早晨 7 时开始,收集前嘱患者排尿并弃去,此后所有的尿一并保留,包括大便时排出的尿液,直至次日早晨 7 时,此时患者须将膀胱排空。将标本混匀,并立即送检。

(二)血液检查

尿路结石患者的血液检查包括测定血清钙、磷、尿酸、电解质、二氧化碳结合力及尿素氮和肌酐等,这些检查对了解肾功能及肾结石的病因诊断是很有必要的。

1. 血清钙、磷

正常成人血清钙 2.25 ~ 2.75 mmol/L(9 ~ 11 mg/100 mL)。血清无机磷正常值:成人 0.97 ~ 1.61 mmol/L(3 ~ 5 mg/100 mL),儿童 1.29 ~ 1.94 mmol/L(4 ~ 6 mg/100 mL)。甲状旁腺机能亢进患者的血清钙高于正常值,且同时伴有血清无机磷降低,这是含钙尿结石的重要病因之一。

2. 血清尿酸

男性血清尿酸不超过 416.5 μmol/L(7 mg/100 mL),女性不超过 387 μmol/L(6.5 mg/100 mL),超过者为高尿酸血。高尿酸血常伴有尿酸的过多排泄,是尿酸结石形成的原因之一。

3. 血清电解质和二氧化碳结合力

血清电解质主要包括钠(正常值为 135 ~ 145 mmol/L)、钾(正常值为 3.5 ~ 5.5 mmol/L)以及氯化物(正常值为 98 ~ 106 mmol/L)等。二氧化碳结合力是反映血中碳酸氢钠含量的指标,正常值为 22 ~ 30 mmol/L(或 50 ~ 70 体积%)。肾结石伴有肾功能障碍时常有肾性酸中毒,此时血清钠与二氧化碳结合力均低，血钾有不同程度的升高。作为含钙肾结石致病因素之一的肾小管酸中毒则可出现低钾和高氯血性酸中毒。

4. 血浆尿素氮和肌酐

血浆尿素氮和肌酐分别为体内蛋白质和肌酸的代谢产物，由肾脏排泄。正常人血浆尿素氮为3.21 ~ 6.14 mmol/L（9 ~ 20 mg/100 mL），血浆肌酐为88.4 ~ 176.8 mmol/L（1 ~ 2 mg/100 mL）。尿路结石伴肾功能障碍时，肾脏不能将血中蓄积的代谢产物有效地排出，血浆尿素氮和肌酐可有不同程度的增高，这是了解患者肾功能的重要指标。

（三）X 线检查

X 线平片和静脉尿路造影是诊断尿石症最重要的手段，90%以上的尿结石能够做出准确的诊断。但对 X 线不显影的阴性结石或结石与骨骼重叠及受胃肠道内气体及粪便掩盖者，诊断较为不易。有时 X 线平片上虽可见致密阴影，但与肾结核钙化、胆结石、淋巴结钙化等不易区别。静脉尿路造影有时不易与肾盂内血块、肿瘤等鉴别。

1. 平片

腹部平片对尿石症的诊断具有特殊重要价值，列为尿石症的常规检查。因 90%以上的尿路结石都含有钙盐，故大多数结石在平片上显影。

结石是否在 X 线平片上显影取决于结石对 X 线的吸收程度，即结石在 X 线平片上的致密度。在 X 线平片上显影的结石为阳性结石，否则为阴性结石。结石在 X 线平片上的致密度，从高到低为草酸钙→磷酸钙→磷酸镁铵和胱氨酸→尿酸和尿酸盐。平片上，以肾和输尿管结石旁的腰椎或膀胱结石旁的髂骨体的致密度为标准定为"++"，则草酸钙结石的致密度为"+++ ~ ++++"；磷酸钙结石为"++ ~ ++"；磷酸镁铵和胱氨酸结石为"+ ~ ++"；尿酸结石则在"+"以下，因其和软组织影相近，故 X 线平片上常不显影，称之为"阴性结石"。胱氨酸结石因含硫量高，绝大部分显影良好。不同成分的结石在腹部平片上也各有特点。磷酸钙结石表面粗糙，密度均匀，常呈鹿角状。草酸钙结石显影和磷酸钙相似，但其边缘可为桑葚状。磷酸镁铵结石密度较低，显影较差而呈分层状。胱氨酸结石可显影，密度均匀，似毛玻璃状。纯尿酸结石不显影。值得注意的是结石多为混合成分结石，表现为结石致密度不均匀。此外，结石厚度、结构松紧度也是影响致密度的因素。大部分尿结石都能在 X 线平片上显影，表现为肾盂或肾盏内、输尿管走行区、膀胱区形状各异、浓淡不一的致密影。

肾结石在肾盂、肾盏内。在腹部平片上，双肾呈位于第十二胸椎至第三腰椎范围内的"八"字形蚕豆状阴影。两侧肾盂上下界绝大多数位于第 1 ~ 2 腰椎横突。在侧位腹部平片上，肾结石位于脊柱前缘之后，多与椎体重叠。有时可采取同样体位（一般为仰卧位）做深吸气和深呼气时分别摄片上，可见肾结石阴影在呼吸运动时上下移动而且与肾脏影的相对位置不变。肾结石的形态多种多样，可为圆形、椭圆形。结石较大时，位于肾盏的结石类似肾盏的形状，即鹿角形；位于肾盂的可以像肾盂的形状；有些患者的结石完全充填于肾盂、肾盏内，就像造影剂充满肾盂、肾盏一样，形同肾盂造影片，此种结石为铸型结石。

有时除可见肾区有结石影，特别是有多数小结石影外，同时见到肾外形扩大。除常规仰卧摄片外，再摄立位片，可见到部分结石与肾脏阴影的相对位置略有改变，但其位置始终相当于肾盂、肾盏所在部位，此时虽未做尿路造影检查亦提示有肾积水。

肾结石应与腹部其他钙化斑相鉴别。肾内其他病变，如肿瘤、肉芽肿、结核干酪病灶等也可发生钙化，只要注意钙化影的特点易与结石区分。肾结核钙化影常不规则，且范围较广泛，多位于肾皮质内。肾钙质沉着多为双侧性，多侵犯肾锥体。肾外钙化（肠系膜淋巴结钙化、肋软骨钙化、胆结石等）的位置随体位及呼吸运动的改变而移动度大，多体位摄片和造影检查有助于鉴别诊断。肋软骨钙化往往是双侧而且多发，钙化影密度不一、边缘不整。胆结石一般位于右肾影之上，在侧位片上位于脊柱前缘之前。

输尿管结石的位置多在输尿管的解剖生理狭窄处，即肾盂输尿管的连接处、输尿管跨过髂动脉处、输尿管进入膀胱外肌层处以及输尿管在膀胱内的开口处。输尿管结石常单发，多发者较少。结石一般较小，边缘多毛糙不整。大都呈圆形或卵圆形，少数呈桑葚形、不规则形。其长轴与输尿管的长轴一致。

结石自肾盂掉入输尿管时往往呈圆形，久留于输尿管的结石，沿长轴增大成梭形或枣核形。肾盂和输尿管积水较明显时，输尿管结石位置可有移动，有时可返回肾盂内。此外，在平片上尚可见到肾积水所致的肾影增大，肾绞痛所致的肠胀气以及腰椎弯向结石侧。输尿管结石影可与腰椎的横突或骶髂骨相重叠，特别是当结石较小或密度较淡时更易被忽视。因此，当卧位片怀疑有输尿管结石时，应摄斜位片以观察可疑阴影的位置以及与骨骼的关系。

输尿管结石应与腹部其他钙化斑相鉴别。恰好位于输尿管走行区域的髂骨骨岛，常酷似输尿管结石。骨岛常可见到骨纹理，而结石影中不见骨纹理。腰椎横突部皮质密度增高，酷似输尿管结石，应注意辨别。盆腔静脉石常与输尿管下段结石混淆，但静脉石的特殊位置与形态有助于鉴别。

大部分膀胱结石可在平片上显示，表现为膀胱区大小不等的致密影。结石位置大多位于骨盆腔下部，在正中或近于中线，即耻骨联合的上方，一般可随体位变换而移动。偶尔结石粘连在膀胱壁上，或嵌顿于尿道口，或位于膀胱憩室内，则位置固定不变。若结石不位于耻骨联合中线部位，X线平片多难做出判断，需行B超或膀胱镜检查。

膀胱结石一般多为单个，也可为多个。结石大小不一，小者几毫米，大者直径可在10 cm以上，占据整个膀胱腔，在X线平片上类似膀胱造影。由于在梗阻的膀胱内尿液潴留，膀胱结石可在腔内不断滚动，因而最常见的结石为卵圆形或椭圆形，横径较长，与膀胱的形态一致。结石边缘大多光滑。较大结石核心密度或淡或浓，外围呈层状结构，密度深浅间隔，如树木横断面的年轮状。但有的结石密度比较均匀。草酸钙结石，密度较高，边缘毛糙呈尖刺样或草莓状。尿酸或含黄嘌呤的结石，在各类结石中密度最低，几乎与软组织影相仿，结石较小时平片上不能显影，结石较大时也需仔细辨认方能隐约见到。对这类结石需做B超或膀胱镜检查。

盆腔静脉石通常位于两坐骨棘连线下方的盆腔侧壁，常多个排列成行，一般直径2～3 mm，呈圆形、边缘光滑及中心密度较低。盆腔静脉石常与输尿管下段结石混淆，但静脉石之特殊位置和形态有助于鉴别诊断，必要时可行静脉尿路造影以鉴别。

2. 静脉尿路造影

肾结石可以高于、等于或低于造影剂的密度，不少结石在尿路造影片上反而不能显示，故静脉尿路造影应在拍平片后进行。X线平片不显影的结石，在造影片上可显示负性阴影。造影片可以明确结石的位置，还可了解肾脏有无功能及有无肾盂肾盏积水等，尚可区别尿路以外的钙化阴影。没有梗阻的结石，肾功能可正常，但若尿路梗阻较重或梗阻时间较长，肾功能多受到影响，常规静脉尿路造影不能显影或显影不良，此时可进行大剂量静脉滴注造影或逆行肾盂造影。

3. 逆行尿路造影

逆行尿路造影可显示结石以下输尿管并可判别输尿管走行区致密影是否在输尿管内。输尿管导管及造影剂常于结石所在部位受阻；经输尿管导管注气造影时，可发现密度相对增高的结石影；为明确导管与阴影之间的关系，可加照左右斜位片。逆行尿路造影不仅可诊断输尿管结石，还可以鉴别结石或输尿管肿瘤，如梗阻下方呈杯口状，边缘光滑，则多为结石；如充盈缺损下方不规则，且输尿管局限扩张，则输尿管肿瘤多见。

（四）B超检查

B超检查的优点是方便、快捷、无损伤，其目的是：①诊断尿石症。②了解结石引起的肾损害。③查找某些结石的病因。

1. 肾结石的B超诊断

（1）检查前准备：超声检查肾脏和肾周围病变时，一般不需做特殊准备。若拟同时检查输尿管和膀胱时，应嘱患者在检查前1～2小时，饮水400～600 mL，待膀胱充盈后检查。

（2）检查体位与方法：肾脏检查常规采用俯卧位经背部纵切面或横切面探测，辅以仰卧位经腰部冠状面探测，必要时也可经腹壁行纵切面扫查。

（3）声像图：肾结石典型的声像图表现为强回声光团并伴有典型声影。光团位于肾脏集合系统的某一部位，较大的结石可占据整个肾盂腔，肾集合系统内呈一片强回声。若肾盂有不同程度的积水，在肾实质与结石之间可见条状或带状无回声区，使结石更易显示。B超检查对结石性质的判断有其独到之处。若结石在平片上不显影，而B超检查可探测到结石光团伴声影，多为尿酸结石，可进行溶石治疗。由于结石的大小、形态、存留位置和组成成分不同，其声像图表现可有一定变化。如草酸钙结石质硬，表面光滑，声像图上仅能显示其表面，故呈弧形强回声光带，后伴有明显声影；表面较粗糙的尿酸结石质地较疏松，呈圆形或椭圆形强回声光团，表面不光滑，其后方声影较弱或无明显声影。

超声检查可对X线平片所见肾区致密阴影的脏器来源进行诊断与鉴别，尤其对X线不显影的阴性结石及结石与骨骼重叠，难以明确诊断者，超声检查具有独特的优点。较小的结石（直径3~5mm），X线肾区平片常不能显示或显示不清，超声检查则能够弥补X线平片的不足，可较清晰地显示结石的大小、数目和位置。对肾结石合并肾积水以及积水引起的肾皮质压迫、萎缩等变化的观察，超声检查更为优越。但对鹿角形结石及多发的较大结石的观察，超声检查则不如肾区平片直观。鹿角状结石，因结石大而分叉，声像图往往仅显示其局部，呈几个互不相连的强回声团或强回声带，常误以为几个孤立结石。但是，侧动探头，做连续扫查，可以发现其互相连续为一体。

髓质海绵肾是肾集合管呈梭形或囊状扩张的先天性疾病，集合管内形成结石时即为髓质海绵肾结石，约60%髓质海绵肾发生结石。髓质海绵肾结石声像图的特点是肾髓质区原呈锥形的肾乳头低回声区消失，代之以大小不等互不相通而呈圆形或类圆形放射状分布的无回声区，其最大直径不超过1cm。无回声区内可见大小不等形态不规则的强回声光点，最大直径小于0.6cm，其后方伴有细小而清晰的声影，少数声影不典型。

2. 输尿管结石的B超诊断

B超检查不仅能了解输尿管结石的位置及大小，还能了解肾脏集合系统扩张程度、肾皮质厚度，为选择治疗方法提供有价值的资料。此外，在一些患者如对碘造影剂过敏，可替代静脉尿路造影或逆行尿路造影。

（1）检查前准备：检查前1~2小时患者饮水400~600mL，待膀胱充盈后检查。

（2）检查体位与方法：①俯卧位：经背部途径可做肾纵断面和横断面检查，对肾盂和输尿管扩张积水者，可在此体位上显示肾盂输尿管连接部，并向下实时追踪扫查输尿管腹段至髂嵴上部。②仰卧位：对怀疑有输尿管腹、盆段梗阻性病变者，可取此体位。嘱患者深吸气，行肋缘下斜断面。

（3）声像图：典型的输尿管结石具有以下声像图特征，即肾窦分离扩张，扩张的输尿管突然中断，并在管腔内显示强回声光团，与管壁分界清楚，后方伴声影。根据声像图显示不同程度的肾积水，扩张的输尿管内伴有声影的强回声光团，结合患者有发作性肾绞痛和血尿，即可诊断输尿管结石。当未探及结石或结石回声不典型时，尚需与引起尿路梗阻的其他病变如输尿管肿瘤、先天性输尿管狭窄、输尿管膨出（囊肿）进行鉴别。

3. 膀胱结石的B超诊断

（1）检查前准备：经腹壁超声检查时，嘱患者检查前1~2小时饮水400~600mL，待膀胱充盈后进行检查。经直肠超声检查时，检查前要排净大便，必要时清洁灌肠。适当饮水充盈膀胱。

（2）检查体位与方法：①经腹壁途径：经腹壁超声检查时，患者取仰卧位，暴露耻骨上区域，在此进行纵断面和横断面检查，必要时可结合左侧卧位和右侧卧位检查。②经直肠途径：经直肠超声检查时，可采取截石位、胸膝位、左侧卧位，主要根据仪器类型和患者的具体情况而定。③经尿道途径：经尿道超声检查时，患者取截石位。先对会阴部进行消毒、麻醉，并铺无菌巾等，操作方法与膀胱镜检查相同。膀胱镜检查后，换入超声探头。将探头自外向内移动扫查，使可显示环绕探头的一系列膀胱断面图像。探头插入膀胱扫查过程中，需不断侧动探头角度，注意观察膀胱顶部、底部和颈部，以免漏掉较为隐蔽的病变。

（3）声像图：仰卧位超声检查时，典型的膀胱结石可在膀胱三角区显示单个或多个强回声光团，后方伴声影。改变体位检查可见膀胱结石向重力方向移动，此为超声诊断膀胱结石的佐证。较大或致密的结石，超声仅能显示结石的表层轮廓，呈弧形带状强回声，后方声影明显，以致难以分辨结石后方的膀胱壁回声。较小或密度较疏松的结石，后方声影较弱或无明显声影。

膀胱疾病术后，有时膀胱壁缝合线头截留过长，可能以缝合线头为核心形成结石。此种结石垂吊在缝合线头的原位，呈"吊灯"样，改变体位检查时，可见结石上下、左右晃动，而基底部不能离开原位。

膀胱憩室内结石声像图：膀胱憩室结石则可见典型的结石声像图在膀胱憩室内，体位移动时见不到结石的滚动。

4. 尿道结石 B 超诊断

尿道结石声像图：表现为尿道腔内的强回声光团伴有声影。实时超声观察排尿期结石嵌于尿道，近端扩张，尿流中断。B 超检查一般不用于尿道结石的诊断。

（五）CT 检查

CT扫描虽能也能诊断尿路结石，但不及 X 平片和尿路造影片直观，且费用昂贵，一般不作常规检查。其检查的意义在于：①可以清楚地显示肾脏的大小、轮廓、肾结石、肾积水、肾实质病变（肿瘤、囊肿等）及剩余肾实质的状态，还能鉴别肾积水与肾囊肿。对下尿路梗阻、膀胱、前列腺正常或异常病变可清楚显示。②可以辨认尿路外（特别是腹后壁或盆腔）能引起尿路梗阻的病变。③行断层扫描的同时做强化造影可了解肾脏的功能状态。

九、治疗

近十多年来，尿路结石的治疗已经发生了根本的变化，在过去从肾脏到输尿管下段结石的治疗选择几乎全是开放性外科手术，而现在在条件设备较好的医院，因上尿路结石而做开放性外科手术仅占很少的比例。

在 20 世纪 70 年代末期和 80 年代初期，在西方国家经皮肾镜取石术是治疗肾结石的普通选择，对上中段输尿管结石和部分输尿管下段结石采用外科手术。在 1981—1984 年多数输尿管下段结石采用经尿道输尿管肾镜取石术，部分上段输尿管结石应用顺行输尿管肾镜取石术。体外冲击波碎石术（体外冲击波碎石术）是 20 世纪 80 年代的新技术。1980 年 2 月首先由德国有学者等用于临床治疗肾结石获得成功，被誉为"肾结石治疗上的革命"。当时只治疗肾内较小的结石，约占 20%。1983 年 Dornier 公司制成 HM3 型碎石机。在 1985—1986 年，体外冲击波碎石术成功地用于治疗肾结石和上段输尿管结石。输尿管中下段结石起初用体外冲击波碎石术治疗时因显像不清，因此经尿道输尿管肾镜取石术成为主要的治疗手段，随着体外冲击波碎石术采用俯卧位治疗输尿管中下段结石的开展，现在体外冲击波碎石术是肾结石和输尿管上、中、下段结石的首选治疗方法，经皮肾镜取石术与体外冲击波碎石术联合治疗肾鹿角状结石，经尿道输尿管肾镜取石术用于体外冲击波碎石术不能去除的下段输尿管结石。

（一）体外冲击波碎石术

1. 优点

（1）无须开刀：接受这种治疗不做任何表皮切口或皮肤穿刺等损伤性的治疗。

（2）疗效好：目前体外冲击波碎石成功率高达 90% 以上。

（3）可多次反复治疗：对碎石排净后义复发者仍可再做碎石治疗，比手术优越。

（4）不良反应少：安全、可靠，并发症较少，为当前治疗尿路结石的理想方法。

2. 适应证和禁忌证

（1）适应证：肾、输尿管和膀胱结石均可进行体外冲击波碎石。

（2）禁忌证：全身出血性疾患；结石以下尿路存在器质性梗阻病变；尿路有急性感染。

近年来，体外冲击波碎石术已广泛用于治疗尿路结石，碎石效果与结石成分、结构和位置有关。就化学成分而言，以草酸钙和磷酸钙结石效果较好；X 线不显影的尿酸结石碎石效果尚好；较大胱氨酸结石的碎石效果最差。对于较大的肾尿酸结石，在体外冲击波碎石术治疗的同时，碱化尿液以增加溶石并促其排出。

3. 碎石前准备

为了提高碎石成功率，减少并发症，碎石前应做以下检查：①全面检查包括心电图、胸部拍片或胸部透视、肝肾功能检查。②近期尿路平片及尿路造影。③血常规、出凝血时间；尿常规，必要时进行尿细菌培养＋药敏试验。如合并泌尿系感染，提前给予抗炎药物。④碎石前晚服用轻泻剂如番泻叶。

4. 结石标本收集

尿路结石可自行排出或经治疗后排出。排出的结石小如砂粒，大到花生米或蚕豆大小。排石时可伴有尿路疼痛、血尿或脓尿等。有时尿路中单个的结石排出后，经进一步 X 线摄片检查、B 超检查发现尿路中没有新的结石影，说明结石已经全部排出或尿路结石呈单个发生。有时尿中排出结石后经进一步的检查发现尿路中还存在有结石影，表明结石没有排净或结石为多发性，应进一步治疗。对有疼痛和镜下血尿疑为肾结石者，如 X 线摄片不见结石影，应观察有无砂石排出以判断是否患有结石。如尿中排出砂石，应收集起来，进行结石成分分析，以便选择防治方案。

5. 并发症

（1）血尿：几乎碎石后均有较轻度血尿，1～2 天可自然消失，不需特殊处理。

（2）绞痛：一般不重，给予对症治疗即可逐渐消除。

（3）发热：发热超过 38℃并不多见，一般均伴有输尿管内碎石堆积，应及时给予经皮肾造瘘，不宜久等。

（4）肾周围血肿：发生率小于 1%，患者可无症状或仅有腰部不适，在 B 超或 CT 检查时发现，多发生在高血压患者，极个别由于碎石能量过大致发生肾破裂而引起大的血肿。血肿较小时保守疗法多可消除，很少需手术治疗者。

（5）肾衰竭：很少见，极个别发生在开始阶段，短时间内过多的治疗造成肾功能损害，因此必须强调每次治疗不超过 2 500 次，两次治疗间隔不少于 7 天。

（6）高血压：是晚期并发症，国外已有报道，国内也有动物实验证实，但至今还不能下最后定论，因为其发病率并不比正常人群高，但仍是值得重视的问题，要做好长期随访积累更多的临床病例。

（二）输尿管镜取石术

输尿管镜取石术是一项新的治疗方法，其成功率随技术熟练程度不同而异。使用得当，成功率可达 90% 以上，在广泛开展体外冲击波碎石之后，用本方法取石在临床上也有减少，但对输尿管下段结石仍为较好的治疗方法。此外，在体外冲击波碎石治疗较大肾结石后，常常发生输尿管内碎石堆积（即所谓石街），有时也需输尿管镜加以疏通，所以两者也有相辅相成的作用。许多著名医疗中心都要求治疗结石的方法要全面，不能单打一，要求既有体外冲击波碎石，也有经皮肾镜取石和输尿管镜取石，以提高疗效，减少并发症。20 世纪 90 年代初开始出现的输尿管镜下气压弹道碎石术以其设备技术简单、价格低廉、损伤小等特点，很快得到推广普及。但对于合并有输尿管息肉的患者，因进镜困难和出血易导致碎石失败，对于输尿管上段结石，因结石易滑入肾盂而导致碎石失败。20 世纪 90 年代钬激光开始应用于泌尿外科手术，钬激光的波长为 2 100 nm，能经硅石英晶体传输，特别适合于内镜手术。它不但可以击碎任何成分的尿路结石、烧灼息肉、还可以切开狭窄的输尿管壁而达到类似于开放手术的疗效。同时还可通过经皮肾穿刺造瘘通道治疗肾结石，在输尿管镜下处理输尿管结石时效果优于 ESWL 和气压弹道碎石。由于钬激光主要利用光热效应作用于结石，产生气泡空化作用而将结石击碎，碎石时结石不移位，对于输尿管上段的结石也能处理，而钬激光只要与输尿管壁保持 1 mm 以上的距离，穿孔的风险可忽略不计。因此，钬激光碎石时，输尿管损伤小、视野清晰，尤其适合于儿童患者及妊娠妇女。孙颖浩等采用软输尿管镜和钬激光治疗肾结石亦取得满意疗效。U100 激光碎石机是德国 WOM 公司于 2000 年推出的一种先进的腔内碎石装置，能发出波长为 1 064 nm 的红光和 532 nm 的绿光，故称双频激光机。该碎石机的特点是脉冲峰值功率高，达 100 kW，整个碎石过程时间短，效率高，而且人体正常组织由于不吸收这两种波长的激光，因此不会造成正常泌尿道管壁的损伤。不足的是，不能同时处理结石合并的息肉。

（三）开放手术

尽管在医疗设备较好的医院，上尿路结石的开放外科手术治疗仅作为一种补充的治疗方法。但就目前来说，在多数医疗单位受医疗设备及患者经济能力的限制，开放外科手术在相当长的一段时期内仍是泌尿科的常见手术。双侧肾及输尿管结石处理原则是，应先处理发生急性梗阻的一侧；综合肾功能尚好但分侧肾功能较差时，应先处理损害较重的一侧；综合肾功能及分侧肾功能均差时，应先处理损害较轻的一侧。当双侧结石合并肾功能不全及双侧肾脏损害均较严重，如果分期进行取石手术，当一侧梗阻解除后，解除梗阻的肾脏功能迅速代偿，而对侧肾脏则排尿很少，因尿液滞留和内冲洗作用减少，有可能迅速发展成脓肾；或两肾功能均差，只解除一侧梗阻也不能得到。肾功能的明显改善而延误治疗时机，在这种情况下宜双侧同时手术或一侧手术取石，另一侧肾穿刺造瘘引流尿液，使双侧梗阻都能得到解除，以尽可能地使肾功能得到改善。①切开取石：结石较大，估计不能自行排出且并发疼痛、肾积水、感染或肾功能减退者，可按具体情况行肾盂切开取石、经肾窦内肾盂切开取石、肾实质切开取石及输尿管切开取石术。②同时矫正解剖异常：肾和输尿管结石伴有尿路梗阻病变，如漏斗部狭窄、肾盏憩室、肾盂输尿管连接部梗阻、输尿管狭窄、输尿管囊肿等，在做取石同时需矫治解剖异常。③肾切除术：肾结石患者做肾切除术应谨慎。对两侧肾结石患者，即使一侧肾功能已很差，原则上不要轻易做肾切除术，因留下的肾脏负担加重，肾结石更易生长。对一侧肾结石，对侧肾脏无结石且功能良好的病例，在下述情况下病肾可考虑做肾切除：肾实质已严重萎缩并合并严重肾积脓。

（四）各部位结石的治疗方法

1. 肾盂结石

影响肾盂结石治疗成功率的因素除结石成分外，还有结石的大小和有无肾输尿管连接部梗阻。结石直径小于 2 mL 时用体外冲击波碎石术治疗效果好，3 个月无结石率达 90% 以上；结石直径大于 2 mL 时，如仅做体外冲击波碎石术单一治疗，效果不满意，3 个月无结石率仅 63%～67%，且在体外冲击波碎石术治疗后与结石碎块有关的并发症，如发热、疼痛及输尿管梗阻等明显增加。因此，对这类结石有两种不同意见：一种意见是体外冲击波碎石术前，在输尿管内置入输尿管支架管，据报道输尿管梗阻、尿脓毒症等并发症显著减少，从 26% 降到 7%。当然，放置输尿管支架管也有其本身并发症，如膀胱炎、膀胱痉挛和反流等；另一种意见是体外冲击波碎石术治疗前不放置输尿管支架管，体外冲击波碎石术治疗后密切观察患者，若出现结石碎块堵塞输尿管引起梗阻时，再采取俯卧位对其进行碎石，梗阻多能及时解除。

2. 肾盏结石

无症状和无活动性代谢异常的肾盏结石可等待观察，不需做治疗；当临床上出现血尿、感染、疼痛或结石逐渐增大及漏斗部出现梗阻时需做治疗。上中肾盏体外冲击波碎石术治疗效果优于下肾盏结石，下肾盏结石无结石率约 60%，而中上肾盏结石有 70%～80%；下肾盏结石体外冲击波碎石术和经皮肾镜取石术的比较：体外冲击波碎石术治疗后 13 个月无结石率 59%，而经皮肾镜取石术达 85%。尽管经皮肾镜取石术效果比体外冲击波碎石术好，但由于体外冲击波碎石术并发症少，因此体外冲击波碎石术还是首选治疗，经皮肾镜取石术仅用于体外冲击波碎石术治疗失败的患者。

3. 鹿角状肾结石

鹿角状肾结石中部分是感染性结石，可采用单纯体外冲击波碎石术及经皮肾镜取石术加体外冲击波碎石术或开放手术取石等治疗方法。在做体外冲击波碎石术治疗前、后应给予适当抗生素治疗，以防发生脓毒血症。

（1）单纯体外冲击波碎石术：体外冲击波碎石术的并发症与结石大小直接有关，碎石成功率与结石大小成反比，常见并发症包括石街形成、感染、发热等。

（2）经皮肾镜取石术加体外冲击波碎石术：经皮肾镜取石术去除肾盂大块结石，肾盏内结石以体外冲击波碎石术治疗。有学者比较 3 月无结石率，单纯体外冲击波碎石术为 15%，而经皮肾镜取石术加体外冲击波碎石术为 66%。

（3）开放手术取石：根据患者情况，可采用开放手术取石术。

4. 输尿管结石

输尿管结石有自然排出的可能性，但如输尿管结石 > 6 mm，自然排出的可能性大大减小。对结石不大、无感染和不伴有梗阻的输尿管结石，可嘱患者多饮水及服用中药等方法促进结石排出。但在等待结石自然排出期间一定要注意不管结石大小如何，一旦结石在输尿管某处嵌塞或伴有梗阻、感染迹象时，不能盲目等待，应采取积极措施，如体外冲击波碎石或输尿管镜碎石等方法排除结石，不使肾功能受到损害。

5. 石街

在体外冲击波碎石术治疗后在输尿管内形成的碎石柱称为"石街"。石街的发生率随结石的大小而异，肾结石越大，石街发生机会也越大。有报道，鹿角状结石石街发生率高达75%。对已形成的石街，按患者情况分别处理：①无症状：无症状石街等待其自行排出，约65%的石街能自行排出。②梗阻症状不严重：如体外冲击波碎石术治疗后出现腰痛、低烧，尿路平片见石街形成，有时可见到石街头端有较大碎石块。治疗措施包括俯卧位体外冲击波碎石术治疗；同时静脉途径应用有效抗生素；治疗无效时最安全的措施是做经皮肾穿刺造瘘。③梗阻症状严重：如体外冲击波碎石术治疗后出现腰痛、高热、脓毒血症状者，都是由碎石引起输尿管完全梗阻及感染造成。处理措施应包括经皮肾穿刺造瘘，引流尿液做培养及药敏试验；静脉应用1种以上有效抗生素；全身症状缓解后再处理石街。④体外冲击波碎石术：治疗不能解除梗阻时，可进行经尿道输尿管肾镜取石术或手术取石。

6. 膀胱壁段输尿管结石

膀胱壁段输尿管结石位于膀胱壁段的输尿管结石按不同部位处理如下：①结石嵌顿于输尿管，一部分露出口处，可用膀胱镜镜头端鞘沿输尿管口方向挤压结石，有时结石能推出来，挤压成功时可做输尿管口剪开。②结石位于膀胱壁段，尤其是黏膜下段，由于输尿管口狭小而结石不能排出，这时输尿管口剪开利于结石排出。③经直肠或阴道按摩位于输尿管下端的结石有时经此种简易治疗后排出结石，方法是先排空膀胱，已婚女性截石位经阴道，男性膝胸卧位经直肠，用手指触摸到结石移动或松动而排出。此法操作简单，可在门诊进行，注意结石直径 > 1 cm 者不宜使用。

7. 输尿管囊肿结石

若结石位于输尿管囊肿内，可经尿道输尿管囊肿去顶术放出囊液和排出结石。

8. 复合结石

治疗复合结石的目的：一是去除结石，二是在治疗过程中注意保护肾功能。①双侧鹿角状肾结石：应先处理发生梗阻侧肾结石。放射性核素肾图检查可提供肾功能及梗阻情况的资料，梗阻侧应先治疗，也即肾脏功能差的一侧先治疗，因为治疗后肾功能的恢复需要一段时间。在梗阻侧肾脏无结石或经过一段时间的恢复后再开始治疗对侧肾脏结石。②肾结石及同侧输尿管结石：这种情况不少见，原则上应先治疗输尿管结石，待输尿管结石梗阻解除后再处理肾结石。如输尿管结石小，且为不全梗阻，体外冲击波碎石术粉碎顺利及肾结石又不大时也可同时处理。③一侧肾结石及对侧输尿管结石：应先处理输尿管结石，待输尿管梗阻解除后再治疗肾结石。如先处理肾结石，治疗侧可能因碎石堆积引起输尿管梗阻，如在此治疗期间未治疗的输尿管结石发生完全梗阻，则造成病情的复杂化。④两侧输尿管结石：应先治疗输尿管梗阻明显的一侧，待治疗侧梗阻解除及肾功能适当改善后再治疗另一侧。

9. 上尿路结石引起尿闭时的治疗

发生尿闭时患者常有程度不同的氮质血症及水、电解质失平衡。上尿路结石引起尿闭的常见情况及处理原则如下。

（1）一侧肾无功能及有功能侧输尿管结石或孤立肾的输尿管结石引起急性完全梗阻。处理措施为：①急诊体外冲击波碎石术：如治疗成功，梗阻马上解除，并排出大量尿液。②肾造瘘：急诊体外冲击波碎石术未解除梗阻时，经皮肾穿刺造瘘是最安全有效的方法，等一般情况改善后再根据具体情况处理结石。③适当应用抗生素，注意水及电解质平衡。

（2）双侧输尿管结石梗阻：一般先由一侧输尿管先梗阻且该侧肾功能较差，然后又发生对侧输尿管急性梗阻。此时首先应确定哪侧功能较好，哪侧功能较差。一般局部症状明显的一侧为肾功能较好及后发生梗阻的一侧。治疗应解除肾功能较好侧的梗阻，具体治疗措施同上。

10. 膀胱结石

小于2 cm的结石，可进行体外冲击波碎石术，或经尿道膀胱镜下碎石钳夹碎结石；较大结石，则必须行开放取石术。

11．尿道结石

男性尿道结石视结石的大小、位置和尿道有无原发病变而采取不同的治疗方法，原则上前尿道结石可经尿道取出结石，后尿道结石则将其推入膀胱后按膀胱结石处理；继发于尿道病变的结石在去除结石的同时应治疗尿道原发病变；对结石梗阻引起的急性尿潴留、尿外渗、会阴脓肿及尿道瘘时，应先做耻骨上膀胱穿刺造瘘引流尿液，待一般情况改善和局部炎症消退后再根据具体情况处理。

（五）腹腔镜切开取石术

20 世纪 90 年代电视腹腔镜问世以后，采用腹腔镜技术治疗上尿路结石得到快速发展。各种原因无法行 ESWL 及 URL 或治疗失败的肾外形肾盂结石，较大、较硬或嵌顿时间长、周围纤维以及肉芽增生明显的输尿管结石是腹腔镜切开取石术的手术指征。腹腔镜治疗上尿路结石可采用经腹腔路径或经腹膜后路径，经腹腔路径空间大，解剖标志清楚，可同时处理输尿管上、中、下段结石，也可在同一切口同时治疗双侧输尿管结石，但手术范围大，对腹腔污染大，可能损伤腹腔脏器及术后肠粘连，对输尿管上、中段显露不如腹膜后路径。蔡志明等采用腹腔镜经腹腔路径手术治疗输尿管上、中、下段结石患者均获得成功，成功率为 94%。虽然经腹膜后路径具有操作空间小、建立气腹较复杂、术后渗液吸收较慢等缺点，但入路直捷，容易分离显露肾脏及寻找输尿管，而且泌尿外科医师对腹膜后路径较熟悉。因此，做腹腔镜输尿管手术多采用此路径。采用腹腔镜手术治疗上尿路结石可获得类似开放手术的疗效，而且与开放手术相比，具有创伤小，恢复快，痛苦小，并发症少等优点，是治疗上尿路结石的又一可供选择的方法，可取代大部分开放手术，代表了微创泌尿外科发展的方向。

（六）中草药排石疗法

中草药排石的治疗原则是清热利湿和通淋消石，药物的主要作用是利尿、消炎、增强输尿管蠕动、降低输尿管平滑肌张力（解痉）而利于结石排出。若考虑结石与器官有粘连不易排出，应着重加强化瘀消肿、软坚散结的药物以促进粘连的吸收。总之，要根据病情辨证分型（如气结型、湿热型、肾虚型）论治，以提高疗效。

十、预防

尿路结石是由多种因素所促成。生活中的自然环境和社会环境，个体先天和后天的差异，包括遗传因素、生活习惯、罹患疾病等对结石形成起着很重要的作用；尿路本身的疾病和先天畸形等更促进结石生长。所以，尿路结石的预防是多方面的。

（一）养成多饮水的习惯

尿量少是尿路结石形成的最主要原因之一。从尿液动力学方面来说，尿路结石的形成是溶液中的结石盐变成固体沉淀出来的过程。统计调查表明，尿路结石的患者多不喜欢饮水。从结石盐的相对过饱和度估计，每日尿量如果在 1 000 mL 以下则产生晶体尿的机会明显增加，尿量若少于 500 mL 则处于尿路结石形成的高危状态。因此，大量饮水，增加尿量，对预防结石的发生有重要意义。正常人要求每日饮水 2 000 ~ 3 000 mL，使每日尿量保持在 2 000 ~ 2 500 mL，避免尿液过度浓缩，稀释尿中晶体浓度，减少尿盐沉积的机会。而且，多饮水能加强引流，利于感染的控制，降低感染结石的生成机会。深夜到清晨是尿中固体成分最易沉淀的时间，所以养成睡前及半夜饮水的习惯，可以有效地预防尿路结石的发生。有资料表明，每日多饮水使尿量超过 2 500 mL 的人群组尿路结石的发病率显著低于饮水量少的人群组。在炎热气候或经常在高温条件下工作的人，更应该注意增加饮水量，以补偿大量出汗所丢失的水分。

（二）解除尿路梗阻因素

积极处理尿道狭窄、前列腺增生症等，以解除尿路梗阻。

（三）积极治疗尿路感染

对各种原因引起的尿路感染都应采取积极有效的治疗措施，控制尿路感染。对有肾造瘘、膀胱造瘘或带导尿管的人，要经常更换导管，平时可服些维生素 C，多进食醋、乌梅等酸性食物，使尿液酸化，防止以导管为核心形成结石。

（四）适当运动

长期卧床患者，应鼓励及帮助多活动，借以减少骨质脱钙，增进尿流畅通。长期卧床的患者尿路结石发病率为 2%～3%，瘫痪患者发病率更高，所以，应鼓励这些患者多活动或勤翻身，以减少骨质脱钙，促进尿液引流。长时间不活动，可增加尿中晶体成分的沉淀机会而容易形成结石。众所周知，体育活动可加快体内的新陈代谢。因此，患有尿路结石的患者应适当增加活动量，根据自己的体力状况，制订可行的锻炼活动计划，活动项目可视周围环境和自己的身体状况而定，简单的跳跃、跑步、上下楼梯、体操以及用手掌捶打腰背部，都有利于结石向下移动，甚至排出结石。尿路结石患者和家属千万不要以为多卧床休息有利于尿路结石的病情。总之，活动有益于尿路结石患者。

（五）调节尿液酸碱度

根据尿石成分，调节尿液酸碱度，可预防尿石复发，如尿酸盐、草酸盐结石在酸性尿中形成，磷酸盐、碳酸盐结石在碱性尿中形成。

（六）防治代谢性疾病

甲状旁腺功能亢进者应行手术治疗。痛风患者可形成尿酸结石，积极治疗痛风是防止肾结石发生的有效措施。

（七）饮食调节和药物预防

在饮食上要注意平衡，不要偏食。要适当限制含钙、含草酸的食物及动物蛋白与精制糖的摄入量。

膀胱结石多发于儿童，其主要原因是营养不良、缺乏乳食。所以，某些地区对新生儿喂养糊糊的不良习惯应该改变。另外，要尽可能改善孕妇营养，使其产后有足够高质量的乳汁喂养婴儿。母乳不足时，婴儿应给予足够量的乳食，如牛奶、羊奶等，防止过早用含糖食品喂养婴儿。

肾结石的发生与动物蛋白摄取过多、精制糖摄入过多和饮食纤维素过少有关。所以，应适当控制动物蛋白质的摄入量，因为多量的动物蛋白质可使肠内酸度增加，促进钙盐溶解和吸收，使尿中草酸钙浓度增加。减少动物蛋白的摄入，可减少形成结石的两个危险因素，即高钙尿和高草酸尿。要多食用含植物纤维素高的蔬菜，如芹菜等。

对于高尿酸尿患者，限制嘌呤类食物及减少钠摄入是预防结石形成的有效措施。含嘌呤类多的食物有动物肝、肾、脑及植物豆类。不宜多吃红茶、巧克力、可可、鱼肉等。对于高草酸尿患者，应采用低草酸、低脂肪饮食，避免摄入富含草酸盐的蔬菜和水果，如胡萝卜、豆类、香菜、菠菜、草莓、橘子等。脂肪饮食应每日限制在 40 g。另外，每日饮食中钙应维持在 800 mg 以上，以保证肠道内有足够的钙与草酸结合。对于吸收性高钙尿患者，只要通过低钙、低钠饮食就能有效地使这类高钙尿转为正常。这类患者主要是减少牛奶及奶制品和豆制品的摄入。多食含植物纤维素丰富的食物。

输尿管结石应限制蛋白质、脂肪、糖、酒的摄入量。对于已知结石性质及诱因的患者，可根据结石性质利用相应的药物防止结石复发或继续增大。

由于尿路结石病因复杂，结石的高发生率及治疗后容易复发，仍是目前临床面临的挑战性难题之一。因此，在采取预防措施时应尽量考虑患者个体可能的具体原因，因人而异制订预防措施。

第二节　肾结石

肾结石发病男性多于女性。青壮年多见，根据国内统计 20～50 岁患者占 83.2%。左右两侧发病率相似，双侧肾结石占 10%。结石大多数位于肾盂内，其次是肾下盏。

一、临床表现

肾结石的临床表现与结石的大小、数目、部位、活动度以及有无引起尿路梗阻和继发感染有关。疼痛及血尿是肾结石最常见的症状。根据病史、全面体格检查，影像学检查，对肾结石诊断应该不困难，当然，肾结石的诊断不应局限于了解结石的位置、大小、数目、形态，还应全面了解引起结石的原发病变、有无尿路畸形、感染、异物等。

1. 疼痛

疼痛是肾结石的主要症状，主要由于尿流梗阻使肾内压升高所致，其疼痛性质分腰部钝痛和绞痛。钝痛常固定于患侧脊肋角及肾区部分，少数患者可有对侧腰痛。当结石引起梗阻时常可出现肾绞痛，绞痛常突然发生，呈刀割样，一般起始于一侧脊肋角或上腹部，常放射至下腹，腹股沟及股内侧，男性可放射至阴囊和睾丸，女性则放射至阴唇。当绞痛发作时，患者面色苍白，精神萎靡，全身冷汗，脉搏细速，甚至出现血压下降，并常伴有恶心、呕吐等胃肠道症状，绞痛持续时间长短不一，短者数分钟，长者达数小时以上。肾绞痛经对症解痉治疗后可缓解，亦可自行停止，疼痛多在体力活动多时，尤其在剧烈活动后发生。疼痛缓解后常伴有多尿现象。

2. 血尿

血尿是肾结石的另一主要症状。血尿是结石损伤尿路黏膜所致，多在绞痛发作后出现。一般较轻，多为镜下血尿，有时是肉眼血尿，活动后血尿可加重。有 20% ~ 25% 结石患者可不出现血尿。

3. 脓尿

结石合并感染时可出现脓尿，感染严重时常出现寒战、发热、腰痛等全身症状，并有尿频、尿急、尿痛。感染可加重肾结石引起的疼痛、血尿等其他症状。

4. 尿路梗阻

少数病例可因结石梗阻引起患侧肾积水，患者就诊时可见到上腹部或腰部有肿块。结石引起急性梗阻时可出现尿闭，这是临床上少见但较为严重的并发症，由于双侧肾结石同时引起急性梗阻或孤立肾被梗阻时可引起尿闭。一侧上尿路急性梗阻时可引起患肾暂时丧失功能。有资料表明约有约 2% 结石患者出现尿闭。

5. 排石史

部分肾结石患者可自行排出砂粒或小结石，多在肾绞痛和血尿发作时出现，表现为尿内混有砂粒或小结石。若结石较大通过尿道时可有排尿堵塞感及血尿，结石排出后排尿立即恢复通畅。

6. 慢性肾功能衰竭

在某些经济不发达地区，肾结石往往是引起慢性肾衰的主要原因之一。单肾结石长期阻塞，尤其在合并感染时，可引起一侧肾积水和患肾功能减退。若孤立肾或双侧肾结石引起梗阻，最终可造成慢性肾功能衰竭。

少数肾结石患者，尤其是肾盏内结石，可长期无症状，只是在偶然的情况下做 B 超、腹部平片或 CT 检查时发现。肾结石患者应详细询问病史，包括职业、工作环境、饮食习惯、饮水习惯及平时喜欢何种饮料等，平时多饮葡萄汁的人患肾结石的危险性较大。儿童患者应了解生长发育、母乳喂养情况，若母乳喂养缺乏，先天营养欠佳则容易发生膀胱结石。应了解是否有代谢性或泌尿系疾病，一半以上的甲旁亢患者合并有尿路结石，其他如肾小管酸中毒、髓质海绵肾等疾病常发生尿路结石，泌尿系本身疾病如前列腺增生是老年性尿路结石的重要原因。某些药物易引起肾结石，如大量服用维生素 C、碱性药物、磺胺药等，需注意询问；结石与遗传因素有关，应注意了解家族成员有无肾结石病史，本人过去有无肾绞痛、排石史等。详细了解病史对诊断很有帮助。

肾绞痛未发作时，体检可能完全正常，但大多数患者有患侧脊肋角叩痛；肾绞痛发作时，患侧可有肌肉痉挛及局部保护性肌紧张，肾区有明显压痛及叩击痛；并发肾盂积水时肾区可能触及肿大的肾脏，并发感染时，患者可有畏寒、发热及肾区叩击痛。

二、实验室检查

肾结石的实验室检查对病因诊断极为重要，主要包括尿液检查、血液检查、结石成分分析及某些特殊代谢检查。

（一）尿液检查

1. 尿常规

镜检时大多数患者可见有红细胞，合并感染时可见有脓细胞；新鲜尿液中可见有特殊类型的结晶，常见的有草酸钙、磷酸钙及尿酸等，发现尿结晶则高度提示有相应类型的结石存在。

2. 细菌培养及药物敏感试验

合并感染时作细菌培养及药敏试验可了解感染类型并指导治疗。

3. 尿 pH 值

尿 pH 值高低可提示某种类型的结石，如感染性结石尿 pH 值常高于 7.0，而尿酸结石时尿 pH 值常在 5.5 以下。

4. 24 小时尿定量检查

24 小时尿中尿钙，尿磷、草酸、胱氨酸排泄量增加，或镁、枸橼酸钠降低，均提示有结石形成的可能。

（二）血液检查

可了解肾功能并对结石病因诊断有帮助。甲旁亢时有血清钙增高而血磷降低，尿酸结石患者常有高尿酸血症。合并尿毒症时，血肌酐、尿素氮升高，肾功能障碍伴有肾性酸中毒时可出现低钾、二氧化碳结合力降低。

（三）特殊代谢检查

结石合并某些代谢性疾病如甲旁亢、肾小管酸中毒时，需做一些特殊检查。

（四）结石成分分析

可明确结石类型，据此制订相应的预防措施以防止结石复发。结石分析方法较多，包括化学定性分析方法、红外线光谱分析、偏光显微镜、差热分析、电子显微镜扫描。目前在我国各医院主要采用简单的化学定性分析法。

1. 常见结石成分及肉眼形态

（1）含钙结石：为最常见结石类型，主要为草酸钙结石，还有草酸钙和磷酸钙混合结石，罕见有单纯的磷酸钙结石。结石一般为褐色或灰白色，呈圆形或卵圆形，桑葚样，表面较为粗糙、有突起、坚硬、不透 X 线。

（2）尿酸结石：结石表面一般较光滑，呈圆形或卵圆形，浅黄色或棕色，质硬，能透 X 线。

（3）胱氨酸结石：少见，结石呈淡黄色，蜡样，表面光滑，质地较柔软，不透 X 线。

（4）磷酸镁铵结石：多为感染性结石，一般为灰白色，表面较粗糙，质脆。

2. 结石化学成分分析

详见表 7-1。

表 7-1 尿路结石化学成分分析

化学成分	分析方法	阳性结果
尿酸	微量结石粉加 20% 碳酸氢钠及尿酸试剂各 1～2 滴	蓝色
磷酸盐	微量结石粉加 2～3 滴钼酸蚀剂	黄色沉淀
铵	微量结石粉加奈氏试剂 2 滴、20% 氢氧化钠 1 滴	橘黄色沉淀
胱氨酸	微量结石粉加 20% 氢氧化钠 1 滴，5 min 后再加入新配亚硝酰氰化钠 2～3 滴	紫红色
碳酸盐	大量结石粉加 3N 盐酸 1 mL，（保留供草酸盐，钙使用）	气泡产生
草酸盐	5 管溶液加少量二氧化锰	
钙	5～10 mg 结石粉加 3N 盐酸 1 mL，加热溶解冷却后加等量 20% 氢氧化钠	白色沉淀产生
镁	取 7 管溶液加镁试剂 2 滴	蓝色环形成并逐渐沉淀

三、诊断分析

根据病史、全面体格检查，B 超、X 线检查及化验检查，大多数肾结石诊断应该不困难，当然，肾结石的诊断不应局限于了解结石的位置、大小、数目、形态，还应全面了解引起结石的原发病变、肾功能状态，有无尿路梗阻、畸形、感染、异物以及结石的成分等。

（一）腹部平片

可以诊断出 90% 以上的肾结石。腹部平片（KUB）必须包括全泌尿系统，KUB 检查前需行肠道准备。含钙结石均能在平片上显影，而纯尿酸结石密度低，能透过 X 线，常不能在平片上显影。各种常见类型结石的密度从高到低依次是：草酸钙、磷酸钙、磷酸镁铵、胱氨酸和尿酸。若患者有典型肾结石的临床表现，但腹部平片未见结石，其原因可能有：

（1）阴性结石，不能透 X 线，主要是尿酸结石。

（2）肠道准备久佳，肠气多，影响观察。

（3）肥胖。

（4）微小结石。

另外，判断结石阴影应与腹腔内其他钙化斑相鉴别。

①肾内钙化斑：肾内某些病变如钙化肾乳头、肿瘤、肉芽肿、结核干酪病灶等均可在平片上显示阴影。根据各自临床表现及钙化特点，就不难鉴别。

②腹腔钙化淋巴结：常为多发、散在，阴影密度不均匀。由于肠系膜淋巴结活动度较大；不同时期腹部平片钙化影常有明显移位，侧位 X 线可见钙化斑位于腰椎前方。

（二）静脉肾盂造影

静脉肾盂造影可清楚地显示肾脏轮廓，肾盂、肾盏形态、有无肾积水及积水的程度以及分析肾功能情况，并明确结石确切位置及对尿路影响。对于腹部平片未能显示的阴性结石，在造影片上可显现充盈缺损。静脉肾盂造影还有助于判断可能有无诱发结石的泌尿系疾病的存在，如肾先天性异常、肾盂输尿管连接处狭窄、多囊肾、马蹄肾、海绵肾、异位肾等。有尿路梗阻时延迟摄片，以较好地显示扩张的肾盂、输尿管。肾功能欠佳时，可采用大剂量静脉尿路造影法。

（三）逆行肾盂造影

检查前需放入膀胱镜，通过膀胱镜插入输尿管导管，患者有一定痛苦，可带来逆行感染及加重梗阻。一般不作为常规检查。其适应证为：

（1）静脉尿路造影显影不满意。

（2）对碘造影剂过敏者可改用 12.5% 溴化钠。

（3）静脉尿路造影不能鉴别阴性结石及肾盂肿瘤，若无输尿管肾镜，则可插入带毛刷的导管至肾盂，刷取尿石结晶或肿瘤细胞来鉴别，肾盂阴性结石可采用较稀释造影剂或采用气体造影，注入气体时应采取头高脚位。

（四）CT 及磁共振

诊断准确性高，因其费用昂贵，仅作为常规检查的一个补充，可明显提高微小结石（< 3 mm）的检出率；其适应证：

（1）有典型尿石症临床表现而 B 超、普通 X 线检查未见异常。

（2）结石过小，常规检查怀疑有结石者。

（3）不能排除肿瘤者。

（五）B 超检查

B 超检查是一种简便、再现性好的无创性检查方法，目前已广泛用于尿路结石的诊断。B 超不仅可了解结石的位置、数目、大小，尤其是无症状而较大的鹿角形结石或 X 线不显影的阴性结石，还可用于估计肾积水程度及肾皮髓质厚度等。无论是 X 线阳性或阴性尿路结石，B 超均具有同样的声像图。典型的肾结石声像图表现为强回声光团，常伴有典型的声影。

（六）放射性核素扫描及肾图

肾扫描可帮助了解有无肾结石的存在并显示其位置，表明尿路梗阻情况及肾功能损害程度。肾图能证实有否尿路梗阻，主要用于：

（1）患者对碘造影剂过敏。

（2）阴性结石。

（3）静脉造影显影不满意，有明显尿路梗阻致逆行肾盂造影失败。

四、鉴别诊断

肾结石需与能引起急性腹痛的胆囊炎、胆石症、急性阑尾炎、消化道溃疡、急性胰腺炎相鉴别。女性有时应与宫外孕、卵巢囊肿蒂扭转鉴别。上述病变疼痛有各自的特点，如急性阑尾炎有转移性腹痛，消化道溃疡有典型的空腹或餐后痛，且尿中常无红细胞，结合影像学及实验室检查应不难鉴别；女性应询问停经期、怀疑有宫外孕、卵巢囊肿蒂扭转时可查妊娠试验，行盆腔穿刺了解有无盆腔出血，一般可明确诊断。X线显示阴影应与胆管结石、腹腔淋巴结钙化、肾内钙化斑相鉴别，其鉴别要点已在本章X线检查处前详述。

五、治疗要领

肾结石治疗原则是解除疼痛，排出结石，保护肾脏功能，明确病因，防止复发。目前临床上主要采取非手术治疗肾结石，手术病例在10％以下（见图7-1）。

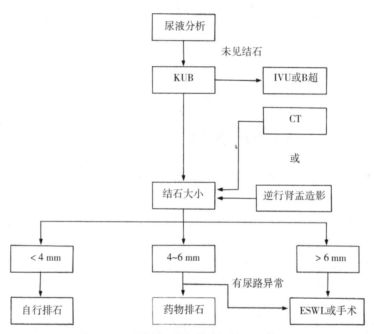

图7-1 尿路结石诊断顺序及基本治疗方案

（一）一般治疗

大量饮水，使每日尿量尽可能维持在 2 ～ 3 L，并养成睡前饮水的习惯以保持夜间尿量。大多数患者因肾绞痛发作而就诊，应先给予解痉止痛治疗，常用药物有阿托品、普鲁苯辛，疼痛剧烈时可用杜冷丁（哌替啶）、吗啡（吲哚美辛）等药物，若无好转可4小时重复给予1次；也可采用消炎痛栓剂肛门给药或针灸强刺激肾俞、京门、三阴交或阿是穴。若剧烈疼痛上述方法均无效，则可采用0.25％普鲁卡因行肾周封闭。肾结石合并感染时，应做尿细菌培养和药物敏感试验，给予细菌敏感的抗生素。肾绞痛发作时常伴恶心、呕吐，症状严重应静脉补充液体及电解质。

（二）排石治疗

小于4 mm的结石,若无泌尿系畸形、梗阻,一般多可自行排出。小结石短期内未排出,肾功能良好者,可采用中西医结合治疗,通过饮磁化水，口服排石饮液、肌注黄体酮或654-2，适当活动如跳绳等联合治疗，结石多能自行排出。

（三）体外冲击波碎石

体外冲击波碎石是利用体外冲击波聚集后击碎体内的结石。自1980年用于临床以来，从根本上取代了传统的开放式尿路取石手术，使尿石症的治疗发生了质的飞跃，迄今已成为治疗上尿路结石的首选标准方法，90％以上的肾结石患者可用此法治疗。目前常用的冲击波震源有液电、压电晶体、电磁波、聚能激光及微型炸弹。定位仪主要有 X 线定位、B 超定位或 X 线、B 超双定位。X 线定位较清晰，B 超定位为断层图像，不能窥见结石全貌，但阴性阳性结石均能观察到。冲击波传播方式主要有水槽式（Dornier HM3 多数国产机）、半水槽式（Wolf 及 Sonolith3000）、水囊式（干式，包括 Dornier HM2 西门子、EDAP 碎石机等）。过去需在麻醉下碎石，随着碎石机的改进，现一般不用麻醉。治疗肾结石时采用仰卧位，输尿管中上段结石可稍向患侧倾斜，输尿管下段结石及膀胱结石均采用俯卧位。

目前认为几乎所有的肾、输尿管、膀胱结石均可行体外冲击波碎石，其主要禁忌证：

（1）全身性出血性疾病。

（2）严重的心、脑血管疾病。

（3）装有起搏器而震波源为水下电极。

（4）结石以下有器质性梗阻，估计碎石后结石不易排出。

（5）肾脏本身病变引起的结石，碎石可加重肾脏损伤。

（6）过度肥胖。

（7）妊娠。

（8）结石合并尿路感染，应先用抗生素控制感染，待全身症状控制 3 ~ 4 天后方可碎石。

体外冲击波碎石的主要并发症有：

（1）血尿。

（2）疼痛。

（3）感染。

（4）尿路梗阻。

前二者并发症一般无须特殊处理，并发感染时可给予抗生素治疗，有梗阻时应及时排除梗阻。大的肾结石碎石后容易形成石街，若石街未引起梗阻且尚在排石，则可在严密观察下不予处理；若梗阻引起高热、疼痛则应马上行经皮肾穿刺造瘘或行输尿管镜取石。现在认为除了较大的孤立肾结石，对于一般肾结石碎石前均不采用输尿管内置管。

（四）腔内治疗

大的鹿角状结石（ > 2.5 cm）体外冲击波碎石失败，开放性手术损伤较大，可采用经皮肾镜取石术（PCN）；对某些胱氨酸结石，单纯 FSWL 治疗效果不佳，可采用经皮肾镜化学冲洗液溶石（冲洗液可为 THAM-E）或结合超声波、液电碎石联合治疗；蹄铁肾肾结石，体外冲击波碎石后不易排出，可采用 PCN 联合超声波碎石治疗；肾结石伴肾积水，不能排除有先天性肾盂输尿管连接处狭窄的，可采用经皮肾镜取石术。

（五）手术治疗

虽然大部分患者经体外冲击波碎石、腔内泌尿外科技术治疗均可取得满意效果，但在基层医院，ESWL 及腔内设备不齐全，技术不熟练，传统的手术取石亦能取得满意的效果。

手术指征：

（1）结石大（ > 3 cm），嵌顿时间长。

（2）双侧鹿角形结石。

（3）复杂性多发性结石，估计碎石后不易排出且易引起尿路梗阻。

（4）结石引起尿路梗阻，合并感染，不能排除结石嵌顿下方有梗阻性病变时，即使结石较小，亦因考虑手术治疗。

（5）结石梗阻引起梗阻性少尿或无尿，需行急诊手术。

常用的手术方法有：

（1）肾盂肾窦内肾盂切开取石术，多用于肾盂结石、鹿角形结石，其优点是手术简单，出血少，但对于肾小盏内结石则不易取出。

（2）肾实质切开取石术，多用于不能通过肾窦切开取出的多发性或鹿角形结石。

（3）肾部分切除术，多用于结石局限于一极。由于其损伤大，出血多，目前已很少采用。

（4）肾切除术，患侧肾功能基本丧失，对侧肾功能正常，可考虑行患侧肾切除术。

对于泌尿系梗阻引起的结石，需在取出结石后，同时解除梗阻。如有先天性肾盂输尿管连接处狭窄时，需在结石取出后做肾盂成形术。近年来，由于复杂性多发性结石术后容易残余结石，有人提倡行体外肾切开取石术，但此操作复杂，合并感染时，血管吻合处易发生感染，可引起术后血管堵塞，肾功能丧失，此方法不易推广。

手术治疗主要目的是解除梗阻，因此，对于一侧肾结石对侧输尿管结石，应先处理易致严重梗阻的输尿管结石；对于双侧肾结石，若总肾功能正常时，应先处理梗阻严重的一侧，若总肾功能欠佳，宜选择肾功能较好的一侧。

六、病因诊断及防治

单纯排石或手术取石后，若不针对肾结石病因采取相应措施，则在 10 年之内结石一般会复发。明确肾结石病因是预防结石复发的基础。由于结石的形成与饮食习惯有密切关系，因此调节饮食对结石的治疗及预防有一定的重要意义。下面重点介绍含钙结石、尿酸结石、胱氨酸结石及感染性结石的病因诊断，并探讨各自的防治措施。

（一）含钙结石

含钙结石是泌尿系最常见的结石，约占全部结石的 80% 左右，大部分含钙肾结石病因不明确，仅有 20% 左右病例与甲旁亢、肾小管酸中毒、髓质海绵肾、结节病、肾先天发育异常等病变有关（见图 7-2）。

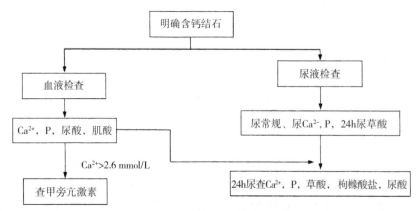

图 7-2　含钙结石病因诊断

1. 多发性高尿钙

（1）分型及诊断：正常人 24 小时尿钙应低于 6.25 mmol，给予低钙（5 mmol/d）、低磷（2.26 mmol/d）饮食 3 天后，尿钙低于 5 mmol 为正常，超过此值则为原发性高尿钙，因肠钙吸收过度增加，使血钙升高致尿钙增加，其确切的原因尚不清楚，部分患者可能与维生素 D_3 有关。吸收性高尿钙分为三型：Ⅰ型，患者在限钙及高钙饮食时均出现高尿钙；Ⅱ型患者仅在高钙饮食时出现高尿钙；而Ⅲ型则同时伴有高尿磷，即使低钙饮食后仍有尿钙增加。临床上最常见的是吸收性高尿钙。

高尿钙患者可通过低钙饮食和钙负荷试验进行分型。方法如下：低钙饮食 1 周后，实验前 1 天晚 9 时起禁食，实验日饮水 600 mL，然后收集 7～9 小时尿液测尿钙、肌酐及 CAMP，9 时测空腹血钙，然后口服 1 g 钙（以葡萄糖酸钙为主），收集 9 时至下午 1 时尿液测尿钙、肌酐及 CAMP。根据实验结果，吸收性高尿钙患者在低钙饮食后尿钙恢复正常，钙负荷试验后尿钙明显升高，尿 CAMP 减少，而肾性高尿钙，在低钙饮食及钙负荷试验后尿钙均增加，尿 CAMP 正常。

（2）治疗：应根据肾性或吸收性型高尿钙不同类型，采用相应的药物治疗以促进排石，减少复发。

多饮水：保证尿量在 2 500 mL 以上，调整饮食，摄入低钙、低嘌呤、低磷及低草酸盐饮食，减少奶制品、动物蛋白摄入，增加富含植物纤维的食物。

噻嗪类利尿剂：主要用于治疗肾性高尿钙，对于吸收性高尿钙疗效欠佳，其主要作用机制是增加肾小管重吸收钙，降低草酸盐含量，但同时必须限制钠盐。主要药物为双氢克尿噻，25 mg，2 次 /d，以后可逐渐增加至 50 mg，2 次 /d。

　　磷酸盐纤维素钠：为非吸收性离子交换树脂，口服后在肠道内与钙结合而抑制钙吸收、主要用于治疗吸收性高尿钙 I 型或对噻嗪类利尿剂不敏感的患者。

　　正磷酸盐：可抑制 1，25（OH$_2$）D$_3$ 合成，从而减少肠道钙的吸收：主要用于治疗 III 型低血磷性高尿钙。正磷酸盐还可降低尿草酸钙的饱和度，但可增加二水磷酸钙的饱和度。另外，它还能促进尿磷酸盐和枸橼酸盐的排泄，促尿结石抑制物活性增加，从而防止结石的形成。

　　枸橼酸盐：能防止含钙结石的生长复发，其中要机制：枸橼酸盐与钙结合形成稳定而溶于水的枸橼酸钙从尿中排出；尿枸橼酸本身即为单酸钙和磷酸钙结石形成的抑制物；碱化尿液，促尿其他抑制物如焦磷酸盐活性增加。

　　此外，如米糖可用于治疗吸收性高尿钙，米糖中植酸在肠腔与钙结合形成植酸钙排出体外。

　　2. 原发性甲状旁腺功能亢进

　　55% 以上的甲状旁腺功能亢进者同时有肾结石。在临床上，如果血钙超过 2.5 mol/L（10 mg/dL）患者应注意甲旁亢，需进一步检查甲状旁腺功能。

　　24 小时尿钙、尿磷：正常人给予低钙（20 mg/d）、低磷（700 mg/d）3 天后共 24 小时尿钙为 150±50 mg/L，尿磷为 500 mg/L，而甲旁亢时，过多分泌的甲状旁腺激素抑制肾近曲小管重吸收磷，尿磷排泄增加，当钙的肾滤过负荷增加超过甲状旁腺激素引起重吸收钙量时，尿钙升高。

　　血清钙：正常为 2.25 ~ 2.6 mmol/L 甲旁亢时血钙升高。由于甲状旁腺激素主要调节血清中游离钙，在测定血钙时应同时测定血浆蛋 C，以便计算游离钙值，甲旁亢患者游离钙可超过 1.65 mmol/L，血清钙超过 2.6 mmol/L。

　　血清磷：正常值是 0.87 ~ 1.45 mmol/L，甲旁亢时血清磷降低。

　　肾小管磷重吸收率（TRP）：具有诊断意义。具体方法如下：试验日晨 7 时饮水 400 mL，8 时排尿后再饮水 150 mL，9 时测血肌酐及血磷，收集 8 ~ 10 时尿液记录尿量，并测定尿磷及尿肌酐。

　　肾小管重吸收率（TRP）=（肾小管滤过率 – 尿磷）/ 肾小管滤过率 ×100%

　　临床上用以下换算公式计算 TRP：

　　TRP =（1 – 尿磷 × 血肌酐 / 尿肌酐 × 血磷）×100%

　　正常人高磷饮食（磷 2 300 mg、钙 800 mg）3 天后，TRP 为 78% ~ 84%，甲旁亢时，低于 78% 即有诊断意义。

　　甲状旁腺激素（PTH）：血浆 PTH 放射免疫测定可了解血中该激素的含量，对甲旁亢诊断有一定价值。北京医科大学泌尿外科研究所采用生物 – 亲和酶联免疫方法测定人血清 PTH。正常值为小于 771 ng/L。

　　尿 CAMP：24 小时尿 CAMP 正常值为 10 ~ 11.5 mmol/L，甲旁亢时，超过此值。CAMP30% 来自肾小管细胞，其余来自血浆，尿 CAMP 可间接反映甲状旁腺激素水平。

　　其他还有尿羟脯氨酸，甲旁亢时含量常升高；血清碱性磷酸酶，甲旁亢合并骨病时其值常升高。如果上述检查怀疑有甲旁亢，可结合颈部 B 超，红外线温度描记、CT 检查来判断甲状旁腺病变性质及部位。

　　治疗原则：甲旁亢合并肾结石时，应先治疗甲状旁腺，再处理尿路结石，否则，术后结石极容易复发，甚至术后可能出现高血钙危象，血钙可高达 4.2 mmol/L，出现嗜睡、脉速、恶心、呕吐，腹胀不适，严重者出现呼吸困难，肾衰直至心搏骤停。

　　肾结石患者尤其是多次复发的肾结石患者，应常规测定血钙、血磷、尿钙、尿磷，有条件的单位可查甲状旁腺激素的水平、肾小管重吸收率、尿 CAMP，可发现更多的早期甲旁亢患者。一旦确诊为甲旁亢，则应行手术探查甲状旁腺，如有甲状腺瘤或腺癌，则行腺瘤或腺癌切除；如为甲状旁腺增生，则应切除 3.5 个旁腺。当然，若甲旁亢引起结石病情较轻，排石后不易复发且患者不愿手术者，可采用药物治疗，一般使用正磷酸盐或纤维素磷酸盐来降低血钙。

3. 肾小管酸中毒

正常人禁食 12 小时后尿 pH 多低于 5.5，而本病患者不低于 5.5。可通过氯化铵负荷试验来确诊，其方法为，口服氯化铵 100 mg/kg，随即排尿，以后每小时排尿 1 次并收集尿液，每次排尿前均饮水 150 mL，连续 5 次，同时测血 CO_2 结合力。正常人尿 pH 应低于 5.5，血 CO_2 结合力小于 20 mmol/L，肾小管酸中毒时尿 pH 值与血 CO_2 结合力均升高，有酸中毒症状者应禁止做此试验。

肾小管酸中毒合并肾结石时，可口服小苏打或碱性合剂以纠正酸中毒。碱化尿液后如患者仍有结石复发，可口服磷酸盐合剂或噻嗪类利尿剂如双氢克尿噻治疗，以减少尿钙。

4. 原发性高草酸尿

本病是一种常染色体隐性遗传病，大多数患者在 5 岁以前出现症状，主要表现为难治性、复发性草酸钙结石，80% 左右患者在 20 岁以前死于肾功能衰竭。正常人 24 小时尿草酸在 30 ~ 50 mg，而本病患儿多在 100 mg 以上，甚至高达 500 mg 以上。主要分两种类型：Ⅰ型是高草酸尿伴乙醇酸、乙醛酸排泄增加，Ⅱ型是高草酸尿伴 L- 甘油酸排泄增加。

本病治疗较困难，均为姑息性治疗，疗效均不甚满意。目前较为特效的药物是维生素 B_6。虽然本病患者未发现有维生素 B_6 缺乏，但有文献报道，大量服用维生素 B_6 在某些病例可出现尿草酸排泄量降低，其原因尚不明了。剂量为每日 400 ng 以上，一般服用 3 天后可出现尿草酸降低。有资料认为可试用磷酸盐或氧化镁制剂，可提高尿中草酸盐的溶解度。另外，在回肠短路、回肠切除后，由于胆酸不能像正常一样在回肠末端被吸收而随胆汁排出，胆酸即与肠钙结合形成钙皂，导致尿草酸增加，形成肠源性高草酸尿，其治疗可采用低草酸盐低脂肪饮食，同时口服消胆胺（考来烯胺）。消胆胺（考来烯胺）是一种活性树脂，能与食物中草酸盐结合从而减少肠道对草酸的吸收。本药不能长期服用，其他如镁制剂亦可减少草酸吸收，可选用葡萄糖酸镁，剂量为 0.5 ~ 1.0 g，3 次 /d。

（二）尿酸结石

尿酸结石发病率各国报道均不一致，在美国尿酸结石占所有肾结石的 5% ~ 10%。在中国许多地区超过此数，有些地区高达 40%。尿酸结石发病缓慢，病程长，发病年龄大，多在 40 ~ 60 岁之间。一半左右患者有家族性高尿酸病史，1/4 病例有痛风史。长期摄入高嘌呤食物，如动物内脏、海产品、豆角等，或服用大量维生素 C 的人易患尿酸结石。其他如高温作业人员，小肠炎、结肠炎等患者丢失水分较多导致尿量减少，引起持久性酸性尿及高尿酸均能使尿酸沉淀。

1. 诊断与鉴别诊断

详细询问病史，包括家族史，有无痛风病史，饮食，职业等。尿酸结石患者一般有典型的肾绞痛及血尿病史，平时常有鱼卵样砂粒尿排出，实验室检查发现尿 pH < 6.0，绝大部分 < 5.5，尿沉渣检查可发现有尿酸结晶，一半左右患者血尿酸增高，24 小时尿中尿酸常超过 750 mg。对排出结石进行化学成分分析可确诊。尿酸结石能透过 X 线，常规腹部平片不能发现结石，静脉尿路造影发现有典型的充盈缺损，密度均匀，边缘光滑，结石梗阻近侧有不同程度的扩张。若肾功能欠佳静脉尿路造影显影不满意可行逆行肾盂造影。CT 及 B 超检查有重要的诊断意义。

肾盂尿酸结石需与肾盂肿瘤相鉴别。尿酸结石 X 线不显影，静脉尿路造影可见有圆形或鹿角形充盈缺，易误诊为肾盂肿瘤。尿脱落细胞、B 超及 CT 检查有重要鉴别价值，输尿管镜活检可确诊。

2. 治疗

尿酸结石的治疗原则是增加液体摄入，限制嘌呤饮食，碱化尿液及抑制尿酸合成。

（1）增加液体摄入：使尿量维持在每日 2 ~ 3 L。尿量增加可降低尿中尿酸饱和度。

（2）控制血、尿中尿酸含量：低嘌呤饮食，严格控制鲜肉、鱼、禽类及动物内脏摄入，白菜、胡桃也需控制，饮料如可乐、啤酒亦应控制。严重的高尿酸尿或高尿酸血症患者还可口服黄嘌呤酶抑制剂别嘌醇，进一步抑制尿酸合成。别嘌醇起始剂量为 100 mg，3 次 /d，其后根据尿酸含量调整别嘌醇的用量。

（3）碱化尿液：碱化尿液是溶石的关键，尿液碱化时尿酸可转变为易溶解的尿酸阴离子。目前碱化尿液溶石法主要有三种：①口服溶石法：最简单易行，可在门诊实施，患者可自己测定尿 pH 值并根据 pH 值调整碱性药物用量。pH 维持在 6.5 ~ 6.8 最佳。常用口服药物有枸橼酸钾，3 ~ 6 g/d 或枸橼酸合剂，40 ~ 120 mg/d，亦可用小苏打，2 ~ 8 g/d。②静脉滴注溶石法：疗程短，但患者需住院治疗，一般采用连续数天静脉滴注法，常用药物 1/6 M 乳酸溶液，以 40 ~ 120 mL/h 的速度输入，3 ~ 4 小时内尿 pH 即可维持在 7.0 ~ 7.5。平均疗程 7 天。该法因在短期内输入大量碱性溶液，必须密切监测血电解质、尿 pH、血压及心脏功能。③局部灌注溶石法：较少应用，主要用于术后残余结石，有严重尿路梗阻、多发性结石且结石较大并分散在多个部位。溶石药物有 1.0% ~ 1.8% 碳酸氢钠或 THAM 溶液。

（三）胱氨酸结石

胱氨酸结石较少见，占肾结石的 1% ~ 3%，是一种先天遗传性肾小管功能缺陷疾病，患者肾近曲小管对胱氨酸、赖氨酸、精氨酸的重吸收及转运不良，以致尿中上述氨基酸增多，其中唯有胱氨酸溶解度最低，易形成结石。

胱氨酸结石以儿童患者多见，多有尿中反复排石史，排出结石表面光滑呈蜡样。胱氨酸结石多为双肾多发性鹿角状结石，尿沉渣检查可发现典型的胱氨酸晶体，表现为六角形苯环，半透明，乳白色，X 线上胱氨酸结石阴影较含钙结石密度均匀。结石成分化学定性分析可确诊。

胱氨酸结石单纯 ESWL 治疗效果差，可采用碱化尿液溶石治疗。其主要治疗方案有：

（1）限制蛋氨酸饮食，对儿童患者因影响其生长发育故不宜采用。

（2）多饮水，每日饮水在 4 ~ 7 L 以保持足够的尿量。

（3）碱化尿液，尿 pH 值维持在 7.5 ~ 8.0，常用碱性药物有小苏打，枸橼酸钾及枸橼酸合剂，其剂量可根据尿 pH 值调整。

（4）采用转化胱氨酸药物，将胱氨酸转化成水溶性的三硫化物衍生物，主要药物有青霉胺，可将胱氨酸转化成青霉胺，后者溶解度较胱氨酸高 50 倍，起始剂量为 150 mg，3 次 /d，3 天后增加至 150 mg，3 次 /d，疗程为 6 ~ 12 个月。2 巯丙酰甘氨酸，乙酰半胱氨酸，维生素 C 均可用于治疗胱氨酸结石。

（5）局部溶石疗法，主要适用于不宜手术者、多发性结石、ESWL 治疗失败后残余结石等。溶石冲洗液可采用碳酸氢钠或 THAM-E 液。

（四）感染性结石

感染性结石是指由分解尿素病原体所形成的磷酸镁铵和碳酸磷灰石结石。引起感染性结石的主要病原体有变形杆菌、绿脓杆菌、枯草杆菌等。感染性结石占尿石症的 10% ~ 20%，女性多于男性，结石生长快，常为大的鹿角状结石。结石成分主要是磷酸镁铵、碳酸磷灰石、尿酸铵、羟磷灰石及方解石。

1. 临床特点及诊断

感染性结石患者多有反复发作的尿频、尿急、尿痛，用抗生素治疗后尿路刺激症状可暂时控制，停药后易复发。早期仅有少数患者有腰部隐痛，当结石增大可发生肾绞痛，尿路梗阻时可出现肾积脓，患者出现畏寒、发热及肾区持续性疼痛，可有脓尿，晚期可出现肾功能丧失。

根据病史、临床症状及 B 超、X 线检查结果，感染性结石诊断不困难。诊断时应注意，临床上发现顽固性尿路感染，用抗生素治疗不易控制，甚至出现肾功能不全、高血压者，应注意有无感染性结石存在。最简单的方法是摄腹部平片及 B 超检查。感染性结石患者诊断不应局限于了解结石大小、位置、数目、有无梗阻及肾功能损害，还应了解有无尿路解剖异常，血尿生化测定了解有无生理或代谢异常。排出或手术取出的结石做化学成分分析以明确诊断。患者应行尿细菌培养及药物敏感试验，以指导抗感染治疗。静脉尿路造影可了解有无尿路解剖异常及肾功能损害情况。

2. 治疗

（1）取石治疗：开放性手术损伤大，术后结石复发率在 30% 以上，近年来主要采用 ESWL 配合 PCN 治疗。下列情况仍需行开放手术治疗：巨大鹿角状结石同时伴有尿路畸形需手术矫正；PCN 及 ESWL 多次治疗失败；患者肾已无功能而对侧肾功能正常，需行肾切除术。

（2）酸化尿液：口服氯化铵，使尿 pH < 6.2。

（3）尿素酶抑制剂：乙酰异羟酸（AHA）分子结构与尿素相似，具有阻断尿素酶的作用，可降低尿氨并酸化尿液，常用剂量为 0.75 g/d，分 3 次口服。肾功能不良，血肌酐超过 265 mmol/L 时禁用。

（4）抗感染治疗：可根据药物敏感试验选择抗生素。

（5）溶石治疗：效果欠佳，主要用于辅助治疗，溶解开放手术或腔内手术、ESWI，治疗后的残余结石。冲洗液一般采用枸橼酸盐的缓冲液。

第三节 输尿管结石

输尿管结石90％以上是在肾内形成而降入输尿管的，原发性输尿管结石很罕见。输尿管结石病因及成分与肾结石基本一致，其形状一般为枣核状。输尿管结石好发位置与其解剖结构有关。正常输尿管有S个狭窄部位：①肾盂输尿管移行处。②输尿管跨髂血管处。⑧输尿管与输精管或女性阔韧带交叉处。④输尿管膀胱壁段起始处。⑤输尿管膀胱壁段。由于输尿管的蠕动和管内尿液流动速度较快，直径小于0.4 cm的结石容易自动降入膀胱随尿排出。输尿管结石男性多于女性，好发年龄为20 ～ 40岁，由于病史与肾结石相同，输尿管结石特点与肾结石基本相似。

一、临床表现

1. 疼痛

输尿管结石引起上中段堵塞可出现典型的患侧腰痛，多为绞痛性质，可放射至患侧下腹部、腹内侧、睾丸及阴唇，疼痛发作时常伴有恶心、呕吐、腹胀等胃肠道症状。

2. 血尿

输尿管结石与肾结石一样，输尿管结石引起的血尿多为镜下血尿，疼痛发作后可加重。但有时绞痛发作后第一次排出尿液未见红细胞，而在第二次排尿后可找到，这是由于输尿管痉挛使上尿路尿液未进入膀胱所致。无血尿病例约占20％。

3. 尿路刺激症状

输尿管结石位于膀胱壁段常出现尿频、尿急。这可能与输尿管下端肌肉与膀胱三角区相连并直接附着于后尿道有关。膀胱结石也有尿路刺激症状，但膀胱结石常伴有排尿困难及尿线中断。

4. 肾功能不全

输尿管管腔较小，较肾结石更易造成尿路梗阻，尤其是圆形结石。一侧输尿管结石引起的梗阻可造成患侧肾积水和感染，而双侧输尿管结石梗阻则可造成肾功能不全，并最终可能造成尿毒症。

体格检查，肾绞痛发作时有患侧可有肌痉挛和肌紧张，肾区有叩痛，引起肾积水时，右肾区可能触及包块，其大小与积水程度有关；并发感染时有肾区叩痛。有时沿输尿管径路有压痛。腹部体检一般触及不到输尿管结石，但结石位于输尿管下端近膀胱时，男性经直肠指检，女性经阴道可能触及结石。由于与肾结石的同源性，输尿管结石的实验室检查与肾结石相同。

二、诊断分析

患者有典型肾绞痛，伴或不伴有肉眼或镜下血尿者，应考虑有无肾或输尿管结石，进一步需进行影像学等检查。

（一）腹部平片

输尿管结石与肾结石一样，90％以上的输尿管结石可在腹部平片上显影。当然，输尿管结石钙化影有时需与腹腔淋巴结钙化、盆腔静脉石、髂血管钙化、骨岛相鉴别，腹腔淋巴结钙化鉴别要点已在肾结石节叙述。

1. 盆腔静脉石

盆腔静脉石易与下段结石相混淆，静脉石常位于坐骨棘联线下方之盆腔侧位，多个排列成行，直径为2 ～ 3 cm，呈圆形，边缘光滑。

2. 髂血管钙化

髂血管钙化可位于骶髂关节下方，一般呈新月形。不易鉴别时可插入输尿管导管，观察导管与钙化影位置可予区别。

3. 骨岛

骨岛位于输尿管走行区的髂骨骨岛与输尿管结石不易区别，但X线上骨岛可见骨纹理而结石没有。不易鉴别时可插入输尿管导管，观察导管与钙化影位置以区别。

（二）静脉尿路造影

静脉尿路造影不仅能显示结石的正确位置，尤其是腹部平片不能显示的阴性结石，在静脉肾盂造影片上可表现出充盈缺损；还能了解结石对尿路造成的危害，推断结石形成的可能原因，了解双侧肾功能情况。目前认为静脉尿路造影是输尿管结石诊断必不可少的方法。对肾功能不良的病例，应用常规剂量造影剂显影不良时，可采用大剂量造影剂或延缓造影，往往能取得较好的效果。

（三）逆行肾盂造影及膀胱镜检查

通过腹部平片、静脉肾盂造影及B超检查等无创检查，一般都能诊断出输尿管结石，逆行肾盂造影及膀胱镜检查有一定的痛苦，一般不做常规检查，仅在下列情况下可采用：

（1）梗阻严重引起肾功能不良，静脉尿路造影显影不良时，需行膀胱镜检查及逆行插管，明确结石诊断并了解上尿路梗阻情况。

（2）怀疑输尿管结石已降入膀胱。

（3）若观察到输尿管口狭窄或有囊肿，结石不易排出，可切开输尿管口或切除输尿管口囊肿以利于结石排出。逆行肾盂造影一般采用12.5%泛影葡胺作为造影剂。对输尿管可疑阴性结石可采用气体对比或稀释造影剂造影。另外，通过膀胱镜插入输尿管镜可直接观察到结石，同时可排除肿瘤，息肉等其他输尿管病变。

（四）B超检查

随着检查技术的进步，B超诊断输尿管结石已越来越重要。B超检查简单方便，对输尿管结石检出率在90%以上，尤其对X线阴性结石，其诊断意义更大。B超检查可了解输尿管结石的位置、大小、数目，结石引起肾积水及输尿管扩张程度等。对碘过敏者可替代静脉尿路造影及逆行肾盂造影。B超检查前给予清洁灌肠，检查时膀胱充盈良好，可使输尿管结石检出率在95%以上。

（五）其他

同位素肾图可了解双肾功能情况及输尿管结石引起尿路梗阻程度；利尿肾图可区别真假性梗阻；CT可检查出小于3mm的微小结石。磁共振及动脉造影对输尿管结石诊断意义不大。

输尿管结石引起不典型的腹部绞痛又无肉眼血尿时，诊断较困难，需与胆囊炎、胆石症、急性阑尾炎、活动性消化道溃疡、胰腺炎相鉴别。通过实验室、B超、X线等检查应不难区别，其鉴别诊断要点与肾结石相同。

三、治疗要领

（一）一般治疗

对结石较小（<5mm），无感染及不伴梗阻的输尿管结石，可予多饮水，适当活动，并服中药排石治疗。保守治疗期间一旦出现结石嵌顿，引起梗阻、感染时，必须采取积极治疗如体外冲击波碎石、腔内治疗等方法，以避免肾功能受到较大损害。

（二）体外冲击波碎石与腔内泌尿外科治疗

近年来，由于体外冲击波碎石与腔内泌尿外科技术的发展，输尿管结石开放性手术已降至2%，有些单位甚至是0%。目前认为，对于输尿管上段结石首选ESWL，其成功率在9%左右。若ESWL不成功则可逆行插导管将结石推至肾盂，再按肾盂结石行ESWL亦可通过输尿管镜、经皮肾镜行超声碎石、气压弹道碎石或将结石直接取出；对于输尿管中下段结石首选输尿管镜直接取石。随着腔内泌尿外科技术熟练和器械的改进，必将进一步提高疗效，发挥更大的作用。

（三）手术治疗

以上述方法治疗无效时，可采用外放性手术治疗，其适应证为：

（1）结石直径超过1cm或表面粗糙呈多角形。

（2）结石嵌顿过久，引起上尿路梗阻及感染。

（3）输尿管憩室内结石。

（4）输尿管镜取石并发症，穿透输尿管。

（5）结石伴有严重尿路畸形需行手术纠正。可根据结石不同位置采取经腰、背、耻骨上切开取石。术前最好摄 X 线片以肯定结石位置有否变动。

当然，与肾结石一样，输尿管结石无论采用何种方法治疗均有复发可能，同样必须行病因检查，并针对病因采取相应措施以预防结石复发。输尿管结石的病因诊断、治疗与肾结石相同。

第四节　膀胱结石

19 世纪以前膀胱结石在世界各地流行。我国在 1949 年前及中华人民共和国成立初期膀胱结石发病率较高，近 10 年来随着生活水平的提高，膀胱结石发病率已呈逐年下降趋势，以往常见的小儿膀胱结石目前仅在少数边远不发达山区较常见，而在经济发达地区，随着人口老龄化，由于前列腺增生引起的老年膀胱结石有所增加。

一、病因

膀胱结石形成机制与肾结石基本相同，肾、输尿管结石排入膀胱结石时，部分可从尿排出，另有部分则可留在膀胱并逐渐长大，形成膀胱结石。当然，大部分膀胱结石是在膀胱中原发的，它的形成有自己的特点，其主要病因有：

1. 下尿路梗阻

梗阻的原因主要是前列腺增生、尿道狭窄、膀胱颈部梗阻，神经源性膀胱等。梗阻引起长期尿潴留，使尿液中成石晶体析出沉淀而形成结石，这是膀胱结石形成最常见的原因。由于女性尿道短，一般不易形成梗阻，因此女性膀胱结石罕见发生。

2. 感染

任何原因引起的尿路感染，尤其是尿素分解细菌引起的感染可促进磷酸镁铵、钙盐结石的形成。

3. 膀胱异物

膀胱内异物可作为结石"核心"，使尿盐在其周围沉淀形成结石。常见的异物主要有导管、缝线以及患者放入尿道的电线、温度计、铁丝、发夹、别针、塑料绳等。

另外，与上尿路结石一样，某些代谢性疾病与营养不良亦能形成膀胱结石。

二、临床表现

膀胱结石好发于男性老年及小儿，女性少见。其主要症状是疼痛、排尿困难、尿线中断、血尿及感染等。

1. 疼痛

可以是耻骨上或会阴部钝痛或剧烈疼痛，常在站立或活动时加剧，这是由于结石在膀胱内活动刺激膀胱底部所致，患者平卧时疼痛常可缓解。

2. 排尿困难

排尿困难为常见症状之一，多数是由于膀胱结石的原发病如前列腺增生，尿道狭窄引起。膀胱结石引起的排尿困难的典型症状是排尿时尿线突然中断，患者必须改变体位或摇晃身体方能继续排尿，此时患者十分痛苦，小儿患者使劲牵拉阴茎以缓解痛苦，并哭闹不止，大汗淋漓，这是由于结石突然嵌顿于尿道内，引起膀胱或尿道括约肌痉挛所致。

3. 血尿

疼痛发作时可出现血尿，一般是镜下血尿，在排尿终末最为明显，站立中或活动可加重。血尿是由于结石在膀胱内刺激黏膜，使黏膜损伤甚至出现溃疡所致。若结石在膀胱内长期刺激可诱发膀胱肿瘤，主要是鳞状上皮细胞癌。因此患者有血尿时，不应仅满足于结石的诊断，而应注意有无合并肿瘤。

4. 感染

膀胱结石几乎都引起感染，严重者出现脓尿。并发感染时患者有尿频、尿急、尿痛，以排尿终末痛明显。

体格检查一般很难在耻骨上触及小结石，较大的膀胱结石，男性可通过经直肠和下腹部，已婚女性可通过经阴道和下腹双合诊触及。

三、诊断分析

膀胱结石的诊断主要依靠病史，体格检查、B超及X线检查。临床上有排尿困难，尿痛，尿线中断等典型症状时，应联想到膀胱结石的可能，但同时我们应认识到上述症状决非膀胱结石所特有，膀胱异物、肿瘤、前列腺增生合并感染等病变均可能产生上述症状。因此，怀疑膀胱结石时应进一步行X线、B超检查，必要时行膀胱镜检查，可明确诊断。

（一）X线检查

X线检查是膀胱结石的重要诊断方法。X线检查应包括整个泌尿系统，它不仅能了解膀胱区有无结石、结石的大小、数目、形状，同时还能了解上尿路结石情况，但X线膀胱区钙化影有时需进一步检查与输尿管下段结石、输尿管囊肿内结石、盆腔静脉结石，膀胱憩室内结石，女性子宫肿瘤等相鉴别。同样，膀胱尿酸结石在X线平片上不能显影，行气体造影剂膀胱造影有助于诊断。

（二）B超检查

B超检查是诊断膀胱结石的重要方法。B超检查时膀胱应充盈良好，尿液与结石的声阻抗大，超声探测到结石有强回声团并伴有明显的声影，当体位变动时可见结石在膀胱内滚动，而膀胱憩室内结石即使在改变体位时亦不能移动。B超还能鉴别输尿管囊肿内结石及输尿管下段结石。

（三）膀胱镜检查

膀胱镜检查是诊断膀胱结石最准确、最可靠的方法，不仅能直接观察到膀胱内有无结石及结石的大小、数目，形状，同时还能与其他病变如膀胱肿瘤、前列腺增生、膀胱憩室内结石、膀胱炎症相鉴别。

（四）金属尿道探子探查

成年人可用金属尿道探子经尿道插入膀胱，有膀胱结石时，可探出金属撞击结石的特殊感觉和声音。此方法对小儿不适用，阴性亦不能完全排除结石的诊断。

四、治疗要领

治疗原则是取出结石，并去除形成结石的可能原因。膀胱结石的治疗原则仍以手术为主。目前随着医疗技术的发展，成人膀胱结石越来越多采用经尿道膀胱结石机械碎石术、液电碎石、超声及激光碎石，开放性手术采用耻骨上经膀胱切开取石术。主要适用于小儿患者：或结石较大（＞4 cm）；或合并肿瘤、异物、需行手术同时去除肿瘤或异物片；前列腺增生、输尿管反流症需行手术进行矫正以及膀胱憩室内结石碎石亦难以排出者，亦需行手术治疗。

第五节　尿道结石

尿道结石较为少见，大多数为男性，女性罕见。多数尿道结石是肾、输尿管、膀胱结石排出时嵌顿于尿道所致，另有少数原发于尿道。尿道结石好发于尿道前列腺部、球部、舟状窝及尿道外口处、尿道憩室及尿道狭窄近端亦好发结石。

一、临床表现

尿道结石的主要症状是疼痛、排尿困难和感染。疼痛多为钝痛，也有可能是剧烈疼痛，前尿道结石疼痛常局限于结石嵌顿处，而后尿道结石疼痛常放射至会阴或肛门。由于尿道管腔较小，结石常引起梗阻，出现排尿困难，尿线细，甚至不能自行排尿，患者常能指出梗阻部位。结石嵌顿于尿道时间较长或结石本身即为感染性结石常可引起尿路感染，并出现尿潴留，尿外渗，会阴部脓肿及尿道瘘。有时嵌顿于后尿道的结石可引起急性附睾炎，患者有发热、附睾肿痛症状。

体格检查时，位于尿道口及舟状窝的结石常肉眼可以见到，前尿道结石常在相应的阴茎体表部位触及，后尿道结石可经直肠指检触及。用金属尿道探子探查常可感到金属触及结石的撞击声。

二、诊断分析

根据典型临床表现及体格检查可做出尿道结石的初步诊断。X线摄片及尿道镜检查可明确诊断，B超对尿道结石诊断有帮助，B超检查可发现尿道内有强光团，有时可伴声影，X线摄片应包括全泌尿系统以了解有无其他尿路结石。可行尿道造影了解有无尿道狭窄、尿道憩室等，以指导治疗。

三、治疗要领

尿道结石治疗应根据结石大小、位置，有无尿道狭窄等原发病变而采取不同的治疗方法。原则上尿道外口及舟状窝结石可用细钳直接取出，前尿道结石较小者可经尿道取出，结石较大不能经尿道取出或尿道憩室内结石，均采用尿道切开取石术，术后需留置导管；而后尿道结石可用金属尿道探子将结石推入膀胱后，按膀胱结石处理。另外，继发于尿道病变的结石应同时去除原发病。

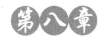

泌尿系统梗阻性疾病

第一节　良性前列腺增生

良性前列腺增生（BPH）是引起中老年男性排尿障碍原因中最常见的一种良性疾病，主要临床表现为下尿路症状（LUTS）。BPH 的发病率随着老年男性年龄的增长而增加。组织学前列腺增生通常发生在 40 岁以后，以后发病率逐渐增高，80 岁以上接近 90%。临床前列腺增生，40 ~ 49 岁发病率为 14%，50 ~ 59 岁发病率为 24%，60 ~ 69 岁发病率为 43%，70 ~ 79 岁发病率为 40%。

一、病因与发病机制

国内外学者对 BPH 病因的研究已有 50 多年历史，各种学说层出不穷，但迄今确切病因仍未阐明。多年来研究成果集中在如下四个方面。

（一）性激素与睾丸内非雄性激素物质的作用

前列腺是雄性生殖器官之一，其结构和功能是受下丘脑 – 垂体 – 睾丸轴和肾上腺的调节。

1. 雄激素

前列腺内雄激素 90% ~ 95% 来源于睾丸，5% ~ 10% 来源于肾上腺。雄激素中起主要作用的是占睾酮 2% 的游离睾酮。游离睾酮与前列腺间质细胞核膜上的 5α 还原酶 II 作用转化为双氢睾酮（DHT）后才能发挥生物效应。

2. 雌激素

当男性进入 50 岁后，体内雌激素明显增高，游离雌二醇与游离睾酮比值上升。中青年人血浆雌 / 雄激素浓度比值为 1∶150，老年人为 1∶80 ~ 1∶120，老年人前列腺内雌 / 雄激素浓度比值为 1∶8。尽管雌激素在 BPH 发生的作用机制的研究还不如雄激素那样清楚，但老年期雌 / 雄激素比例失调可能是 BPH 的病因之一。有学者提出了"雌 / 雄激素协同效应"学说。

3. 睾丸内非雄激素类物质

李钟等发现，从人精液囊肿中提取的液体可以促使体外培养的前列腺上皮细胞及间质细胞增殖。这种非雄激素睾丸因子（NATP）有别于前列腺分泌的肽类生长因子，对热稳定，活性炭可以除掉。因而，人类睾丸可以产生一种 NATP 并参与 BPH 发生。

（二）生长因子的作用

BPH 组织中肽类生长因子有两类：①刺激前列腺细胞增殖的生长因子，如碱性成纤维细胞生长因子（bFGF）、表皮生长因子（EGF）、α 转化生长因子（TGF-α）、胰岛素样生长因子（IGF）、血小板源生长因子（PDGF）、神经生长因子（NGF）等。②抑制前列腺细胞生长的生长因子 β – 转化生长因子（TGF-β）。bFGF、KGF、TGF-β 等生长因子过表达时，通过自分泌、细胞内分泌、旁分泌三种形式，引起 BPH。因此，阐明各种生长因子的作用以及各种生长因子相互关系，将对 BPH 病因的揭示具有重要意义。

（三）间质 – 上皮相互作用

前列腺间质和上皮细胞之间是相互影响的，其相互作用是通过生长因子、细胞外基质（ECM）进行调节。前列腺内生长因子、ECM、细胞相互作用构成统一的整体，正常情况下保持一定的动态平衡。BPH 的发生是基质 – 上皮相互作用紊乱的结果。BPH 时前列腺内基质 / 上皮的比例由正常的 2 ∶ 1 增加到 5 ∶ 1。

（四）细胞增殖与凋亡

正常前列腺的大小保持恒定有赖于腺体内的细胞增殖与死亡的动态平衡。BPH 并非细胞增殖的结果，而是与细胞凋亡减少有关。前列腺细胞增殖与凋亡，在正常情况是处于动态平衡，这种动态平衡是前列腺刺激生长因子和抑制生长因子相互作用保持平衡的结果。TGF-β 是被确认引起细胞凋亡主要的生长因子。目前还发现与前列腺细胞凋亡有关的基因有 p53、c-myc、bcl-2、睾酮抑制前列腺信号 -2（Trpm-2）、热休克蛋白（hsp27，70）、组织蛋白酶 D、B、c-fos 等。

综上所述，BPH 是一组多病因的疾病，老龄及有功能的睾丸存在是 BPH 发生必备条件，老龄及睾丸产生的性激素以及其他从饮食、环境中摄入并经体内转化的相关物质统称为导致 BPH 的外在因素。而前列腺本身产生的各种肽类生长因子、间质 – 上皮细胞相互作用、细胞增殖与凋亡属于 BPH 发病的内在因素，外在因素通过内在因素才导致 BPH 的发生。

二、良性前列腺增生病理

BPH 病理学改变应包括两个方面的内容，一方面是 BPH 的病理改变，另一方面是前列腺增生引起膀胱出口梗阻（BOO）的病理改变。

（一）病理

前列腺近端尿道黏膜下腺体区域及移行区是 BPH 的起源地，形成多中心性的基质结节，基质结节由增生的纤维和平滑肌组成。尿道周围腺体增生进展很慢，且只能向膀胱方向发展，成为形成所谓的中叶增生。移行区的基质结节可以分泌各种生长因子，通过基质 – 上皮细胞相互作用机制，使移行区弥漫性增大。增生组织将真正的前列腺组织向外压迫，被挤压的组织发生退行性改变，逐渐转变为纤维组织，形成灰白色坚硬的假包膜，即外科包膜。

前列腺增生组织由间质和腺上皮以不同的比例构成，可以其分为五个病理类型：①基质型。②纤维肌肉型。③肌型。④纤维腺瘤型。⑤纤维肌肉腺瘤型，其中以纤维肌肉腺瘤型最为常见。

（二）膀胱出口梗阻的病理生理改变

前列腺增生造成膀胱出口梗阻（BOO）有两种因素，即机械因素（静力因素）和动力因素。①机械因素：BPH 时，精阜随增大的腺体向下移至接近尿道外括约肌处，前列腺段尿道随之延长，管腔变窄，增生腺体扩张增加尿道阻力；若增生腺体伸向膀胱，造成膀胱颈口狭窄，这些都是造成 BOO 的机械因素。②动力因素：在机械、炎症或其他因素刺激下，肾上腺素能受体（α_1-AR）兴奋，使 BPH 组织中平滑肌收缩，引起 BOO。BPH 合并的 BOO 往往是机械因素和动力因素同时存在。

BOO 患者在排尿时，为克服膀胱流出道梗阻，逼尿肌开始代偿性肥厚，收缩力增强；如梗阻继续存在或加重，逼尿肌收缩力减弱，逼尿肌功能处于失代偿状态。这将引起膀胱逼尿肌一系列细胞内外结构、功能的病理改变。

1. 逼尿肌不稳定（detrusor instability，DI）

逼尿肌不稳定又称不稳定膀胱（unstable bladder，USB），是指在膀胱充盈过程中自发或诱发的、不能被主动抑制的逼尿肌不自主地收缩。DI 发生的机制较复杂，目前认为逼尿肌超微结构的变化、膀胱肾上腺能受体功能异常、传入神经功能紊乱与抑制性机制失衡和逼尿肌超敏反应是 DI 的发病机制。

2. 逼尿肌收缩功能受损

逼尿肌收缩取决于逼尿肌细胞、间质和神经结构的完整性，神经冲动传递至胆碱能轴末梢，释放乙酰胆碱触发肌细胞收缩。BPH 时，电镜观察发现肌细胞传入神经的超微结构有广泛的退行性改变，肌细胞结构破坏，最终使神经与肌肉连接的效应器丧失，导致逼尿肌收缩无力。平滑肌细胞间充满增殖的大量胶原纤维和许多弹力纤维，严重影响肌细胞收缩力的传递，整个逼尿肌难以产生有力协同一致的快速而持续的收缩，还导致膀胱尿液残留。

3. 膀胱顺应性改变

膀胱对容积增加的耐受力称为顺应性。BPH 时，逼尿肌细胞间充满交织的胶原纤维，使膀胱壁僵硬，缺乏弹性，舒张能力下降。不稳定膀胱常伴有膀胱感觉过敏。当膀胱充盈时，即使少量尿液增加，也可引起膀胱内压升高，称为低顺应性膀胱。低顺应性膀胱并未能因膀胱内压升高而排尿得到改善。膀胱残余尿仍在不断增加，导致慢性尿潴留，而膀胱内压持续处于高水平，称为高压性慢性尿潴留。高压性慢性尿潴留将阻碍上尿路尿液输送，易于发生上尿路扩张，肾功能受损。高压性慢性尿潴留即使手术解除梗阻，术后上尿路功能恢复也较差。

BPH 引起逼尿肌不稳定和膀胱低顺应性改变，可能是 BOO 引起逼尿肌的早期代偿表现，而逼尿肌收缩功能损害和高顺应性膀胱可能是膀胱逼尿肌受损晚期失代偿的标志。

三、良性前列腺增生临床表现

BPH 的临床表现是随着下尿路梗阻引起的病理生理改变的进展而逐渐出现的。BPH 临床上主要有三组症状，即膀胱刺激症状、梗阻症状及梗阻并发症。

（一）膀胱刺激症状

尿频是 BPH 最常见的症状，开始多为夜尿次数增多，随后白天也出现尿频。当夜尿次数 3 次以上时，表示膀胱出口梗阻已达到一定程度。BPH 出现逼尿肌不稳定，低顺应性膀胱时，患者除尿频外，还伴有尿急、尿痛，甚至出现急迫性尿失禁。BPH 患者有 50%~80% 出现不稳定膀胱。当膀胱逼尿肌代偿功能失调，出现高顺应性膀胱时，每次排尿都不能将膀胱内尿液排空，膀胱内残余尿日益增多，膀胱有效容量不断减少，尿频症状更加频繁。膀胱过度充盈时，膀胱内压超过尿道阻力，尿液将不自主地从尿道口溢出，犹如尿失禁，称为充盈性尿失禁。夜间熟睡时，盆底肌松弛，以及夜间迷走神经兴奋，更易使尿液自行溢出，类似“遗尿症”的临床表现。

（二）梗阻症状

1. 排尿困难

排尿困难的程度是由 BOO 梗阻程度和膀胱功能状况共同决定的。初期表现为有尿意时需要等候片刻后才能排出尿液，称为排尿踌躇，排尿费力。随着病程的进展，继而出现尿线变细、无力，射程短，甚至尿不成线，尿液呈滴沥状排出。BOO 梗阻的程度，并不完全取决于增生腺体的大小，而决定于增生的部位以及前列腺包膜、平滑肌的张力。前列腺的体积即使不大，但中叶增生或纤维增生型 BPH 也可以出现明显的排尿困难症状。当膀胱功能受损，逼尿肌收缩无力时排尿困难更为严重。

2. 残余尿、尿潴留

BPH 患者排尿时不能将膀胱内尿液排空，膀胱内出现残余尿。残余尿量逐渐增加，导致高压性慢性尿潴留。膀胱内压持续处于高水平。膀胱逼尿肌进一步损害，功能失代偿，出现高顺应性膀胱，膀胱感觉迟钝，最后导致低压性慢性尿潴留，膀胱内压处于低水平状态。

BPH 患者如遇气候突变、过度疲劳、饮酒、房事或上呼吸道感染时，可能诱发导致急性尿潴留。目前认为，急性尿潴留是膀胱功能失代偿的主要表现，为 BPH 进展的一个重要事件。

残余尿量的多少对预测上尿路功能和 BPH 的临床进展有着重要意义。残余尿量小于 55 mL 时无肾积水发生，当残余尿量在 55~100 mL 时，患者肾积水发生率明显增加，而残余尿量在 150 mL 以上时，患者肾积水发生率为 55%。

（三）梗阻并发症

1. 血尿

前列腺腺体表面黏膜上的毛细血管、小血管，由于受到增生腺体的牵拉，尤其在膀胱强力收缩排尿时，可出现血管破裂，或增生腺体压迫前列腺静脉丛，小静脉瘀血，均可出现镜下血尿或肉眼血尿，严重者可出现血块，引起急性尿潴留。BPH 并发血尿者约为 20% 左右。

2. 尿路、生殖道感染

BPH引起下尿路梗阻时，可导致尿路感染，尤其在有残余尿时，诱发感染的机会更多。膀胱炎症时，尿频、尿急、尿痛等症状将加重。如继发上行性尿路感染，往往出现腰痛和畏寒、发热等全身症状。伴发急性附睾炎时，患侧附睾肿大、疼痛，严重者伴发热。

3. 上尿路扩张、肾功能损害

膀胱大量残余尿和膀胱内压≥40 cmH$_2$O是导致上尿路扩张的主要原因。低顺应性膀胱，高压性慢性尿潴留患者易发生上尿路扩张，严重者可出现肾衰竭和尿毒症。

4. 膀胱结石

下尿路梗阻导致膀胱残余尿的长期存在，尿液中的晶体将沉淀形成结石。若合并膀胱内感染，则促进结石形成。BPH伴膀胱结石的发生率约为10%。

5. 腹压增高所引起的症状

BPH引起BOO情况下，出现排尿困难，长期增加腹压排尿，将促使腹股沟疝、脱肛、内痔等的发生。

四、良性前列腺增生诊断

以LUTS为主诉的50岁以上男性患者，首先应该考虑BPH的可能，为明确诊断，需做以下评估。

（一）初始评估

1. 病史询问

（1）下尿路症状的特点、持续时间及其伴随症状：BPH的临床表现以LUTS为主。在询问病史的过程中，需要强调的是LUTS并非BPH特有的症状，例如，膀胱刺激症状也常见于前列腺炎、膀胱炎、膀胱结石、泌尿系结核等其他疾病，以及非BPH所致（如神经系统疾病）的逼尿肌功能障碍等。同样，梗阻症状也见于如尿道狭窄、膀胱颈挛缩、前列腺癌等。

BPH除LUTS的临床表现外，部分患者还伴有相关的并发症状，如反复血尿，尿路感染或附睾炎，膀胱结石伴排尿中断或尿痛，长期腹压增高所伴随的症状，如脱肛、内痔、腹股沟疝等。少数患者以食欲不振、贫血、嗜睡等肾功能不全的症状为主就诊。

（2）与BPH相关的病史询问：回顾既往有无骨盆骨折、尿道狭窄、尿道炎症、脊柱外伤、糖尿病，以及神经系统疾病，如帕金森病、脑出血、脑梗死后遗症等病史。注意近期是否服用了影响膀胱出口功能的药物，如抗胆碱能药物阿托品，增加膀胱出口阻力的肾上腺素受体激动剂，如舒喘平、异丙肾上腺素类药物。近期有无劳累、饮酒、上呼吸道感染等，这些可以加重LUTS。

（3）国际前列腺症状评分（international prostate symptom score，IPSS）和生活质量评估（quality of life assessment，QOL）：1994年第2届国际BPH咨询委员会建议将IPSS和QOL问卷表列为正式的全世界应用于BPH症状量化评分表，用以对BPH病情的评估和治疗前后疗效的对比。

IPSS评分有7个问题，总的评分范围从无症状至严重症状0～35分。症状严重程度分轻、中、重三个级别。1～7分为轻度，8～19分为中度，20～35分为重度。IPSS评分是BPH患者下尿路症状严重程度的主观反映，它与最大尿流率、残余尿量以及前列腺体积无明显相关性。

QOL评分答案从非常好到很痛苦分为0～6分，是了解患者对其目前下尿路症状水平伴随其一生的主观感受，主要关心的是BPH患者受下尿路症状困扰的程度及是否能够耐受，因此又称为困扰评分。

症状评分对预测：BPH临床进展也有一定价值，IPSS评分＞7分的患者发生急性尿潴留的风险是IPSS评分＜7分者的4倍。对于无急性尿潴留病史的BPH患者，储尿期症状评分及总的症状评分有助于预测BPH患者接受手术风险治疗。

2. 体格检查

（1）泌尿系统及外生殖器检查：首先要排除是否为充盈的膀胱，耻骨上叩诊呈固定浊音，常表示尿潴留。必要时导尿后，直肠腹部双合诊再次检查并与腹腔、盆腔内其他包块相鉴别。注意触摸腹股沟包块能否回纳，阴囊内睾丸、附睾大小及质地，阴茎有无硬结。

（2）直肠指检（DRE）：DRE是BPH诊断必须检查的项目，肛检前应先做血清前列腺特异性抗原

（PSA）测定，在膀胱排空后进行。典型 BPH，腺体增大，边缘清楚，表面光滑，中央沟变浅或消失，质地柔韧而有弹性。

估计前列腺的大小多是凭检查者的个人经验，曾以禽蛋、果实描述前列腺大小。1980 年有人提出前列腺大小分 4 度，Ⅰ度增生腺体大小达正常腺体的 2 倍，估重为 20 ～ 25 g；Ⅱ度为 2 ～ 3 倍，中央沟消失不明显，估重为 25 ～ 50 g；Ⅲ度为 3 ～ 4 倍，中央沟消失，指诊可勉强触及前列腺底部，估重为 50 ～ 75 g；Ⅳ度腺体增大超过 4 倍，指诊已不能触及腺体上缘，估重在 75 g 以上。

DRE 的缺点是不能精确量化前列腺大小，不能判断前列腺突向膀胱的部分，即使 DRE 前列腺不大也不能排除前列腺增生。但 DRE 的优点在于能快速简单地向医师提供前列腺大小的大致概念，怀疑异常的患者最后确诊为前列腺癌的有 26% ～ 34%。

（3）局部神经系统检查（包括运动和感觉）：该检查目的是排除神经源性膀胱功能障碍。如体检中发现膝反射、踝反射、跖伸反应病理性亢进者，提示脊髓损害（肿瘤、创伤、多发性硬化等）；如膝反射、踝反射消失，腓肠肌、足内附肌无力，会阴感觉丧失及肛门括约肌松弛者，则为马尾节段损害；有膝反射、踝反射消失伴足感觉障碍者，可能为全身性外周神经病；而行动迟缓、帕金森貌、体位性低血压、喉喘鸣及小脑共济失调者，应考虑有神经变性的疾病如多系统硬化症。

3. 实验室检查

（1）尿常规：可以确定下尿路症状患者是否有血尿、蛋白尿、脓尿等。

（2）血肌酐：BPH 伴血清肌酐升高是上尿路影像学检查的适应证，评估有无肾积水、输尿管扩张反流等情况。

（3）血清 PSA：血清 PSA 作为一项危险因素可以预测 BPH 的临床进展，从而指导治疗方法的选择。血清 PSA ≥ 1.6 ng/mL 的 BPH 患者发生临床进展的可能性更大。

4. 超声检查

超声检查可以经腹壁、经直肠探测途径，经腹壁最为常用。前列腺体积计算公式为：前列腺体积 = 0.52 ×（前列腺三个径的乘积）；前列腺重量计算公式为：前列腺重量 = 0.546 ×（前列腺三个径的乘积）。一般认为，直肠超声估计前列腺体积大于 20 mL，才能诊断前列腺增大。

经腹壁探测可同时显示膀胱、前列腺、精囊，还能得到 BPH 的间接诊断依据，如膀胱壁小梁小室形成、膀胱憩室、膀胱结石、残余尿量等资料，也可以观察有无上尿路扩张，积水。虽然经腹壁 B 超应用最为普及，但显示前列腺内部结构和测量前列腺大小不如经直肠途径精确。经直肠 B 超用彩色多普勒血流显像（CDFI）能看到前列腺内部血流分布、走向和血流的频谱分析，可以测定整个前列腺和移行区的体积。测定移行区体积有更为实际意义。

现在认为，前列腺体积是 BPH 临床进展的另一风险预测因素。前列腺体积 ≥ 31 mL 的 BPH 患者发生临床进展的可能性更大。

5. 尿流率检查

尿流率指单位时间内排出的尿量，通常用 mL/s 作计量单位。50 岁以上男性，$Q_{max} ≥ 15$ mL/s 属正常，15 ～ 10 mL/s 者可能有梗阻，< 10 mL/s 者则肯定有梗阻。但是最大尿流率减低不能区分梗阻和逼尿肌收缩力减低，也不能说明是 BPH 梗阻或非 BPH 梗阻，还必须进一步做其他有关尿流动力学检查才能明确。$Q_{max} < 10.6$ mL/s 的 BPH 患者发生临床进展的可能更大。

（二）根据初始评估结果，部分患者需要进一步检查

1. 排尿日记

让患者自己记录排尿次数、排尿时间、每次尿量、伴随排尿症状、饮水量等。一般连续记录 5 ～ 7 天。对以夜尿为主的下尿路症状患者，排尿日记很有价值，有助于鉴别夜间多尿和饮水过量，排尿次数是白天多还是晚上多。

2. 尿流动力学检查

尿流动力学检查是对下尿路功能评估的一种有价值的检测方法。BPH 诊断时常用的尿流动力学检查包括尿流率测定、压力-流率同步检查、充盈性膀胱测压等，其中尿流率测定如前所述。

（1）充盈性膀胱测压：患者取截石位，经尿道将 8 F 导尿管置入膀胱，记录残余尿量后与尿动力学仪相应通道连接，经肛门将一气囊导管置于直肠下端，气囊适量充气后与尿动力学仪相应通道连接。采用液体介质进行中速膀胱灌注，连续记录储尿期和排尿期膀胱压力和容量的相互关系及膀胱感觉功能，将其描绘成膀胱压力容积曲线图，可以反映储尿期膀胱感觉功能、逼尿肌顺应性和稳定性以及排尿期逼尿肌的收缩能力。

储尿期正常膀胱压 < 1.47 kPa（15 cmH$_2$O），无自发或诱发的逼尿肌收缩，膀胱容量和感觉功能正常。若出现自发或诱发的逼尿肌无抑制收缩，膀胱内压 > 1.47 kPa（15 cmH$_2$O），则为不稳定膀胱。若膀胱空虚静止状态膀胱内压 > 1.47 kPa（15cmH$_2$O），或较小的膀胱容量增加即迅速地压力升高，则为低顺应性膀胱。若膀胱容量 > 750 mL，且膀胱内压始终处于低水平则为高顺应性膀胱。

排尿期正常膀胱呈持续有力的收缩，最大逼尿肌收缩压力 2.94 ~ 5.88 kPa（30 ~ 60 cmH$_2$O）。若逼尿肌收缩压始终 < 1.96 kPa（20 cmH$_2$O），应考虑为逼尿肌收缩功能受损，若逼尿肌收缩压始终 > 9.8 kPa（100 cmH$_2$O），提示逼尿肌收缩亢进。

（2）压力 – 流率同步检查：常用检查方法蹲位、立位或坐位，操作同充盈性膀胱测压。记录排尿全过程，分别以逼尿肌收缩压和尿流率为坐标，即可获得压力流率函数曲线图。检测结果如为高压低流曲线，表示逼尿肌收缩压高，尿流率低，这是典型的尿道梗阻曲线，也是尿道梗阻诊断的金标准；若低压低流曲线，逼尿肌收缩压和尿流率均低，这是典型的逼尿肌无力曲线。

（3）影像学检查：①静脉尿路造影：如果有下尿路症状患者同时伴有反复泌尿系感染、镜下或肉眼血尿，怀疑肾积水或者输尿管扩张反流、泌尿系结石，应行静脉尿路造影检查。但是，血清肌酐值升高超过正常 1 倍者不宜进行此项检查。②尿道造影检查：不能排除尿道狭窄的患者建议选用此项检查。③ CT 和 MRI：CT 可测量前列腺体积，显示前列腺大小、形状以及凸入膀胱情况。正常前列腺的 CT 值约 40 HU，BPH 时 CT 值略低。MRI 三维成像可清楚显示前列腺形态以及凸入膀胱程度，MRI 可以区分前列腺各区域的结构，但在前列腺内结节良恶性的价值不大。

（4）尿道膀胱镜检查：怀疑 BPH 合并尿道狭窄、膀胱内占位性病变时建议此项检查。通过尿道膀胱镜检查可以了解以下情况如有无尿道狭窄，观察前列腺增大或凸入膀胱的情况，有无合并膀胱结石、膀胱憩室、膀胱肿瘤，如膀胱内小梁小房形成，常是膀胱出口梗阻的依据。但尿道膀胱镜是有创检查，一般不常规做此检查。

（三）鉴别诊断

1. 膀胱颈挛缩

一般发病年龄较轻，40 ~ 50 岁左右常见，排尿梗阻症状明显，DRE 和 B 超前列腺不大，确诊依赖尿道膀胱镜检查，可见膀胱颈后唇抬高、颈口环状隆起缩窄变小、输尿管间嵴明显肥厚为特征。

2. 前列腺癌

发病年龄偏大，前列腺癌常发生于前列腺外周带，DRE 可扪及结节，前列腺不规则质地硬，血清 PSA 明显升高，前列腺癌以 LUTS 就诊时，多数是晚期（常见肺、骨转移），必要时可行前列腺穿刺活检确诊。

3. 尿道狭窄

仔细询问病史，有无骨盆骨折、尿道骑跨伤、尿道炎症、尿道内灌注、尿道内器械操作治疗等病史，必要时尿道造影、尿道膀胱镜检查确诊。

4. 膀胱癌

膀胱癌最常见的临床表现是间歇性无痛性肉眼血尿，肿瘤较大且位于膀胱颈口时可引起排尿困难等症状。肿瘤位于膀胱三角区且有浸润时，可以表现明显的 LUTS 症状。主要依靠尿道膀胱镜检查确诊。

5. 神经源性膀胱

单从临床症状上和 BPH 很难鉴别。有的膀胱刺激症状明显，表现尿频、尿急、夜尿次数增多，甚至急迫性尿失禁；有的排尿梗阻症状明显，表现尿潴留、上尿路积水。不过，神经源性膀胱患者多有明显的神经损害病史、体征，往往伴有下肢感觉和 / 或运动障碍、肛门括约肌松弛和反射消失。确诊依赖于神经系统检查和尿流动力学评估。

6. 膀胱结石

多数患者有典型的排尿中断现象,常并存尿痛、血尿等,可以通过X线、B超、膀胱镜等检查明确诊断。

五、良性前列腺增生内科治疗

(一)观察等待

1. 内容

观察等待包括对患者的健康教育、生活方式指导、随访措施等几个方面。

2. 适应证

适应证包括:①接受观察等待的患者,应进行BPH诊断的初始评估,以除外各种BPH相关并发症和鉴别诊断。②轻度下尿路症状(I-PSS评分<7分)的患者。③中度以上评分(I-PSS评分≥8分),但生活质量评分未受到明显影响的患者。

3. 方法

①患者教育:向接受观察等待的患者提供与BPH疾病相关的知识,包括下尿路症状和BPH的临床进展,让患者了解观察等待的效果和预后。同时有必要提供前列腺癌的相关知识,告知目前还没有证据显示有下尿路症状人群中前列腺癌的检出率高于无症状的同龄人群。

②生活方式指导:告知患者观察等待不是不需要任何处理。适当限制饮水可以缓解尿频症状,例如夜间和出席公共社交场合时限水。但要保证每日饮水量不要少于1 500 mL,酒精和咖啡有利尿和刺激前列腺充血作用,可以使尿量增多,加重尿频、尿急等排尿刺激症状,因此应限制酒精类和含咖啡因类饮料的摄入。精神放松训练,把注意力从排尿的欲望中解脱出来。指导排空膀胱的技巧,如重复排尿。膀胱训练,鼓励患者适当憋尿,以增加膀胱的容量和延长排尿的间歇时间。

③BPH患者多为老年人,常因合并其他内科疾病同时服用多种药物,医师应了解和评价这些合并用药的情况,如阿托品,654-2等会抑制膀胱逼尿肌收缩,增加排尿困难。某些降压药含利尿成分,会加重尿频症状。必要时和相关的内科医师讨论调整用药,以减少合并用药对泌尿系统的影响。保持大便通畅,防止便秘加重患者的排尿困难症状。

4. 随访

观察等待不是被动的单纯等待,应明确告知患者需要定期的随访。患者症状没有加剧,没有外科手术指征,观察等待开始后第6个月进行第一次随访,以后每年进行一次随访。随访的内容包括I-PSS评分、尿流率检查、B超测定残余尿。直肠指诊和血清PSA测定可选择每年检查一次。随访过程中,如果患者下尿路症状明显加重,或出现手术指征,要及时调整治疗方案,在重新制订治疗方案时,充分考虑患者的意愿,转为药物治疗或外科治疗。

(二)药物治疗

BPH药物治疗的短期目的是缓解患者的下尿路症状,长期的目标是延缓疾病的临床进展,预防并发症的发生,在减少药物治疗不良反应的同时保持患者较高的生活质量是BPH药物治疗的总体目标。

BPH药物治疗包括:①接受药物治疗的患者,应进行BPH诊断的初始评估,以除外各种与BPH相关并发症和鉴别诊断。②中度以上评分(I-PSS评分≥8分),有膀胱出口梗阻(BOO),但尚无BPH的并发症,无外科治疗的绝对指征者。③部分BPH患者有手术治疗的绝对指征,但身体条件不能耐受手术者,也可采用药物治疗。

BPH的药物治疗目前有三大类药物:①α_1-肾上腺素能受体(α_1-AR)阻滞剂。②$5\alpha$还原酶抑制剂。③植物药。

1. α_1-AR阻滞剂

α_1-AR阻滞剂是通过阻滞分布在前列腺和膀胱颈部平滑肌表面的肾上腺素能受体,松弛平滑肌,达到缓解膀胱出口动力性梗阻的作用。治疗BPH的α-AR阻滞剂是根据其选择性的不同及其在体内半衰期的长短而分类。

（1）非选择性 α-AR 受体阻滞剂：酚苄明可阻滞 α_1 及 α2-AR，对心血管和中枢神经系统有明显的不良反应，表现头晕、乏力、心动过速、心律不齐、体位性低血压。短效，剂量 5 ~ 10 mg，每日需口服三次，目前临床已基本不用。

（2）短效选择性 α_1-AR 阻滞剂：主要有哌唑嗪（prazosin）和阿夫唑嗪（alfuzosin），商品名称为桑塔（xatral）。哌唑嗪是最早用于治疗 BPH 的选择性 α_1-AR 阻滞剂，推荐剂量为 2 mg，每日 2 ~ 3 次，阿夫唑嗪对 α_{1A}、α_{1B}、α_{1D} 受体的亲和力分别为 0.3：1：0.6，半衰期为 5 小时，推荐剂量为 7.5 ~ 10 mg，每日需口服三次。

（3）长效选择性 α_1-AR 阻滞剂：有特拉唑嗪（terazosin）及多沙唑嗪（doxazosin），又称可多华（cardura XL）。特拉唑嗪是应用最多的 α_1-AR 阻滞剂。特拉唑嗪对 α_{1A}、α_{1B}、α_{1D} 受体的亲和力分别为 0.4：1：1.1。其半衰期为 12 小时，用药要从小剂量开始，先用 1 mg，根据疗效及耐受性，逐渐调整剂量至 5 mg 或 10 mg，每日一次。其疗效作用有剂量依赖性，剂量越大减轻症状就越明显。剂量在 2 mg 以上者，有的会发生体位性低血压。特拉唑嗪对 BPH 伴高血压患者有一定的降压作用，对血清甘油三酯有明显的下降作用，尤其适用于 BPH 伴高血压、高血脂患者。

多沙唑嗪对 α_{1A}、α_{1B}、α_{1D} 受体的亲和力分别为 0.4：1：1.2。其半衰期为 22 小时，治疗效果及安全性与特拉唑嗪相似，但多沙唑嗪降低血压作用比特拉唑嗪明显，头晕、头痛、体位性低血压等不良反应稍高于特拉唑嗪。用药也要逐渐调整剂量，从每日 2 mg 开始，增加至每日 4 mg 或 8 mg。其症状改善及尿流率的增加有剂量依赖性。

（4）长效选择性 α_1-AR 亚型阻滞剂：有坦索罗辛（tamsulosin），商品名称为哈乐（harnal），坦索罗辛对 α_{1A}、α_{1B}、α_{1D} 受体的亲和力分别为 38：1：7。其半衰期为 10 小时，其优点是剂量小而减轻症状效果好，对血压影响小，一般不会产生首剂效应，不必逐渐调整剂量，坦索罗辛每日服用 0.2 ~ 0.4 mg，其疗效与特拉唑嗪每日 5 ~ 10 mg 及多沙唑嗪每日 4 ~ 8 mg 相同，且药物耐受性比特拉唑嗪、多沙唑嗪好。坦索罗辛的不良反应有眩晕、头痛和逆行射精。

（5）α_{1A} 和 α_{1D} 受体双重阻滞剂：萘哌地尔（naftopidil），商品名称为那妥，对 α_{1A}、α_{1B}、α_{1D} 受体的亲和力分别为 6：1：17，萘哌地尔的体内半衰期为 10.3 ~ 20.1 小时，具有对 α_{1A} 和 α_{1D} 受体阻滞作用。萘哌地尔不仅能阻滞前列腺内的 α_{1A} 受体，缓解 BOO 的动力学因素，还能阻滞膀胱逼尿肌的 α_{1D} 受体，减轻膀胱逼尿肌不稳定，改善膀胱功能，缓解尿频、尿急及急迫性尿失禁等储尿期症状。推荐剂量 25 mg，每日睡前口服一次。不良反应偶见头晕、头痛，体位性低血压少见。

各种选择性 α_1-AR 阻滞剂对减轻 BPH 症状的效果基本相同，但对心血管系统的反应有不同，如多沙唑嗪、特拉唑嗪和坦索罗辛对减轻 LUTS 的疗效是相似的，但坦索罗辛对 α_{1A}-AR 的亲和力比对 α_{1B}-AR 的亲和力大 7 ~ 38 倍，所以坦索罗辛对血压的影响更小，一般不会产生首剂效应。如果患者对某一种 α_1-AR 阻滞剂的不良反应不能耐受，可考虑更换另一种 α_1-AR 阻滞剂。但如果 BPH 患者对减轻症状的效果不明显，更换另一种 α_1-AR 阻滞剂可能也不会取得更好的疗效。

α_1-AR 阻滞剂治疗 BPH 的优点是：① α_1-AR 阻滞剂治疗后 48 小时即可使症状改善，对于需要迅速改善 LUTS 症状的 BPH 患者，是首选药物。② α_1-AR 阻滞剂长期应用可以维持稳定的疗效。③无论有无 BOO 和无论前列腺体积大小的 BPH 患者都可以使用 α_1-AR 阻滞剂，以减轻症状。④应用 α_1-AR 阻滞剂治疗不会对血清 PSA 值有影响，不会影响前列腺癌的筛查。

应用 α_1-AR 阻滞剂治疗虽然能迅速改善下尿路症状，但评估其疗效应在用药 4 ~ 6 周后进行，连续使用 α_1-AR 阻滞剂 1 个月无明显症状改善则不应继续使用。虽然新型的高选择性 α_1-AR 阻滞剂不断问世，但 BPH 发生于老年患者，多伴有高血压等心血管疾病，仍要注意体位性低血压、心血管系统不良反应的发生。

2. 5α 还原酶抑制剂

5α 还原酶抑制剂通过抑制体内睾酮向双氢睾酮的转变，进而降低前列腺内双氢睾酮的含量，达到缩小前列腺体积、改善排尿困难的治疗目的。目前国内应用的 5α 还原酶抑制剂包括非那雄胺（finasteride）、爱普列特（epristeride）和度他雄胺（dutasteride）三种。

（1）非那雄胺（finasteride）：商品名保列治（proscar），非那雄胺是 II 型 5α 还原酶竞争性抑制剂，可抑制睾酮向双氢睾酮转化，其半衰期为 17.2 小时。非那雄胺常用剂量为 5 mg，每日口服一次。服用非那雄胺 12 个月，前列腺内 DHT 下降 80%～90%，但不影响体内睾酮水平，所以一般不会降低性欲和影响性功能，非那雄胺是可耐受且有效的雄激素抑制治疗的药物。

一项长达 4 年的非那雄胺治疗 BPH 多中心研究报告显示，治疗 8 个月后，症状明显减轻，非那雄胺组 I-PSS 评分减少 3.3 分，而安慰剂组仅减少 1.3 分；治疗 1 年后，非那雄胺组体积缩小 20%，而安慰剂组增大 14%；非那雄胺治疗后急性尿潴留发生率减少了 57%，BPH 需要手术率减少 55%。非那雄胺长程治疗的有效性及耐受性可达 4 年，最长者 7 年。所以非那雄胺的治疗优势是长程疗效。可减少远期并发症的发生，减少需要的手术率，并有抑制 BPH 疾病发展进程的作用。

非那雄胺最适用于前列腺体积较大，而症状不严重，不一定在短期内就需要使症状有明显减轻的患者。前列腺体积 > 40 mL、血清 PSA > 1.4 ng/mL 而又排除前列腺癌的 BPH 患者，非那雄胺治疗效果好。

非那雄胺的长时间应用后，会出现如下一些不足之处：①非那雄胺起效慢，属于长程疗效，减轻 LUTS 是患者寻求治疗的主要因素对需要短期内缓解症状的患者，单一应用非那雄胺，疗效差，需要加用 α_1-AR 阻滞剂。②BPH 所引起的 LUTS 是多因素决定的，单一运用非那雄胺通过缩小前列腺体积，可能并不能有效缓解 LUTS。③应用非那雄胺能降低血清 PSA 水平，服用非那雄胺每天 5 mg，持续 1 年可使 PSA 水平减低 50%。对于长期应用非那雄胺的患者，只有将血清 PSA 水平加倍后，才不影响其对前列腺癌的检测效能。④非那雄胺有轻微的性功能障碍的不良反应。根据 Pless 资料，非那雄胺组与安慰剂组中性欲减退的发生率分别为 6.4% 和 3.4%。射精量减少分别为 3.7% 和 0.8%，勃起功能障碍分别为 8.1% 和 3.7%，乳房肿大分别为 0.5% 和 0.1%。

（2）爱普列特（epristeride）：商品名川流，是全球唯一非竞争性 5α 还原酶抑制剂，可与 5α 还原酶 NADP$^+$ 形成稳定的三元复合物，迅速地排出体外，从而非竞争性抑制 5α 还原酶活性，阻断睾酮向双向睾酮转化，使前列腺及血清中 DHT 水平降低，而不影响血清中睾酮水平，并使前列腺缩小。非竞争性抑制 5α 还原酶活性不受体内睾酮浓度的影响，起效迅速。目前临床试验表明其他 5α 还原酶抑制剂减小前列腺的时间大约在 4～6 个月，但是爱普列特一般在 2～3 个的时间即可使增大的前列腺减小。有部分的临床试验表明部分患者在 1 个月的时候就有前列腺体积的减小。其非竞争性有效地改善了其他 5α 还原酶抑制剂起效慢的缺点。其半衰期为 7.5 小时。用法：5 mg，每日两次口服。口服吸收迅速，剂量 5～20 mg。

不同的 5α 还原酶抑制剂对还原酶的作用强度不同。已知人体内的 5α-还原酶可分 I 型和 II 型。I 型酶分布于皮肤、肝脏及肌肉组织中，II 型酶主要分布于前列腺内。在前列腺组织中，II 型酶活性要远高于 I 型酶。爱普列特对 II 型酶的亲和力远远高于 I 型酶，因此爱普列特选择抑制活性更强的 II 型酶，并且较其他 5α 还原酶抑制剂对 II 型酶的抑制作用更强。爱普列特高选择性带来的优势为选择性抑制前列腺中的 DHT，对血清中 DHT 影响则较其他 5α 还原酶抑制剂更小。血清 DHT 较 T 更有效增加 NOS 活性，而其他 5α 还原酶抑制剂血清中 DHT 浓度降低较多，会导致 NOS 活性下降较多，进而使 L 精氨酸生成 NO 减少，使得勃起障碍加重。爱普列特由于是高选择性药物对血清中 DHT 影响则较其他 5α 还原酶抑制剂更小，所以改善了 5α 还原酶抑制剂对于性功能的影响。

采用多中心开放临床试验观察爱普列特治疗 BPH 的疗效，疗程 4 个月。结果显示，IPSS 评分较治疗前平均降低 6.12 分（28.8%），P < 0.000 1；最大尿流率较治疗前平均增加 3.48 mL/s（33.4%），P < 0.000 1，前列腺体积平均缩小 4.91 mL（11.6%），P < 0.000 1；剩余尿量平均减少 19.1 mL（38.4%），P < 0.000 1，差别均有极显著性意义。治疗总有效率 83.4%。临床不良反应发生率 6.63%，多为轻中度。

因此，爱普列特用于临床治疗 BPH 十余年，无重大不良反应，是一种安全有效的治疗 BPH 的新药。

（3）度他雄胺（安福达）为 I 型和 II 型 5α-α 还原酶双重抑制制剂。是全球唯一的 5α 还原酶双重抑制剂，2010 年国际多中心研究，19 个国家 4 325 例患者为期四年的研究，度他雄胺与其他抑制剂相比，具有更强的血清和前列腺内 DHT 水平下降。第 1 个月即显著缩小前列腺体积 5.2%，48 个月持续缩小 27.3%。AUA 症状评分，24 个月降低 4.5 分，并持续降低至 6.5 分，最大尿流率 1 个月开始改善，

48个月持续增加2.7 mL/s。不良事件发生率与安慰剂接近，且长期用药，不良事件发生率趋于降低。同时，能显著降低前列腺癌的发生率。

3. α_1-AR 阻滞剂和 5α 还原酶抑制剂联合治疗

5α 还原酶抑制剂是针对BOO的机械因素的治疗药物，能缩小前列腺体积，减少尿潴留的发生率和需要手术率，但它是长程治疗才发挥治疗作用的。而 α_1-AR 阻滞剂是针对BOO的动力因素，改善BPH症状作用比较明显，起效快，在很短的时间内可减轻症状，对需要迅速减轻症状的患者，α_1-AR 阻滞剂是首选的药物。联合应用非那雄胺与 α_1-AR 阻滞剂，可在短期内改善症状，又可抑制BPH的进程，同时解除BOO机械因素和动力因素。联合用药比单一用药疗效较好，尤其适合前列腺体积大于 40 mL，LUTS 症状严重，BPH 临床危险较大的患者。1999 年，美国 AUA 会议对 BPH 药物治疗的总结中提出，α_1-AR 阻滞剂与非那雄胺联合用药可增加前列腺细胞的凋亡，主张联合用药。

多沙唑嗪和非那雄胺均显著降低BPH临床进展的危险，而多沙唑嗪和非那雄胺的联合治疗进一步降低了BPH临床进展的危险。进一步发现当前列腺体积 $\geqslant$ 25 mL 时，联合治疗降低BPH临床进展危险性的效果显著优于多沙唑嗪或非那雄胺单药治疗。

4. 植物制剂

虽然目前植物药剂的作用机制还未得到充分科学证实，但治疗效果确切，且安全、无毒、无害及无不良反应，可长期服用，容易被患者接受。目前临床普遍应用的植物药有伯泌松、通尿灵、舍尼通等。

（1）伯泌松（permixon）；伯泌松是从美洲棕榈的果中提取的 n- 乙烷类固醇，由多种化合物组成，伯泌松的口服剂量是 160 mg，每日两次，一个疗程为 3 个月。伯泌松治疗 BPH 3 个月后，膀胱残余尿减少 43.5%，前列腺体积缩小 9.1%。伯泌松的耐受性好，无明显不良反应。

（2）太得恩（tadenan）：又称通尿灵，是非洲臀果木的提取物，对前列腺细胞产生的碱性成纤维细胞生成因子（bFGF）有抑制作用。通尿灵具有同时作用于前列腺及膀胱逼尿肌的双重功效。剂量为 100 mg，每日一次。

（3）舍尼通（cernilton）：舍尼通是由几种花粉提炼出的一种植物药，由瑞典 Pharmacia Allergon AB 公司开发研制的。舍尼通有两种活性成分：水溶性 T60（P5）和脂溶性 GBX（EA10），实验研究能松弛大鼠和猪尿道平滑肌，并能增强膀胱肌肉的收缩，可能与抑制由去甲肾上腺素产生的肌肉收缩有关。这两种活性成分对去甲肾上腺素有竞争拮抗作用，从而能缓解 BOO 动力因素产生的症状。用法：每次 1 片，每天 2 次，疗程不低于 3 个月。

5. 随访

由于对BPH的病因、发病机制以及BOO梗阻所致的病理生理变化的了解尚不够全面，高选择性的 α_{1A}-AR 及 α_{1D}-AR 阻滞荆、特异性 α_{1L}-AR 阻滞剂目前正在进行临床验证，将来能研制开发特异性阻断前列腺、膀胱颈、尿道分布的 α_1-AR 阻滞剂的药物，可望最大限度避免不良反应的发生。有一种或多种 Caspase 蛋白酶被认为与导致凋亡的最后通路有关，对此研究的认识，可望将来会研制出"制造凋亡"的新药。以往对脊髓中的 α_{1A}-AR 及 α_{1D}-AR 的功能知之甚少，如能进一步研究脊髓中 α_1-AR 及其他神经的变化，将对 LUTS 提出更为有效的治疗措施。

在 BPH 患者 I -PSS 和 QOL 评分无加重，无外科治疗的绝对指征的情况下，药物治疗开始后第 6 个月进行第一次随访，以后每年进行一次随访。随访的内容包括 I-PSS 评分、尿流率检查、B 超测定残余尿。直肠指诊和血清 PSA 测定可选择每年检查一次。随访过程中，如果患者下尿路症状明显加重，或出现手术指征。充分考虑患者的意愿，必要时转为外科治疗。对使用 α 受体阻滞剂的患者，在开始服药的第 1 个月应关注药物的不良反应，如果能耐受药物不良反应并能使症状改善，可以继续服药。对使用 5α 还原酶抑制剂的患者，随访时注意药物对血清 PSA 的影响，并了解药物对性功能的影响。

六、良性前列腺增生外科治疗

BPH 外科治疗的适应证包括：①LUTS 症状严重，已明显影响生活质量，经正规药物治疗无效或拒绝药物治疗的患者可考虑外科治疗。②反复尿潴留（至少在一次拔导尿管后不能排尿或两次尿潴留）。

③反复血尿，5α还原酶抑制剂治疗无效。④反复泌尿系感染。⑤膀胱结石。⑥继发性上尿路积水（伴或不伴肾功能损害）。⑦BPH患者合并膀胱大憩室、腹股沟疝、严重的痔疮或脱肛，临床判断不解除下尿路梗阻难以达到治疗效果者，应当考虑外科治疗。

以前认为残余尿 > 60 mL，是外科手术治疗的手术指征，现在认为，虽然残余尿的测定对BPH所致的下尿路梗阻具有一定的参考价值，但因其重复测量的不稳定性、个体间的差异以及不能鉴别下尿路梗阻和膀胱收缩无力等因素，目前，认为不能确定可以作为手术指征的残余尿量上限。但残余尿明显增多以致充盈性尿失禁的BPH患者应当考虑外科治疗。术前应注意对长期慢性尿潴留、肾功能不全的患者，应先持续导尿引流尿液，待肾功能改善后才能进行外科手术。

外科治疗前，应重视尿流动力学检查。通过尿流动力学检查鉴别BPH性梗阻与非BPH性梗阻，了解膀胱功能的情况。BPH性梗阻严重，膀胱功能良好者，治疗效果最佳。膀胱功能受损代偿期应积极治疗，可望膀胱功能恢复。膀胱功能失代偿者，则术后疗效差。膀胱功能严重受损、逼尿肌无力、术后难以恢复，不宜前列腺切除，施行永久性膀胱造瘘术为宜。

BPH系老年性疾病，因而需要进行全身状况的评估。根据患者的年龄、心、肺、肝肾、脑等重要生命器官的功能状况及其代偿的程度，以评估病情和承受手术危险程度。

手术危险程度分五级：0级：年龄 < 70岁，生命器官功能正常，无高血压、糖尿病史，手术安全性高；Ⅰ级：年龄 > 70岁，生命器官有轻度病变，代偿功能健全，手术轻度危险；Ⅱ级：年龄 > 80岁，生命器官病变较重，功能减退，但在手术时功能尚在代偿范围内，手术有中度危险；Ⅲ级：预计存活时间 < 5年，生命器官病变较重，功能严重减退，手术时功能代偿不全，手术有高度危险性，Ⅳ级：预计存活时间 < 1年，病情危重，生命器官功能代偿不全期，手术有高度危险性。BPH患者年龄 > 80岁，至少并发一种以上重要器官、系统严重病变或功能损害者，或年龄 > 80岁，手术危险分级为Ⅱ或Ⅲ级者称为高危BPH。高危BPH不宜施行开放手术摘除前列腺。高危BPH不是腔内手术绝对禁忌证，但应慎重，做好围术期充分准备，手术时不应强求彻底切除腺体，在保证安全前提下切除前列腺梗阻部分，以求术后排尿畅通，改善症状。手术危险分级属Ⅳ级者施行膀胱造瘘是可取的治疗方法。

BPH的外科治疗依据采取手术径路和创伤大小分为微创治疗和开放手术治疗两大类。微创治疗大体分为破坏前列腺组织而扩大后尿道通道和保留前列腺组织的情况下扩大后尿道两种方式。前者包括经典的经尿道前列腺电切术（transurethral resection of the prostate，TURP）、经尿道前列腺切开术（transurethral incision of the prostate，TUIP）、经尿道前列腺电气化术（transurethral electro vaporization of the prostate，TUVP）、经尿道前列腺等离子双极电切术（bipolar transurethral plasma kinetic prostatectomy，TUPKP）、经尿道激光治疗前列腺增生症、经尿道电化学以及利用热效应（包括微波、射频、高能聚焦超声等）等治疗方法。后者包括使用支架（记忆合金、可溶支架等）或气囊扩张后尿道，这些方法不破坏前列腺组织，是利用机械力扩大后尿道，有一定的近期疗效。开放前列腺摘除术的方式多样，包括耻骨上、耻骨后、经耻骨、耻骨下、经会阴、经骶骨等，但目前常用的有三条途径，即耻骨上（经膀胱）、耻骨后、保留尿道的耻骨后前列腺摘除术。

（一）腔内和微创治疗

1. 经尿道前列腺电切术

TURP是腔内泌尿外科应用最为广泛的技术之一，自20世纪30年代在美国问世，已有近80年的历史。现在，TURP被认为是BPH手术治疗的金标准。

（1）适应证及禁忌证：TURP适应证和开放手术基本相同，包括：①有明显的前列腺症候群（prostatism）引起膀胱刺激症状及BOO症状，如尿频、排尿困难、尿潴留等，已明显影响生活质量，经正规药物治疗无效或拒绝药物治疗的患者。②尿流率检查异常，尿量在150 mL以上，最大尿流率 < 10 mL，尿流动力学排除逼尿肌无力。③梗阻引起上尿路积水和肾功能损害。如慢性尿潴留，先保留导尿，等待肾功能好转后手术。④BOO引起反复尿路感染、血尿、继发膀胱结石、腹股沟疝等。⑤高压冲洗下电切术，宜在60 ~ 90分钟内完成切除的中等度（ < 60 g）腺瘤。

TURP属择期手术，禁忌证多是相对的，经过充分术前准备，在合适的条件下可以再做TURP术，但一般有下列全身性、局部性病变时不宜行 TURP 术。全身性疾病包括：①心脑血管疾患：严重的高血压、急性心肌梗死、未能控制的心力衰竭、严重的不能纠正的心律失常、近期脑血管意外偏瘫者。②呼吸系统疾病：严重的支气管哮喘、严重的慢性阻塞性肺病合并肺部感染、肺功能显著减退者。③严重的肝肾功能异常。④全身出血性疾病。⑤严重的糖尿病。⑥精神障碍如老年痴呆不能配合治疗者。⑦装有心脏起搏器的患者，如果要做 TURP，术前请心脏科医师会诊，术中心电监护，并做体外起搏器准备，以防止意外。

局部性疾病包括：①尿道狭窄，经尿道扩张后电切镜仍不能通过狭窄段尿道。②急性泌尿生殖系感染期。③腺瘤较大，估计切除组织体积超过 60 g，或手术时间可能超过 90 分钟者，对初学者尤为不适宜。④合并巨大膀胱憩室或多发较大膀胱结石需要开放手术一并处理者。⑤合并体积较大，多发或呈浸润性生长的膀胱肿瘤，不宜与 TURP 同时进行处理，应先治疗膀胱肿瘤。⑥髋关节强直，不能采取截石位或巨大不可复性疝，影响手术操作者。

（2）手术要点

①置入电切镜，将带有闭孔器的切除镜鞘涂抹上润滑剂，插入尿道后缓慢推进。如尿道外口狭窄，可用剪刀将腹侧尿道外口剪开少许。放置至膜部尿道如果受阻，可先用 F20 ～ 26 尿道探条扩张后再进镜。原则是勿使用暴力，以免造成尿道假道、穿孔，甚至损伤直肠。目前，多在电视摄像系统直视下置入电切镜，一方面可以观察尿道、前列腺、精阜、膀胱颈情况，另一方面也避免了盲插损伤尿道的可能。

②观察膀胱和后尿道，术者通过电视屏幕有序地观察、检查膀胱和后尿道。注意膀胱有无小梁、憩室，有无膀胱肿瘤，膀胱颈后唇有无抬高。前列腺中叶有无突入膀胱，如有中叶明显增生，特别注意三角区、双侧输尿管口与增生腺体的关系，防止电切时损伤上述部位。将电切镜后撤，观察前列腺增生的大小、中叶及两侧叶形态及增生程度。继续后撤电切镜，注意精阜与膀胱颈的距离，仔细辨别外括约肌（将电切镜退至球部尿道处，将切除镜鞘向前轻推一下，可见外括约肌收缩）。若从精阜看到完整的膀胱出口，或电切环完全伸出（长度为 2 cm）可达膀胱颈，常为纤维化的小前列腺，切除组织多不超过 10 g。通过直肠指诊、B 超检查、电切镜观察三者结合，对切除组织的重量做出初步估计，前列腺左右径与上下值在 4.5 cm 左右，相当于前列腺Ⅰ度，切除组织一般在 10 g 左右。若前列腺左右径与上下值在 5.0 ～ 5.5 cm 左右，相当于前列腺Ⅱ度，切除组织一般在 20 ～ 40 g 左右。若前列腺左右径与上下值超过 6.0 cm 左右，相当于前列腺Ⅲ度，切除组织一般可达 50 g 以上。

③切割前列腺组织手术一般分三个步骤进行（见图 8-1，图 8-2）：a. 切除中叶及两侧叶：原则是前列腺三叶增生，中叶增生明显时，先切除增生的中叶，以使冲洗液的出入通道畅通和电切镜前后活动便利。如果是两侧叶增生明显，一般在膀胱颈 5 点、7 点位置切割，切至精阜近侧缘，并向左、右切出标志沟（冲水道）。对能从精阜看到完整的膀胱颈的前列腺，可采取先定终点切割法，用电切镜鞘的绝缘端压住精阜，再切割，切割终点正好达精阜近侧缘，不易损伤精阜。对大前列腺，一般采取先定起点切割法，切割至前列腺尖部接近精阜时，则再采用先定终点切割法及浅切法，避免损伤外括约肌和精阜。b. 切除两侧叶及腹侧组织：小前列腺可沿标志沟两侧缘开始切割，顺时针或逆时针方向向侧上方，即 8 ～ 11 或 4 ～ 1 点方向切除右侧叶或左侧叶腺体。大前列腺，注意当标志沟切除后，两侧叶腺体失去支撑，向中间靠拢并下坠，术者一定要明确标志沟和两侧叶腺体的关系，在标志沟的上方，沿着坠下的腺体的切缘，做顺时针或逆时针弧形切割，直达被膜。一般先将突入视野较大的腺体切除，以免影响观察与操作，但避免在一处切割过深，这样容易发生被膜穿孔。当两侧叶腺体组织切除完全后，将电切镜旋转 180°，切除腹侧组织，腹侧一般不厚，电切时避免过深切破静脉窦，一旦切破静脉窦难以电凝止血。c. 切除前列腺尖部：尖部残留腺体的切除是 TURP 手术效果好坏的关键，切割过度，易损伤尿道外括约肌造成尿失禁，切割过少，残留腺体多，术后排尿不畅，影响手术效果。为避免损伤尿道外括约肌，术中要保持精阜的完整，对两侧叶尖部组织的切割，始终采取先定终点的方法。为避免尖部腺体残留，经常将电切镜前后移动，撤到精阜远侧球部尿道处，观察尖部有无突出的腺体以及辨认尿道外括约肌的收缩，当尖部腺体切除干净，可见到膜部尿道呈圆形张开。

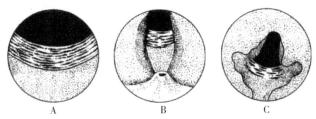

图 8-1 经尿道前列腺切除步骤示意

A. 近侧显露膀胱颈环状纤维；B. 自膀胱颈 6 点切出标志沟；C. 从标志沟向两侧切割

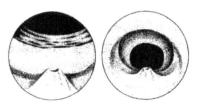

图 8-2 经尿道前列腺切除术后观察无残留腺体突入尿道腔

（3）术后并发症：①尿道损伤。多因操作不熟练，在放置电切镜过程中损伤尿道形成假道，外括约肌远端损伤穿破尿道球部，外括约肌近侧尿道损伤穿入前列腺组织内、膀胱三角区下方损伤等，建议最好电视摄像系统直视下进境，可最大限度避免尿道损伤的可能。②大出血。可分为手术当日出血和继发出血两种：a. 手术当日出血，一般是术中止血不完善或静脉窦开放两种原因。静脉窦出血电凝止血多无效，治疗以制动、持续牵拉导尿管、保持冲洗液通畅、防止膀胱痉挛、补液输血等治疗多可缓解。如果术中止血不完善，遗漏个别重新开放的小动脉出血，经积极治疗出血不减轻，或有休克征象，需立即去手术室，再次手术止血。b. 继发出血，多在术后 1～4 周，多因创面焦痂脱落、饮酒、骑车、便秘用力排便造成，如出血伴尿潴留，予保留导尿，必要时膀胱冲洗、抗炎止血治疗多能缓解。但患者术后反复尿血，可能是残留腺体较多，继发感染所致，必要时再次电切治疗。③穿孔与外渗。由于对前列腺被膜形态辨认不清，切割过深，在高压冲洗下，膀胱过度充盈，大量液体经穿孔外渗（见图 8-3）。患者下腹胀满，为防止液体吸收过多，引起 TUR 综合征，应尽快结束手术。必要时在穿孔处腹壁切开行膀胱腹膜间隙引流。④经尿道电切综合征。是 TURP 手术病情最为凶险的并发症，对其认识不足，可能贻误诊治导致患者死亡。TUR 综合征多因术中冲洗液大量吸收引起血容量过多和稀释性低血钠为主要特征的综合征。前列腺静脉窦开放、前列腺被膜穿孔、冲洗液压力高、手术时间长（＞90 分钟）、使用低渗冲洗液（如蒸馏水）将促使 TURS 的发生。临床表现为血压先升高心率快而后变为血压下降心动过缓，肺水肿表现呼吸困难、呼吸急促、喘息，脑水肿表现头痛、烦躁不安、意识障碍，肾水肿表现无尿或少尿等。如果发现患者有上述临床征象，急查电解质，及时采取措施，包括利尿、纠正低血钠和低渗透压、吸氧、有脑水肿征象脱水降颅压治疗。⑤附睾炎。多在术后 1～4 周发生，出现附睾肿大、触痛，主要是尿道细菌逆行经输精管感染所致，一般以卧床休息，抬高阴囊，应用敏感抗生素治疗多能缓解。⑥尿失禁。a. 暂时性尿失禁：主要原因包括前列腺窝局部炎性水肿，刺激外括约肌关闭失灵，术前就存在的不稳定膀胱，术中外括约肌轻度损伤、气囊导尿管误放置在前列腺窝内，压迫外括约肌等原因，一般可逐渐恢复，膀胱刺激症状明显的患者，口服托特罗定治疗。加强盆底肌锻炼，以利恢复正常排尿。b. 永久性尿失禁：是由于切割过深损伤了尿道外括约肌引起，表现术后不能控制排尿，尤其站立位时，尿液不自主流出，经过 1 年治疗，盆底肌锻炼，仍不能恢复，可基本确诊。永久性尿失禁的处理很棘手，姑息治疗一般以用集尿袋或阴茎夹为主。尿道黏膜下注射硬化剂、人工尿道括约肌等方法尚不十分完善和有效。⑦深静脉血栓形成和肺栓塞。TURP 手术取截石位，小腿后部长期受压，老年人下肢和盆腔静脉易形成深静脉血栓，术后长时间卧床都是促发因素。深静脉血栓形成表现患肢肿胀、疼痛，血栓脱落引起肺栓塞又是 TURP 患者术后死亡原因之一。主要是预防深静脉血栓的形成，包括术后多活动按摩腿部，尽量早日下床活动。对于出现胸痛、呼吸困难等疑似肺栓塞的临床表现时，应立即拍胸片等，并请相关科室抢救治疗。⑧尿道狭窄。a. 尿道外口狭窄：多因尿道口偏小，电切镜鞘长期压迫，牵拉导尿管的纱布压迫外口局部坏死、感染形成狭窄，治疗以外口扩张或切开腹侧尿道外口少许。b．膀胱颈挛缩：多由于电切过深，术后膀胱颈瘢痕挛缩狭窄，表现排尿困难，膀胱镜检查可以确诊。治疗以冷刀切开或再次电切瘢痕组织。c．尿道其他部位狭窄：主要是插入电切镜时损伤尿道所致，直视下放入电切镜可减少尿道损伤的情况。⑨性功能障碍。表现为逆向射精、不射精或性欲低下等改变。

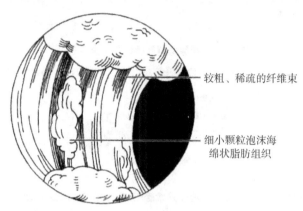

较粗、稀疏的纤维束

细小颗粒泡沫海绵状脂肪组织

图 8-3 前列腺被膜穿孔示意

2．经尿道前列腺切开术

1973 年 Orandi 首先进行了 TUIP，收到良好的治疗效果。许多学者对 TUIP 和 TURP 进行了比较，发现 TUIP 治疗后患者下尿路症状的改善程度与 TURP 相似。与 TURP 相比，TUIP 具有手术时间短、出血和并发症少，需要输血的危险性降低、住院时间缩短等优点，但再次需要手术率比 TURP 高。

TUIP 治疗的适应证与 TURP 相似，但更适宜前列腺体积小于 30 mL 且无中叶增生的患者，以及一部分不适宜开放手术和 TURP 的患者如冠心病、肺功能不良的患者。

治疗分为两种方式：①6 点钟切开法：电切环置于膀胱颈后方，从 6 点切一沟延伸到精阜附近，近端显露内括约肌纤维，余处达包膜。②4 点和 8 点切开法：分别从膀胱颈 4 点和 8 点钟切开达前列腺尖部，深度达包膜。其余手术禁忌、手术注意事项、术后处理、并发症等与 TURP 基本相同。

3．经尿道前列腺电气化术

TUVP 最早于 1972 年由 Mebust 等报道使用，在 20 世纪 90 年代后，将其与电切镜相结合，并发明滚轴状及宽而厚的气化电极，才得以广泛应用。

它的工作原理是通过高功率的电流产生的热能使前列腺气化而达到切割目的。因其气化的同时凝固血管，故手术中出血较少，但气化切割的速度较慢，故一般适宜较小的前列腺。近年来随着技术进步，一种铲状气化电极的出现使得切除腺体的速度加快，可切除较大腺体，同时具备气化封闭血管，出血少的优点。TUVP 的适应证、禁忌证、术前准备、手术方式、术后处理、并发症与 TURP 基本相同。TUVP 尤适宜凝血功能较差和前列腺体积较小的患者。

4．经尿道前列腺等离子双极电切术

1998 年英国佳乐（Gyrus）公司将等离子体技术（plas-makinetic 技术）用于前列腺切除。2000 年以后此项技术在我国迅速开展普及起来。它的工作原理是工作电极与回路电极均位于电切环内，高频电流通过释放的射频能量将导体介质转化为围绕电极的等离子体区，这一等离子体是由高电离颗粒构成，这些电离颗粒具有足够的能量将组织内的有机分子键打断，使靶组织融化为基本分子和低分子随即破碎、气化。

经尿道前列腺等离子双极电切术（bipolar transurethral plasma kinetic prostatectomy，TUPKP）的特点是用生理盐水做冲洗液，靶组织表面的温度仅 40 ~ 70℃，切割精确，止血效果好，热穿透浅。国内王行环（2003）报道用 TUPKP 治疗 600 余例 BPH 患者，无 1 例发生 TURS。TUPKP 的手术适应证、禁忌证、手术操作、术后处理、并发症与传统的 TURP 基本相同。

5．激光治疗

前列腺激光治疗是通过组织气化或组织凝固性坏死后的迟发性组织脱落达到解除梗阻的目的。疗效肯定的方式有经尿道钬激光剜除术（transurethral holmium laser enucleation of prostate，HoLEP）、经尿道激光气化术（transurethral laser vaporization），经尿道激光凝固术（transurethral laser coagulation）三种。

（1）经尿道钬激光剜除术：Ho：YAG 产生的峰值能量可导致组织的气化和前列腺组织的精确和有效的切除，随着大功率钬激光的开发及组织粉碎器的临床应用，HoLEP 得以实施。钬激光的优点是组织作用深度仅 0.5 mm，有较好的安全性，同时对气化层面以下 3 ~ 4 mm 组织产生良好的凝固作用，因此出血极少，手术视野清晰。用生理盐水进行灌洗，避免了组织吸收过多的液体而产生 TURS。HoLEP 切除下来的组织需要组织粉碎器粉碎，增加了损伤膀胱的危险和手术操作难度是其主要缺点。

Montorisi 等对 HoLEP 组与 TURP 组进行了比较，HoLEP 组平均手术时间长于 TURP 组 [（74±19.5）min vs（57±15）min，P < 0.05]，但术后留置导尿管时间明显缩短 [（31±13）min vs（57.78±18.9）min，P < 0.001]，住院时间也明显缩短 [（59±19.9）h vs（85.8±18.9）h，P < 0.001]，在术中和术后并发症包括勃起功能障碍和逆向射精方面，两者相似。HoLEP 对于 100 g 以上、重度前列腺也能顺利切除。Matlage 等对 86 位患者行 HoLEP 治疗，患者前列腺体积均大于 125 mL，平均为 170 mL，手术时间 128.1 分钟，住院时间 26.1 小时，平均组织剜除 140.2 g。

（2）经尿道激光气化术：TUVP 与经尿道前列腺电气化术相似，用激光能量气化前列腺组织，以达到外科治疗目的。近年来新兴的激光气化术的代表为磷酸钛氧钾晶体（KTP）激光前列腺气化术，这种激光波长 532 nm，位于光谱中可见光的绿色区故又称绿激光。早期的绿激光功率都在 40 W 以下，单独使用不足以使前列腺组织快速气化，故与钬激光联合使用。随着技术的进步，大功率（60 ~ 80 W）绿激光设备研制出来，使其快速气化组织的能力明显加强，并单独使用。Alexis E（2004）报道了光选择性前列腺气化术后 1 年的随访结果，术后短期 I-PSS 评分、尿流率、QOL 指数的改善与 TURP 相当。术后尿潴留而需要导尿的发生率高于 TURP。由于此项技术应用时间较短，长期疗效尚待进一步研究。由于绿激光对前列腺组织气化，术后无病理组织，因此术前必须排除前列腺癌可能。

（3）经尿道激光凝固术：经尿道激光凝固术时光纤尖端与前列腺组织保持约 2 mm 的距离，能量密度足够凝固组织，但不会气化组织。被凝固的组织最终会坏死、脱落，从而减轻梗阻。手术时，根据 B 超所示前列腺的大小，在横断面 12、3、6、9 点处激光照射，一般功率为 60 W，每点照射 60 ~ 90 秒，两侧叶可照射时间较长一点，尖部照射时，避免损伤尿道外括约肌。

此项手术的优点是操作简单，出血风险以及水吸收率低。采用 Meta 分析发现经尿道前列腺激光凝固术后需要导尿的尿潴留发生率和尿路刺激症状发生率分别为 21% 和 66%，明显高于 TURP 的 5% 和 15%。

6. 其他微创治疗

（1）经尿道微波治疗：TUMT 是将微波发射探头插入尿道，使微波辐射置于前列腺中央位置，在治疗前列腺增生时多采用这种途径。一般治疗选用超过 45℃的高温疗法。低温治疗属于理疗范畴，效果差，不推荐使用。微波治疗可部分缓解 BPH 患者的尿流率和 LUTS 症状。适用于药物治疗无效（或不愿意长期服药）而又不愿意接受手术的患者，以及伴反复尿潴留而又不能接受外科手术的高危患者。微波治疗 BPH 后，5 年的再治疗率高达 84.4%，其中药物再治疗率达 46.7%，手术再治疗率为 37.7%。

（2）经尿道针刺消融术：经尿道前列腺针刺消融术（transurethral needle ablation，TUNA）是通过穿刺针将前列腺组织加热至 100℃，而在针的周围形成凝固坏死，产生 1 cm 以上的空腔。是一种操作简单安全的治疗方法。适用于不能接受外科手术的高危患者，对一般患者不推荐作为一线治疗方法。Meta 分析术后患者下尿路症状改善约 50% ~ 60%，最大尿流率平均增加约 40% ~ 70%，3 年需要接受 TURP 约 20%。远期疗效还有待进一步观察。

（3）前列腺增生的电化学治疗：前列腺增生电化学治疗是我国自行开发的一种腔内介入方法，通过特制三腔气囊导尿管的阴阳极定位于前列腺，形成阴极、前列腺、膀胱内液、阳极之间的闭合电路，使前列腺局部变性、坏死、创面纤维化修复，造成前列腺尿道内腔扩大，达到解除或缓解机械性梗阻目的。电化学治疗具有操作简便、安全、微创、不需麻醉、并发症少、患者痛苦小、恢复快、费用低等优点，特别适用于年老体弱和高危不能外科手术 BPH 患者，总有效率为 74%。

（4）前列腺支架治疗：前列腺支架治疗是通过内镜放置在前列腺部尿道的记忆合金金属（或聚亚胺酯）装置，扩大后尿道的方法。适用于高危、不能耐受其他手术治疗、非中叶增生的 BPH 患者。前列腺支架可以缓解 BPH 所致的下尿路症状，作为反复尿潴留替代导尿的一种方法。常见的并发症有支架移位、钙化、支架闭塞、感染、慢性疼痛等。

（二）开放手术治疗

自 20 世纪 80 年代以后，随着内镜手术器械和技术的改进，腔内手术治疗 BPH 已在我国广泛开展。需要开放手术治疗的患者逐年减少，但这并不意味开放手术已被淘汰。因为对于前列腺体积 > 80 mL，合并有巨大膀胱憩室、较大质硬的膀胱结石、巨大腹股沟疝影响经尿道手术、髋关节强直不能采取截石位的患者，仍需要施行开放性前列腺摘除术。此外，在腔内手术时遇到一些技术问题，如术中难以控制的出血、膀胱或前列腺包膜穿孔等并发症，必须立即改行开放手术加以挽救。

目前常用的开放手术方法有耻骨上前列腺摘除术、耻骨后前列腺摘除术、保留尿道的耻骨后前列腺摘除术。

1. 耻骨上前列腺摘除术

1895 年 Fuller 施行了第一例经膀胱包膜内前列腺增生组织完整摘除。早期手术都是在盲视下进行。1911 年 Squier 对盲视下手术进行了改进，一是将切口切在膀胱顶部，二是将示指伸入，裂开前列腺前联合，从而剜除前列腺，减少了出血。1909 年 Thompson-Walker 进行了第一例直视下开放式耻骨上前列腺摘除术，通过缝扎膀胱颈部和前列腺包膜达到较好的止血效果。

以后对此术式的探索主要是尿液的引流和止血方法的改进，这些方面我国泌尿外科学者做了许多创新性的探索。吴阶平（1978）在第九届全国外科学术会议上提出耻骨上前列腺切除术不用留置导尿管的方法，自行设计了吴氏导管，术后不需尿道留置导尿管，大大减轻患者痛苦，起到较好的止血效果。术后尿路感染、附睾炎发生率明显减少。

1985 年苏州医学院郭震华在吴氏导管启发下，设计了一种耻骨上前列腺三腔气囊导管，这是我国首次研制成的国产三腔气囊导管（见图 8-4）。

操作方法类同吴氏导管，腺体摘除后，导管尖端送入后尿道，气囊置于前列腺窝，一般注水 10～20 mL，目的是固定作用，使导管不致滑脱进入膀胱。气囊后方的导管两侧增加引流尿液和膀胱冲洗。沿导管缝合前列腺窝的创缘，使腺窝与膀胱隔离。导管经膀胱固定于腹壁，术后持续点滴灌洗膀胱。耻骨上前列腺三腔气囊导管使吴氏导管更加完善，被称为吴－郭导管。吴－郭导管经临床应用，止血效果好，术后患者免除了尿道留置导尿管的痛苦，并发症明显减少。2006 年 Hooman D jaladat 在《泌尿学杂志》发表了伊朗关于这种三腔气囊导管在耻骨上前列腺切除术中的报道。认为这种导管具有安全、能有效减少了术后尿路感染、尿失禁、尿道狭窄的并发症。可见当时吴、郭二氏提出的耻骨上前列腺切除术不用尿道留置尿管的构思迄今仍有指导意义。

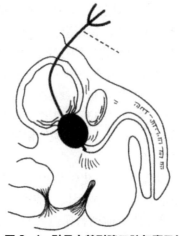

图 8-4 耻骨上前列腺三腔气囊导管

（1）手术要点：耻骨上前列腺摘除术可经下腹正中切口或弧形切口。腹膜外显露膀胱，于膀胱前壁切开膀胱，探查膀胱内有无结石、憩室、肿瘤，并作相应处理一并解决。注意两侧输尿管开口与膀胱颈部的距离，以防术中误伤输尿管开口。耻骨上前列腺摘除术的操作要点是增生腺体剜除和腺窝止血、膀胱灌注引流的技术方法。

①增生腺体剜除方法（见图8-5，图8-6）。最常用的方法是在膀胱颈部切开突入膀胱的腺体表面黏膜，以此切口用血管钳分离出增生腺体与外科包膜之间的平面，示指伸入此分离平面内，并紧贴腺体进行剥离，使腺体和包膜分离。剥离至尖部后，用拇指、示指紧贴腺体捏断尿道黏膜，或紧贴腺体剪断前列腺尖部尿道黏膜。操作时忌用暴力牵拉，防止尿道外括约肌损伤。

②另一种方法可直接用手指伸入后尿道内，示指腹侧面挤压腺体前联合处尿道，撕裂联合处尿道黏膜，露出两侧增生腺体的间隙。由此间隙进入外科包膜内，使腺体与包膜分离，将腺体剜除。此法不易损伤尿道外括约肌。前列腺剜除后检查标本是否完整，腺窝内有无残留。如膀胱颈部厚唇抬高，应将后唇黏膜与肌层潜行分离后，楔形切除过多、过高的肌层，然后用3-0可吸收线将后唇黏膜缝合固定于前列腺后壁，形成一漏斗状膀胱颈部，上述腺体剜除操作都是在盲视下进行，如遇腺体黏膜分离困难时，Guiteras提出用另一手指在直肠内抬高前列腺，以便于术中前列腺摘除，也可防止损伤直肠。

腺窝止血和膀胱灌注引流：腺窝止血和膀胱灌注引流是近百年来研究改进手术操作的主要内容，也是前列腺摘除手术的关键问题。

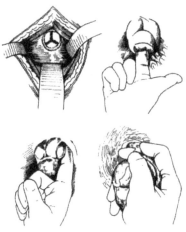

图8-5　增生腺体剜除方法之一

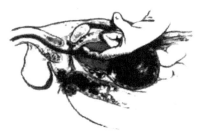

图8-6 增生腺体剜除方法之二

目前腺窝止血方法取得很大进展，使这项手术的死亡率大为降低。目前较为成熟的操作规范是在腺体剜除后应迅速用热盐水纱布加压填塞于前列腺窝内，持续压迫5～10分钟。在此同时显露膀胱颈后唇创缘5、7点处，用3-0可吸收线做贯穿肌层和外科包膜8字缝合，以结扎前列腺动脉。前列腺动脉是前列腺的主要供血血管，在膀胱前列腺连接部（相当于膀胱颈后唇5、7点位置）进入腺体。

另一种也可用3-0可吸收线作膀胱颈后唇缘3～9点连续交错缝合，缝线穿过少部分的膀胱黏膜肌层和贯穿前列腺包膜全层。如腺窝较大而出血明显者，可用3-0可吸收线，将窝内后面包膜横行折叠缝合2～3针。若膀胱颈太宽，用3-0可吸收线将窝口前缘做1～2针8字缝合，以缩小口径，可疏松通过一中指为宜。自尿道插入F20或F22三腔气囊导尿管，气囊注水20～30 mL，充盈后牵拉尿管，使气囊紧贴于膀胱颈部，将膀胱与前列腺窝隔离，同时压迫前列腺窝达到止血目的。腺窝内血液不致流入膀胱，将导尿管拉紧于尿道外口处用纱布扎紧固定。一般不需膀胱造瘘，如患者术前有不稳定性膀胱症状，估计术后可能发生膀胱痉挛者，则于导尿管末端缝一根 7 号丝线，牵引丝线固定于腹壁，以减少对膀胱三角区的刺激。

（2）术后处理：①术后用纱布结扎导尿管于尿道外口，保持一定张力牵引气囊，持续压迫膀胱颈部。用生理盐水点滴冲洗膀胱，直至尿液转清。出血停止后，才可去除结扎在导尿管上的纱布。若仍有出血，应继续牵引球囊，压迫膀胱颈部。一般在术后 5～7 天拔除导尿管。②术后留置硬膜外麻醉导管，并连接镇痛泵 2～3 天，可达到良好止痛作用，防止膀胱痉挛。

（3）并发症及其防治如下。

术中及术后出血：①术中剜除腺体困难或剜除平面不当。②膀胱颈创缘出血点未能有效缝扎。③膀胱与前列腺窝没有隔离。④术后膀胱痉挛引起膀胱出血，而血块又未及时冲出，血块阻塞导尿管造成引流不畅，又进一步加重膀胱出血。⑤术后便秘、灌肠、用力咳嗽等腹压增高，引起膀胱出血，或术中缝扎血管的可吸收线溶解或感染等因素可引起术后迟发性出血。防治出血的措施包括术前检查患者的凝血功能，有异常及时纠正。如术后出血，需及时清除血块，保持引流通畅。同时使用解痉剂或术后镇痛防止膀胱痉挛。大量血块堵塞导尿管或大出血保守治疗无效，需麻醉下清除血块，必要时再次手术止血。

术后排尿困难：常见原因包括：术前患者膀胱逼尿肌失代偿，或神经源性膀胱，术后虽解除梗阻，但疗效不满意，仍无法排尿；术中腺体组织残留，术后可形成活瓣样阻塞，或多年后继续增生，再次引起排尿困难；术时前列腺窝口处理不当，如对抬高的膀胱颈部后唇未做楔形切除，或因止血而将膀胱颈口过分缝缩，引起膀胱颈狭窄；由于导尿管太粗或质量问题留置时间过长，均可引起尿道炎症感染，导致尿道狭窄，狭窄部位常见予尿道球膜部交界处和尿道外口。术后排尿困难可试行尿道扩张术。进一步可做尿道膀胱镜检查，膀胱颈部存在梗阻时，可行尿道内切开或膀胱颈部电切治疗。如证实有腺体残留，可行 TURP 手术切除残留腺体。

尿失禁：尿失禁是前列腺切除术后严重并发症。男性后尿道可分为两个排尿控制带：①近端尿道括约肌，包绕着膀胱颈以及前列腺至精阜的尿道前列腺部。②远端尿道括约肌，由三部分组成：内部固有的横纹肌、尿道周围骨骼肌、内部的平滑肌层。

前列腺摘除时近端尿道括约肌遭到不同程度的破坏，术后排尿控制主要靠远端尿道括约肌张力与膀胱内压间的平衡。若术时损伤远端尿道括约肌，术后可发生尿失禁。术后部分患者可能出现暂时性尿失禁，大多数可在短期内逐步恢复。如果远端尿道括约肌部分受损可通过加强盆底肌肉收缩的提肛训练，可望逐步得到恢复或改善。如远端尿道外括约肌严重损伤，可引起完全性尿失禁。处理较为棘手，姑息治疗一般以用集尿袋或阴茎夹为主。尿道黏膜下注射硬化剂、人工尿道括约肌等方法尚不十分完善和有效。

术中损伤包膜或直肠：当腺体与包膜粘连严重时，剜出腺体时用力不当或方向不对而撕裂包膜甚至直肠。因此当术中发现腺体剜除十分困难时，应另一手指伸入直肠，使前列腺向前顶起，直肠内示指可指示操作防止损伤直肠，千万不可强行操作。如损伤前列腺包膜时，可于耻骨后间隙进行修补。损伤包膜时，特别是大块缺损，往往不可能进行修补。为此可于膀胱颈后唇缝 2 针 7 号丝线，用直针将丝线通过前列腺窝穿出会阴，由助手拉紧丝线，使膀胱三角区拉入前列腺窝，用以覆盖包膜损伤处，丝线以小纱布固定于会阴部。术中损伤直肠，无法直接缝合直肠时，此时将气囊注水压迫膀胱颈部，并牵拉以隔离膀胱与腺窝，术毕留置肛管。必要时可行暂时性乙状结肠造瘘，如术后形成前列腺窝尿道直肠瘘再择期行尿道直肠瘘修补术。

2. 耻骨后前列腺摘除术

1909 年 Van Stoc-kum 进行了第一例耻骨后前列腺摘除术，采用前列腺包膜纵向切口，剜除腺体后用止血棉填塞腺窝而不缝合。1935 年 Hybbinette 将该术式与膀胱切口结合起来，前列腺包膜纵向切口延长至膀胱下部从而可处理膀胱内病变。1945 年 Terrencemillin 发展并标准化了该术式。他将前列腺包膜切口改为横切口，并预先缝扎血管止血，经包膜横切口剜除前列腺后封闭包膜，并经尿道插入导尿管至膀胱引流尿液。从而该手术标准化，被称为 Millin 手术。

（1）手术要点：Millin 手术采用下腹正中切口或下腹低位弧形切口，进入耻骨后间隙，稍分离前列腺包膜。包膜上做两排缝线结扎血管。采用横行或纵向切开包膜，用手指或血管钳钝或锐性分离，贴近腺体尖部用手指捏断或剪断尿道，将腺体向上翻转，于膀胱颈部紧贴腺体分离，剜除腺体。直视下腺窝内缝扎包膜出血点。如膀胱颈后唇抬高，行膀胱颈后唇楔形切除，颈部5、7点缝扎止血。采用前列腺包膜纵切口可延伸到膀胱颈部，可同时处理膀胱内病变。腺窝止血完善后，从尿道外口插入三腔气囊导尿管。经腺窝进入膀胱，气囊注水后，牵拉导尿管，使气囊压迫膀胱颈部，隔离膀胱与前列腺窝。可吸收线缝合前列腺包膜，导尿管向外牵拉固定（见图8-7，图8-8）。

（2）并发症及其防治：①术中损伤输尿管开口：当增生腺体突入膀胱腔，于膀胱颈部分离腺体时，操作不当，损伤过多颈部黏膜，可能损伤输尿管口，术时应检查输尿管开口是否完整，如有损伤，应行输尿管与膀胱抗逆流吻合。②耻骨后间隙感染：耻骨后引流不畅，有积血或外渗尿液积聚，易感染形成脓肿及耻骨炎症。术后局部疼痛明显，窗口脓性分泌物。

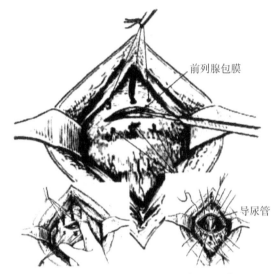

图8-7 耻骨后前列腺切除术（正面观）

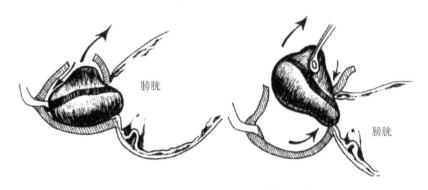

图8-8 耻骨后前列腺切除术（侧面观）

X线片显示骨质破坏，常迁延难愈。此时应加强引流和抗感染治疗。其他并发症与耻骨上前列腺摘除术基本相同。

3. 保留尿道的耻骨后前列腺摘除术

保留尿道的耻骨后前列腺摘除术（prostatectomy with preservation of urethra，Madigan手术）是经耻骨后尿道外将增生的前列腺摘除（见图8-9），是由Madigan于1970年提出，又称为Madigan前列腺切除术。它将前列腺增生组织从耻骨后前列腺包膜下尿道外面摘除而保留了尿道的完整性，保存了局部解剖生理的完整性。

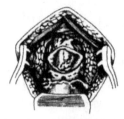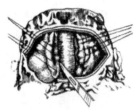

图 8-9 耻骨后保留尿道前列腺摘除术（Madigan 手术）

耻骨上、耻骨后开放性前列腺摘除术，摘除腺体的同时前列腺段尿道也一并切除，前列腺窝创面与膀胱、尿道均相通，腺窝需经肉芽组织及上皮修复，在修复过程中早期出血、血块滞留、感染及纤维组织增生，后期瘢痕挛缩，都是引起术后并发症的根本原因。

Madigan 手术从解剖及组织学基础上免除了造成上述诸多缺点及并发症，保留完整的尿道，有效地防止损伤尿道内外括约肌。术后感染、出血、尿失禁、尿道狭窄等并发症明显降低。术后处理简单，恢复快。

Madigan 手术适应证同耻骨后前列腺摘除术，但对于 BPH 伴膀胱内病变、中叶增生明显、可疑前列腺癌以及前列腺摘除或 TURP 术后患者不适宜。曾经做过微波、射频等热疗的患者，往往粘连明显，为相对禁忌。

（1）手术要点：手术方法与 Millin 手术相似，术时需插入导尿管作为标记，经腹膜外耻骨后显露膀胱及前列腺，达耻骨前列腺韧带，分离膀胱颈部前列腺两侧表面脂肪层。扪及前列腺动脉，一般从膀胱颈前列腺交界处外侧进入前列腺，用 4 号丝线缝扎。勿缝扎过深，以防损伤神经，影响阴茎勃起。再分离前列腺前方脂肪层，显露前列腺前方及两侧形成的三个静脉丛，横行缝扎两排。两排缝线间切开前列腺包膜，用血管钳或手指在腺体与包膜间分离两侧及后面。

于腺体中线处各缝扎两条牵引线后，在两侧牵引线之间切开腺体组织达尿道黏膜下，黏膜下可见微蓝色尿道，触摸尿道内已保留的导尿管，作为标记。边切边于切面深处缝牵引线，提起深层牵引线，用组织剪或手术刀在腺体与尿道黏膜下结缔组织之间锐性解剖，分别将两侧增生腺体从尿道外剥离，于后方会合。同时解剖到前列腺尖部及膀胱颈部，于尿道后正中切断前列腺左、右叶。使腺体完全与尿道分离。腺窝止血后，前列腺包膜不必缝合或仅部分缝合，以利引流防止腺窝内血肿压迫尿道。术后保留导尿，无须膀胱冲洗。

（2）并发症及其防治：术中腺窝出血是因前列腺动脉缝扎不彻底，可再于膀胱前列腺交界处外侧缝扎，多能奏效。前列腺包膜切缘出血，多为静脉出血，可于其远侧缝扎即可。术中损伤尿道时，首先应防止裂口继续扩大，可用 5-0 可吸收线缝合修复。

（三）随访

在接受各类外科治疗后，应该安排患者在手术后 1 个月时进行第一次随访。第一次随访的内容主要是了解患者术后总体恢复情况和有无出现术后早期并发症（如血尿、附睾炎等）。一般在术后 3 个月评价手术疗效，建议采用 I-PSS 评分、尿流率和残余尿检查，必要时查尿常规和尿细菌培养。术后随访期限建议为 1 年。

包括尿道微波热疗在内的其他微创治疗由于治疗方式不同，其疗效与并发症不同，而且再次需要治疗率高，建议长期随访。随访计划为接受治疗的第 6 周和第 3 个月，之后每半年一次。

第二节 尿道狭窄

尿道狭窄是指尿道因某种原因导致管腔变细而言。可发生于尿道的任何部位，以男性为多见。女性尿道因短而宽大，故不易发生损伤与狭窄。

男性尿道的结构比女性复杂，分为前尿道与后尿道两部分。前尿道被尿道海绵体和球海绵体肌所包绕，血流丰富；后尿道部分的膜部尿道位于尿生殖膈之间，是后尿道最狭小和最固定的部分，在尿生殖膈与前列腺尖部之间有一段称之为膜上部尿道的部分是最薄弱的部分，此处常在骨盆骨折时受到损伤。

正常尿道的口径是：1 岁幼儿可通过 10 Fr，5 岁时可通过 15 Fr，10 岁时可通过 18 Fr，而成年男性可通过 24 Fr 的尿道探子。

男性尿道括约肌的控制与下述三部分有关：①膀胱颈部。②膜部尿道由横纹肌所构成的外括约肌。③位于外括约肌内层受 α－肾上腺素能受体控制的环形平滑肌。因此手术时要避免损伤血管神经及重要的环形括约肌，尿道嵴远端和外括约肌之间的不随意肌是在外括约肌损伤后保持括约功能的部分术中应注意保护。

一、病因

本病可分为先天性与后天性两大类，在后天性中以损伤及感染为常见，值得注意的是医源性尿道狭窄并不少见，应引起重视。

（一）外伤性尿道狭窄

大都为外来暴力所致，也可以是由于尿道内手术器械的操作所导致，狭窄的发生与损伤程度或与损伤早期处理不当有关。狭窄是由于创伤组织的纤维性变形成瘢痕挛缩所造成，局部的尿外渗、血肿与感染促使了这一病理过程的形成。狭窄常在外伤后数周至数月后发生。

在当今社会中交通事故（RTA）已成为尿道外伤的主要原因。当发生骨盆骨折时并发尿道损伤的发病率很高，其并发原因除骨折碎片的直接损伤外，更为主要的原因是骨盆受伤时所发生的剪力作用所导致。当骨盆受到外来暴力时常发生扭转，使骨盆内径发生急剧变化，当侧方受压时其横径短缩而前后径被拉长，骨盆之软组织也发生剧烈牵拉与错位，此时膜部尿道随三角韧带及耻骨弓向前方移动，而前列腺部尿道则随前列腺、膀胱及直肠向后上方浮动，从而使最为薄弱之前列腺尖部远端的膜上部尿道被撕裂，造成后尿道损伤，是此类创伤中最为常见的。此外尚有一定比例的骑跨伤，故球部尿道狭窄也并不少见。

（二）感染性尿道狭窄

目前常见的是非特异性细菌感染所致，大多发生于尿道损伤早期的处理不当之后。病毒性及结核性感染亦可导致狭窄，但已十分少见。而在解放初期十分常见的淋菌性尿道狭窄一度极为罕见，但鉴于近年来急性淋菌性尿道炎的发病率呈明显上升趋势，淋菌性尿道狭窄的发病率在数年内将有可能增多。尿道感染性狭窄常发生于尿道腺体分布集中的部分，因此多见于前尿道，且表现为长段的尿道狭窄。

（三）医源性尿道狭窄

常由于应用尿道器械时操作不当所致，如金属尿道探子、金属导尿管和内腔镜等，特别近年来由于腔内泌尿学的兴起，如 TURP 和 TURBT 等在临床上的广泛应用，这类医源性狭窄的发生有所增加，其好发部位以尿道外口及前尿道多见。即使是极其普通的软质导尿管的留置尤其是在长期留置的病例，如果固定方式欠妥或护理不当，特别是发生感染后未做相应有效的处理时，常可导致尿道及尿道周围炎，最终可产生尿瘘或感染性尿道狭窄甚至闭锁。例如使用之导尿管管径过粗，使尿道内分泌物引流不畅；又如常被部分医师忽视的导尿管的正确固定位置是应将阴茎及导尿管翻向下腹部，这样可使呈 s 形的尿道的第二个弯曲点不至于因导尿管的压迫而发生阴茎阴囊交界处的"压疮"而形成尿瘘或尿道狭窄，当然选用组织相容性较好的硅胶导管对减轻感染是有利的。

（四）先天性尿道狭窄

以尿道外口为多见，多发生于有包茎的儿童及成人。在一些重复尿道、尿道下裂的畸形病例也常并发。先天性尿道狭窄由于症状不明显而易发展成严重肾积水、继发感染或肾功能受损时才被发现。女性尿道狭窄或尿瘘常与产伤、严重的会阴部或骨盆损伤、感染等有关，少见。

二、病理

尿道狭窄的病理比较简单，是由于损伤部位由纤维组织替代了正常尿道黏膜与海绵体，形成瘢痕收缩而使管腔变为窄小。Singh（1976 年）曾做了以下三个实验。

（1）对两个婴儿及两个成年男性尿道做了超薄连续切片，发现尿道腺体的分布部位与淋菌性尿道狭窄的部位相符，说明了淋菌性尿道狭窄是由于淋菌在腺体内反复感染的结果。

（2）用大白鼠做实验，将尿道造成人为损伤，又以损伤程度分为5组，每组又分别分为膀胱造瘘与不造瘘两部分。观察结果是尿道穿透伤组形成狭窄的机会比未穿透伤组要多；尿道损伤后未行膀胱造瘘的形成狭窄的比已行膀胱造瘘组要多。说明尿外渗与狭窄的形成是密切相关的。

（3）对24例尿道狭窄段组织做电镜检查，发现狭窄段组织中除纤维组织外，不同病例还有不同程度的平滑肌纤维或弹力纤维存在。因此有的瘢痕坚硬，有的较软；有的弹性大而尿道探子通过容易但扩张效果不好，此乃与组织学上的组成成分不同有关。

三、诊断

根据病史、体征、排尿情况、尿流率测定、试探性尿道扩张以及尿道镜的检查手段，本病的诊断是不困难的。尿道造影有助于了解狭窄之部位、长度、有否瘘管或假道等。尿道 X 线造影每次宜摄两张斜位片，一张是逆行尿道造影，一张为排尿期膀胱尿道造影片，后者对了解后尿道或狭窄段以上尿道的情况是至关重要的。如排尿期膀胱尿道造影未能满意地显示后尿道情况时，在已行耻骨上膀胱造瘘的病例可以采用经造瘘口将金属探子插入后尿道，同时配以逆行尿道造影的摄片方法，往往可显示狭窄的部位与长度。以往前后尿道均采用金属尿道探子替代造影剂的方法，由于手法上易发生错位而使造影结果严重失真，故已不再推荐使用。

近年来一些学者通过应用实时超声显像技术在尿流动力学方面应用的研究中，观察到超声对尿道狭窄的诊断有较大的帮助，通过直肠探头和／或线阵探头利用向尿道内注水或排尿动作等配合，可清楚地观察到动态的尿道声像图，不仅可观察狭窄的部位、长度，还可观察狭窄周围瘢痕的厚薄程度，此点对选择何种手术方式有很大的参考价值，如狭窄段短而瘢痕少者可首选内切开术治疗，反之则宜选择开放性手术为佳。此外超声对 X 线造影时不易显示的后尿道往往可获得较好的显示，有假道者常可清楚显示为其独到之处。故超声对本病是一种颇有前途的新诊断技术。

应注意狭窄可以是节段性、多发的，当尿道造影片提示尿道可能完全闭锁时，事实上不一定全长均已闭锁，超声和尿道海绵体造影术可能有一定帮助，但最后还得依靠手术探查来明确，并据此选择最为合理的手术术式才是治疗能否成功的关键。

对上尿路的功能及形态学的检查在长期的、严重狭窄的病例是需要的。还应注意有否感染、结石等并发症。

真性狭窄是指因尿道黏膜与尿道海绵体受损后组织修复所形成的，瘢痕环状包绕尿道所致，而假性狭窄是一些因尿道黏膜的局限性病损而产生的黏膜间粘连而形成的狭窄。这种狭窄一旦探子通过，即可顺利扩张到 24 Fr 的正常口径，一般扩张 1～3 次即可痊愈，或尿扩后留置硅胶管 3～4 天，可防止粘连的再度形成，这类情形常见于留置导尿管时间稍久又有感染的病例。另一种类型的假性尿道狭窄见于尿道黏膜未曾受损，而尿道黏膜周围的海绵体等组织因故形成纤维瘢痕组织，压迫尿道黏膜使尿道内腔变细而形成的狭窄。在处理上只需切除或切开尿道黏膜外的瘢痕组织，即可见黏膜鼓起而狭窄解除，一般无须做狭窄段切除再吻合术。

在鉴别诊断上应注意与前列腺增生症、膀胱颈挛缩、神经源性膀胱、尿道结石及尿道异物等疾病相鉴别。

四、治疗

（一）尿道扩张术

一般尿道狭窄常首先采用尿道扩张这一简易的治疗方法，可使不少患者因而康复，这是一项物理性治疗，起到按摩软化瘢痕并促使其吸收的作用，使尿道扩大并保持通畅。扩张应定期进行，要循序渐进，扩张之幅度应视狭窄程度而定，操之过急或过度扩张是失败之原因，良好的麻醉有助于扩张之成功，丝状探子对严重狭窄的患者是有助的。

有学者在 1979 年曾设计了一种用不锈钢管做成的 18 Fr 尿道扩张器，可在窥视下进行扩张，可避免产生假道，但由于实用价值不高而未被推广。为了防止扩张引起的尿道热，术前用抗菌药物做尿道冲洗，术前术后口服抗菌药物均可有预防作用。当尿道有急性炎症时扩张是禁忌的。

（二）尿道内切开术

尿道内切开术是一种简单而有效的治疗方法，对尿扩失败的部分病例特别是狭窄周围瘢痕组织较少的病例和多发性或长段狭窄的病例，如果尚能通过丝状探子，均可采用本法治疗，有学者提出当应用电切镜或碎石镜而尿道不够大时，虽无狭窄亦可采用本法以扩大尿道，使腔内治疗得以进行。尿道内切开术分盲目和直视下进行两大类，在 20 世纪 70 年代以前普遍采用的是盲目法，70 年代以后因直视下尿道内切开镜的问世，使尿道狭窄的治疗发生了巨大的变化，目前已成为本病首选的手术方法。

1. 盲目尿道内切开术

常用的有两种内切开刀，一种为 Maisonneuve 型，另一种是带有刻度盘的 Otis 型内切开刀。凡能通过丝状探子的病例均可采用，比较简便。一般在尿道 12 点处切开，切割后应留置相应口径之硅胶气囊导尿管，如遇严重出血可在阴茎周围进行加压包扎 1 ~ 2 小时，可帮助止血，拔管后尚需定期扩张 3 个月左右，疗效可达 55% ~ 75%。其缺点是：①盲目切开难免损伤正常尿道。②丝状探子无法通过的病例不能进行。③一点切开有时效果欠佳。

2. 直视下尿道内切开术

有学者在 1957 年首先报道了直视下用电刀进行尿道内切开术，由于并发症较多而未能推广应用。当 Sachse 在 1977 年开始在直视下切开可准确掌握切开部位与范围和深度，使成功率已高达 80% ~ 85%，近期疗效可高达 92%，因此有人认为本法可作为首选术式，但对存在广泛的尿道周围病变，瘢痕多的病例和放射治疗后引起尿道狭窄的病例易导致失败，不宜采用本方法。

有学者认为做放射状多处切开比一点切开效果要好，手术成功的关键是将纤维瘢痕组织全层切开，直至松软的正常尿道周围组织为止。应注意每个环形狭窄的部位的厚度是不同的，所以要做不同深度的切开，一次切开不满意可在 2 ~ 3 周后待原切开处上皮化后再做第 2 次甚至第 3 次的切开。狭窄长度不是失败的因素。术后应留置 16 ~ 18 Fr 硅胶导尿管 1 ~ 7 天，在渗血停止后即可拔除。术前、术后应用抗菌药物预防感染，近期对无法通过导管甚至已完全闭锁的病例也有切开成功的报道。采用后尿道插入探子做引导的方法曾打通了闭锁长达 2.6 cm 的病例，上海市第六人民医院也曾成功的切通了闭锁长达 3 cm 的完全闭锁的病例，近来又有学者应用冷光源置入后尿道狭窄之近端，以光做引导进行切开的技术，也有助于完全闭锁病例的成功切开。

3. 直视下尿道内激光切开术

有学者于 1976 年首先在动物实验成功的基础上应用于人，激光主要是烧灼瘢痕组织使之汽化并分开，激光的切口较冷刀或电刀的创缘愈合要好，血管和淋巴管在激光照射时被封闭，减少了创面分泌物和细菌进入体内的机会，因此是清除瘢痕组织的一个较为理想的方法。在应用激光进行狭窄部位切割时，应将瘢痕全层切开，并将切口延伸至内端正常尿道组织 0.5 cm 处。并应做多点切开。将可见瘢痕尽可能汽化，以提高疗效。

（三）尿道修复术

尿道修复术是一种可能完全治愈尿道狭窄的方法，适用于尿道扩张或内切开术失败和有假道或瘘管形成的病例。尿道修复术之方法繁多，有分一期也有分二期或三期手术完成的，现分别选择几种具有代表性的手术方法简介如下。

1. 尿道外口切开术

尿道外口切开术应用于尿道外口狭窄的病例。手术应将狭窄段尿道向腹侧做全长切开，切开应达正常尿道 0.5 ~ 1.0 cm 处止，再分别将尿道黏膜与皮肤缝合。近来有学者介绍将腹侧的包皮做倒"V"形切开并与尿道黏膜缝合，可防止狭窄之再发生。

2. 尿道对端吻合术

尿道对端吻合术适用于尿道狭窄段在 3 cm 以内的病例，手术可一期完成，如吻合满意可获良好效果，是应用开放性手术治疗本病的首选方法。手术必须充分切除瘢痕，充分游离两端之尿道，在无张力的条件下将两端正常之尿道组织作对端吻合，吻合口之断面应剪成斜面以防止吻合口狭小，尤其在前尿道吻合时更为必须。术后留置硅胶管一周左右，术后需应用雌激素以防止阴茎勃起造成吻合口出血或撕裂。为了使狭窄段较长的病例也能满意地完成对端吻合术，可以通过下列方法以利吻合：①充分游离远端尿道来减少张力，必要时游离段可直达舟状窝。②将阴茎根部之海绵体在中隔处予以分离或凿除部分耻骨联合或切除耻骨联合之方法，以求减少因尿道之弧形走向而带来的距离改变，为接近直行而缩短距离的方法，可大大扩大本术式的适应证和提高成功率。本法不适用多发性尿道狭窄和狭窄段过长的病例。

3. 经耻骨联合尿道修复术

Pierce 在 1932 年将本法应用于后尿道狭窄的病例，此法有暴露好、操作方便之优点，可提高后尿道狭窄手术的成功率，尤其是狭窄段长，急症手术时未将上浮的膀胱固定的病例，或有骨折片压迫尿道及伴有尿道直肠瘘的病例等。手术要点是切除 4 cm 左右的耻骨联合，充分暴露后尿道，切除病损部分的尿道做正常尿道间的对端吻合术。对狭窄段较长远端尿道游离有困难时，可同时做会阴切口以充分游离远端尿道，或同时做阴茎海绵体中隔切开有利于提高手术之成功率。曾有人提出在小儿病例中采用强行撑开耻骨联合的方法，由于可能发生骶髂韧带的损伤而遗留慢性腰背痛的后遗症，故目前已不再应用。

4. 尿道套入法

尿道套入法适用于后尿道狭窄段较长，膀胱上浮近端尿道高而深，经会阴切口进行吻合有困难的病例。该手术之要点是在切除瘢痕后将远端尿道断端用可吸收线固定于导尿管上，并将该导尿管经近端尿道自膀胱切口引出，并固定于腹壁，令远端尿道套入并使两尿道断端相互对合，断端对合之要求，是在不能正确对合时其相距之间隙或相重叠处以不超过 0.5 cm 为宜，否则易形成瓣膜或因缺损段过长而再度形成瘢痕。牵引用的导尿管在术后 10 ～ 14 天时可予以拔除。

5. 皮片移植尿道修复术

（1）游离皮片（管）移植尿道修复术：Devine 于 1963 年首先介绍本法，适用于球部尿道以远之尿道狭窄之修复，由于手术效果较满意，其适应证在不断扩大。有学者认为自精阜以远的尿道任何部位的狭窄均可采用，特别对阴茎悬垂部尿道的对端吻合术易发生再狭窄或尿瘘，而本法可提高手术的成功率，对狭窄段较长的病例可采用游离皮管修补的方法亦可获成功。做皮片修补时先将狭窄段尿道切开，两侧均应切至正常尿道 0.5 ～ 1.0 cm 处，然后取自体组织的皮片移植之。目前被采用为自体组织材料包括包皮、口腔颊黏膜及大肠黏膜等。如果尿道已闭锁，则可切除已闭锁尿道；然后将游离之皮片缝合成一皮管移植之。提高游离皮片（管）成活率的要点是：①皮片之皮下脂肪须去尽。②受移植处的组织应有良好的血供。③移植后皮片应良好的固定。④充分引流防止感染，感染是失败的主要原因。术后尿道内留置硅胶管 2 周，术后 3 个月可行器械检查，少数病例术后可能有假性憩室形成。

（2）岛状皮片移植术：适用于前尿道狭窄的一期修复术，手术方法是在狭窄段尿道的邻近部位取一皮下组织不予离断的相应大小的带蒂皮片进行尿道修补，由于皮片保存了血供，故成活率高，提高了手术的成功率。将此法应用于前尿道瘘的修补，取得良好的效果。

6. 皮肤埋入式尿道修复术

皮肤埋入式尿道修复术是一种分期进行的修复术式，其术式颇多，现将具有代表性的两种方法介绍如下。

（1）Johnson 手术：是 Johnson 在 1953 年所介绍的，适用于狭窄段长的前尿道病例，手术分两期进行，第一期是将狭窄段尿道切开后将两侧之皮肤埋入并与其边缘缝合，在已完全闭锁病例可将病损的尿道切除，然后将两侧邻近组织缝合于阴茎白膜上，此缝合之要求必须紧贴阴茎白膜，否则将影响二期手术之效果。此时在尿道狭窄段形成一尿沟和远近 2 个尿道瘘口。6 个月可进行第二期手术，采用 Browm 的方法做尿道成形术。

（2）Turner Warwick 手术：手术也分两期进行，第一期在切除狭窄的基础上将阴囊或邻近皮肤埋入形成尿瘘，再进行二期修复尿道。该方法适用于精阜远端任何部位的单一或多发性尿道狭窄，为了解决后尿道深部缝合时的困难，他设计了一套专用手术器械，包括一把类似鼻镜的张开器，两把不同弧度的深部缝针等，以利操作和提高手术的成功率。

皮肤埋入法仅适用于狭窄段过长而无法用各种方式进行一期尿道对端吻合的病例。

（四）尿道内支架管的应用

1989 年 Milroy 首先报道了将金属支架置于尿道的狭窄处来治疗本病的前尿道狭窄，此后相继有学者报道应用钛合金尿道内支架及用不锈钢合金制成的螺旋支架管置入狭窄段的尿道以治疗复杂性尿道狭窄。

用不锈钢制成的支架首先成功地应用于心血管系统，然后被应用于尿道，它可应用于前或后尿道的狭窄，术后随访最长的达 20 个月，绝大部分病例术后排尿通畅，原有尿路感染者可获治愈。该支架可以取出，取出之支架发现未被尿路上皮覆盖，如再次狭窄可重新置入，未发现有与支架直接有关的不良反应，被认为是一种对不愿接受开放性手术或复发的难治的尿道狭窄的有前途的方法，但其远期疗效尚有待于进一步的观察。

当然，尿道扩张、直视下尿道内切开术及开放性尿道修复术依然是尿道狭窄的标准术式。

总之，尿道狭窄的病情复杂多变，临床上还没有一种术式可以解决所有的各种类型的狭窄，但无论采用何种术式，其总的原则是一致的——彻底切除狭窄段尿道直至正常尿道组织充分暴露，周围瘢痕组织要充分清除，进行无张力的良好的对端吻合和预防感染是手术成功的关键。经耻骨联合的途径、凿除部分耻骨弓及劈开阴茎中隔等方法适用于狭窄段切除后吻合口有张力和后尿道暴露欠佳的后尿道狭窄的病例。游离皮片或岛状皮片修复术适用于前尿道狭窄的修复，而分期手术方法仅适用于一期手术无法解决的病例。对严重和复杂难治的病例，往往需同时采用 2 种或 2 种以上方法的联合应用，才有可能达到较好的治疗效果。因此必须结合具体病例及术者的临床经验来进行选择是成功之本。

术后需进行一个时期的尿流率测定或尿道扩张来进行随访，尤以尿流率随访的办法是无损伤的，也有学者主张用尿道造影或尿道镜来判断疗效。术后随访不应少于 3 个月。如手术失败需再次行开放手术时，应在 3 ~ 6 个月后再进行。

第三节　膀胱出口梗阻

膀胱出口梗阻（BOO）是发生于膀胱颈部及其周围的任何病变导致膀胱尿液排出障碍的一种病理状态的统称。常见的疾病有前列腺增生症、前列腺肿瘤、前列腺切除术后瘢痕挛缩、膀胱段切除术后吻合口狭窄、膀胱颈部纤维化、先天性膀胱颈部梗阻、膀胱颈部炎症、膀胱颈部结核、膀胱颈部肿瘤、输尿管间嵴肥大、正中嵴肥大及膀胱颈部周围疾病压迫或累及膀胱颈部引起梗阻，如子宫颈癌、直肠癌等。

BOO 一旦发生，对上尿路的影响为双侧性，故肾脏的损害出现较晚，一般无上尿路损害的急性表现，但有明显的排尿困难症状。一旦引起双侧肾脏损害，其代偿能力差，易出现肾衰竭。

一、女性膀胱颈部梗阻

女性膀胱颈部梗阻可发生于任何年龄，以老年者居多，年龄越大发病率越高。病因、发病机制复杂，可能为膀胱颈纤维组织增生、膀胱颈部肌肉肥厚、慢性炎症所致的硬化以及老年女性激素平衡失调导致的尿道周围腺体增生等。

（一）临床表现

由于女性尿道比较短直的解剖特点，并非所有的膀胱颈部梗阻患者均表现出典型的排尿困难，而表现为排尿迟缓和尿流缓慢者不在少数。随着病情进展患者尿流变细，逐渐发展为排尿费力，呈滴沥状；后期出现残余尿增多、慢性尿潴留、充盈性尿失禁。合并尿路感染的病例会出现膀胱刺激症状，梗阻严重者可有双肾输尿管积水及慢性肾衰竭。

（二）诊断

任何年龄女性如出现尿频尿急等下尿路症状，特别是出现进行性排尿困难应想到本病的可能，并进行下列针对性检查。

1. 膀胱颈部触诊

部分成年妇女经阴道触摸膀胱颈部，可感到有不同程度的增厚，特别是尿道内置有导尿管时，膀胱颈部增厚更为明显。

2. 残余尿量测定

残余尿量测定可用 B 超或导尿法测定。导尿法测定残余尿量最为准确，排尿后即刻在无菌条件下导尿，放出的全部尿液即为残余尿。正常人残余尿在 10 mL 以下。通过插入导尿管，亦可直接了解尿管在膀胱颈部受阻情况。残余尿量与梗阻程度成正比。而残余尿量的多少也有助于治疗方法的选择。

3. X 线检查

排尿期膀胱尿道透视和拍片可了解排尿时膀胱颈部的活动情况。并可了解膀胱输尿管反流及程度。

4. 膀胱镜检查

膀胱镜检查典型的表现有：①膀胱的增生肥厚性病变（如小梁、憩室等）。②膀胱颈部黏膜僵硬水肿，可见滤泡性增生。③颈口后唇突起，形成一堤坝样改变；有时可见膀胱颈呈环形狭窄，膀胱内口呈领圈样突起。④膀胱镜检查时，嘱患者作排尿动作，正常时膀胱后唇退出视野之外，而颈部梗阻者则失去此能力，其收缩运动减弱或消失，并可排除膀胱结石、肿瘤等原因引起的排尿梗阻。

5. 尿流动力学检查

虽然尿流动力学检查在男性 BOO 诊断的价值已得到公认，但在女性尚无相应的诊断标准。最大尿流率检查被认为是一种最好的筛选方法，虽然尿流率低不能区别是膀胱颈梗阻引起或是逼尿肌无力引起，但如果同时做逼尿压力及尿流率，便可准确地确定有无膀胱颈梗阻。排尿时，如平均最大逼尿肌压（Pdet）高而最大尿流率（Q_{max}）低，则提示存在梗阻；如 Pdet 与 Q_{max} 均低，则表明逼尿肌收缩无力。

6. 上尿路检查

对疑有上尿路损害者，均应做分泌性尿路造影或放射性核素检查。

7. 肾功能及血液生化检查

双肾功能明显受损者，方出现氮质血症（血非蛋白氮、尿素氮、肌酐等升高），故此检查不能早期揭示肾功能损害情况。酚红（PSP）排泄试验能较早地提示肾盂积水及肾功能状况。对肾脏已有损害的病员，还应检测钾、钠、氯及二氧化碳结合力等，以判断有无电解质平衡失调，有无酸中毒。

鉴别诊断上，本病主要应与神经源性膀胱、尿道狭窄、尿道息肉、尿道结石等疾病鉴别，可通过影像学检查、膀胱尿道镜结合尿动力学检查等进行鉴别。

（三）治疗

1. 保守治疗

保守治疗适用于症状较轻，排尿困难不明显者或无剩余尿者或无膀胱输尿管反流及肾功能损害者，治疗方法包括：选择性 α - 受体阻滞剂，尿道扩张术等。合并尿路感染者，应在充分引流尿液的同时，选用有效的抗生素控制感染。

2. 手术治疗

（1）经尿道膀胱颈电切术：适用于有明显膀胱颈梗阻及保守治疗无效者。手术要点包括：切除部位从截石位 6 点开始，先用钩形电刀切至膀胱肌层，切开狭窄的纤维环，再以此为中心半月形电切 5 ~ 7 点的组织。手术过程中切除范围不要过大、过深，以长度 1 ~ 2 cm 宽度 0.5 ~ 1.0 cm 为宜，使后尿道与膀胱三角区在电切后接近同一平面。手术时近可切除膀胱颈部的环形狭窄组织，而不可切除和损坏尿道括约肌环，否则可发生尿失禁或膀胱阴道瘘等并发症。

（2）膀胱颈楔形切除成形术：手术要点包括：打开膀胱后，在膀胱颈远侧约 1 cm 处的尿道前壁缝一标志，在标志近侧至膀胱前壁做倒 Y 形切口，各壁长 2 ~ 3 cm，交角恰位于膀胱颈上方，将 V 形膀胱瓣与切口远端创缘缝合，再依次将膀胱颈做 V 形缝合。

二、男性膀胱颈部梗阻

男性膀胱颈梗阻是一种常见病及多发病，分为功能性膀胱颈梗阻和膀胱颈挛缩。

功能性膀胱颈梗阻是由于膀胱颈自主神经功能失调引起的一种疾病，但神经系统检查无阳性体征。根据国际尿控协会的规定：排尿时有逼尿肌收缩，但膀胱颈开放不全或完全不能开放；内镜检查及尿道探子检查无器质性膀胱下尿路梗阻证据，且无明确神经病变者称为功能性膀胱颈梗阻。其病因可能与交感神经、膀胱颈部 α、β 受体兴奋性改变有关。

膀胱颈挛缩多认为是由于膀胱颈部及其周围脏器的慢性炎症导致膀胱颈部纤维化而致；亦可由各种前列腺手术时的损伤所致，以 TURP 术和前列腺摘除术后的膀胱颈挛缩发生率最高。

（一）临床表现

本病主要症状为下尿路梗阻症状：排尿困难、排尿迟缓、尿流变细、尿频和夜尿增多及排尿不尽感、急或慢性尿潴留、尿失禁甚至血尿等。

（二）诊断

1. 病史

有排尿困难等下尿路症状，或于各种前列腺手术后出现排尿困难的病史。仔细分析临床症状和询问病史，对于确定梗阻的类型和估计梗阻的程度有重要价值。

2. 体格检查

除了进行系统的体格检查外，应特别强调直肠指诊和尿道探子检查。

3. 实验室检查

尿常规检查、血液生化检查，以了解尿液质量的改变和肾功能情况。

4. X 线检查

排泄性尿路造影能发现主要并发症和了解上尿路功能情况。尿道膀胱造影可从造影片上清晰显示出梗阻部位、程度和长度。

5. 膀胱镜检查

可以直接观察梗阻部位并对梗阻的原因进行诊断，膀胱镜检查时可见内括约肌呈环状狭窄，把尿道和膀胱明显分开，膀胱颈抬高，膀胱颈呈苍白色或有玫瑰色，其表面通常光滑，缺少血管分布。

6. 尿流动力学检查

普通尿流动力学检查和影像尿动力学检查对诊断有重要参考价值，应用该项检查在临床上有助于早期诊断。简单的自由尿流率测定可提供初步判断，最大尿流率 < 15 mL/s，提示存在下尿路梗阻的可能。在普通尿流动力学检查中，压力流率测定是公认的诊断手段，判断指标有 A–G 图和 LinPURR 图等方法。与 A–G 图相对应的是 A–G 数的应用，A–G 数—最大尿流率时的膀胱逼尿肌压力 –9 倍的最大尿流率。A–G 数大于 40，表示有膀胱出口梗阻存在，数值越大表示梗阻越严重，A–G 数在 15 ~ 40 之间表示有梗阻可疑；A–G 数小于 15 表示无梗阻存在。

鉴别诊断：①尿道狭窄：多有尿道炎、尿道器械检查或外伤史。行尿道造影或尿道镜检查可明确尿道狭窄的部位和程度。②后尿道瓣膜：主要见于男童，排尿性膀胱尿道造影对鉴别诊断有重要价值。在膀胱颈部梗阻患者，瓣膜处有很薄一层允盈缺损，尿道镜检查可直接观察到瓣膜存在。③精阜肥大：先天性精阜肥大的临床表现与膀胱颈部挛缩相同，在排尿性膀胱尿道造影时可见到梗阻以上后尿道扩张，后尿道填充缺损。尿道镜检查可见到肥大隆起的精阜。④神经源性膀胱：多有神经受损病史，如脊髓炎、多发性脊髓硬化症、脊椎外伤等。神经系统的检查可鉴别此病，膀胱压力测定显示各类神经源性膀胱功能障碍的图像。⑤逼尿肌无力症：通过尿动力学检查可鉴别。⑥前列腺增生症：为老年人常见疾病，直肠指诊和尿道膀胱造影可鉴别。

（三）治疗

1. 保守治疗

保守治疗适用下列情况：①没有残余尿或残余尿少（10 ~ 20 mL）。②无慢性肾功能不全。③无反复的尿路感染。④输尿管反流不明显。主要有 α – 受体阻滞剂、糖皮质激素、抗生素等的应用。抗生素的应用：对合并有感染和施用尿道扩张器者，均应使用抗生素治疗。

2. 手术治疗

（1）膀胱颈部扩张术：对先天性和原发性膀胱颈部挛缩，单纯应用尿道扩张术治疗效果多不满意，对前列腺增生切除术及经尿道前列腺电切术后的膀胱颈部梗阻，可应用尿道扩张治疗。

（2）膀胱颈切开术：楔形切开膀胱颈肌层，破坏其狭窄环。

（3）膀胱颈切除术：该术式适用于各种原因引起的膀胱颈部挛缩和小儿膀胱颈梗阻。方法是在膀胱颈后唇将黏膜弧形切开，于黏膜下潜行分离，显露膀胱颈肌层，将膀胱肌层做楔形切除。

（4）膀胱颈 Y-V 成形术：经耻骨后途径显露膀胱颈部及膀胱前壁，于膀胱前壁做 Y 形切口，将 V 形膀胱瓣与切口远端创缘缝合，以扩大膀胱颈部管腔。

（5）经尿道膀胱颈部电切术：切断环形缩窄环，使梗阻得以解除，有主张切开部位以膀胱颈截石位 12 点最佳，也有主张切开范围在 5 ~ 7 点位置；深度为切除膀胱颈部全层，至见到脂肪组织。术后持续尿管引流尿液 2 ~ 3 周，拔除尿管后行尿道扩张术，初时每周 1 次，连续 3 次后改为每 2 周 1 次，之后改为 4 周、2 个月、3 个月、6 个月至 1 年扩张一次后，即可停止扩张。

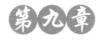

泌尿系统肿瘤

第一节　肾实质肿瘤

一、良性肿瘤

良性肾肿瘤包括肾血管肌脂肪瘤（错构瘤）、肾平滑肌瘤、肾脂肪瘤、肾腺瘤、肾嗜酸细胞瘤、肾血管瘤、肾球旁细胞瘤。良性肾肿瘤发病率较低，因症状不明显，常难以发现。随着 CT 和 MRI 的广泛应用，良性肾肿瘤的检出较以往有所增加。

（一）肾血管肌脂肪瘤（错构瘤）

错构瘤是一种常见的肾良性肿瘤，起源于肾间质细胞，80％为女性，发病年龄为 20～50 岁，常见于 40 岁以上。随着 B 超、CT 等影像学技术的普及和提高，发病率有所增加，占肾肿瘤的 8.7％～29.4％，恶变率为 12.5％。

错构瘤无包膜，黄灰色，呈圆或椭圆形。有三种主要的组织学成分：成熟的脂肪细胞、平滑肌和血管。

肾错构瘤多无症状，其症状多为肿瘤内出血或自发性破裂引起，如急性腹痛、腰部肿块增大等，可出现休克症状。

错构瘤的诊断随 B 超和 CT 的广泛应用而取得进展。超声表现为强回声，CT 为低密度，为脂肪组织的特点，可与其他肾肿瘤鉴别。

治疗是根据临床表现及其严重程度来决定的。小于 4 cm 的孤立病变应每年进行 CT 或 B 超的跟踪检查。大于 4 cm 的无症状或症状轻微病变应每半年进行 B 超的跟踪检查。大于 4 cm 中等或严重症状病变（出血或疼痛）应进行肾部分切除或肾动脉栓塞。

（二）其他罕见的良性肾肿瘤

一些其他的良性肾肿瘤相当罕见，包括肾腺瘤、肾嗜酸细胞瘤、平肾滑肌瘤，肾脂肪瘤，肾血管瘤，肾球旁细胞瘤。除了肾球旁细胞瘤，在术前尚无特征来建立诊断。因此，通常在肾切除术后由病理医生做出诊断。

1. 肾腺瘤

腺瘤是最常见的良性肾肿瘤。是小而分化良好的腺瘤，常位于肾皮质，是一种典型的无症状和偶然发现的肿瘤。针吸细胞学检查难以与分化良好的肾癌鉴别，因此，任何形式的腺瘤都应当作早期肾癌对待。

2. 肾嗜酸细胞癌

肾嗜酸细胞瘤有从良性到恶性的发展趋势，是由含嗜酸性胞质颗粒的大上皮细胞（大嗜酸粒细胞）构成。估计 3％～5％的肾肿瘤是肾嗜酸细胞瘤，男性通常为女性的 2 倍。

肾嗜酸细胞瘤通常有完整的纤维囊，瘤组织极少侵入肾包膜、肾盂、集合系统或肾周脂肪。在切面上，肿瘤表面通常呈中央卫星样黄褐色或浅棕色瘢痕状，但缺少典型肾癌样坏死。肿瘤常孤立存在和发生于一侧肾。

组织学上，分化良好的肾嗜酸细胞瘤由含有强嗜酸性胞质的大而整齐的细胞组成。肾大嗜酸粒细胞瘤的起源尚未完全阐明，近期的研究显示可能来源于干细胞的前体细胞或收集管的间质细胞。

肾嗜酸细胞瘤的诊断主要依靠病理检查。对质地较硬的肾肿瘤均应做根治性肾切除术。

3. 肾平滑肌癌

肾平滑肌癌位于肾皮质，是最常见的中胚层良性肿瘤，肿瘤细小（直径一般为 12 mm），一般在尸检中发现，无须做处理。

4. 肾血管瘤

肾血管瘤是一类发生在肾的小血管肿瘤，在内脏器官中的发生率仅次于肝脏。单肾多发性病变约占病例的 12%；极少为双侧。常有血尿，可伴有疼痛和血块，其诊断可行血管造影或内镜直接造影来确定。治疗可根据血尿的严重程度而定。

5. 肾脂肪癌

肾脂肪癌罕见，为无明显有丝分裂的成熟脂肪细胞沉积而成，常见于中年女性，CT 扫描是最佳的检查手段。

6. 肾球旁细胞瘤

肾球旁细胞瘤亦称肾素瘤，起源于肾小球旁器入球小动脉的外周细胞，含有分泌肾素的颗粒。有包膜，局限于皮质区。

本病多见于青年女性，临床表现为高血压、高醛固酮血症、低血钾。有继发性醛固酮增多时应怀疑此病，选择性肾静脉血肾素检测可确诊。肾球旁细胞瘤血管紧张肽原水平升高，而醛固酮症的血管紧张肽原低于正常。

其继发性高血压可经手术治愈。以前治疗提倡肾全切，近来的一些报道显示肾部分切除有同样的效果。

二、肾癌

肾癌约占成人癌症的 2.5% 和所有原发性恶性肾肿瘤的 85%。好发于 50～60 岁，男女比例为 2：1。随着 B 超、CT 扫描的常规的应用和常规体检的开展，肾癌的检出呈增加趋势。

（一）病因

肾癌的病因不明。可能与职业暴露，染色体畸变和肿瘤抑制基因有关。吸烟、石棉、化学溶剂、镉暴露，同肾癌发生率增高有关。

（二）病理

肾癌从肾近曲小管上皮发生，有由被压缩的肾实质、纤维组织及炎性细胞形成的假包膜。肿瘤由于含大量脂质，大体标本尤其在透明细胞类型中呈现从黄到橘黄的特征。

组织学上，肾癌通常是一种混合型腺癌，分为透明细胞型、颗粒细胞型、混合细胞型和少数肉瘤样细胞型。

肾癌是一类脉管性肿瘤，有通过直接侵入肾包膜肾周脂肪及邻近内脏结构或直接侵入肾静脉而播散的倾向。最常见的远处转移是肺。其次为肝脏，骨（骨质溶解），同侧邻近淋巴结肾上腺，脑，对侧肾和皮下组织。

（三）肿瘤的分期和分级

1. 肿瘤的分期

目前，肾癌的临床分期应用最广泛的有 1968 年的 Robson 分期和 TNM 分期。

（1）Robson 分期

Ⅰ期：肿瘤局限于肾实质内（不侵犯肾周脂肪、肾静脉或局部淋巴结）。

Ⅱ期：肿瘤侵犯肾周脂肪和肾上腺，但局限于肾筋膜（Gerota's 膜）内，肾静脉或局部淋巴结无浸润。

ⅢA 期：肿瘤侵犯肾静脉或下腔静脉。

ⅢB 期：肿瘤侵犯局部淋巴结。

ⅢC 期：肿瘤侵犯局部血管和局部淋巴结。

ⅣA 期：肿瘤侵犯除肾上腺的邻近器官（结肠、胰腺等）。

ⅣB期；远处转移。

（2）肾透明细胞癌 TNM 分期。

T− 原发肿瘤：Tx 原发肿瘤不能确定；T_0 无原发肿瘤；T_1 肿瘤 7 cm 或局限于肾内；T_2 肿瘤大于 7 cm 局限于肾内；T_3 肿瘤侵犯大血管或肾上腺或肾周组织，但局限于肾筋膜内；T_{3a} 肿瘤侵犯肾上腺或肾周组织但局限于肾筋膜内；T_{3b} 肿瘤侵犯肾静脉或下腔静脉；T_{3c} 肿瘤侵犯膈上的下腔静脉；T_4 肿瘤侵犯肾筋膜以外。

N− 局部淋巴结：Nx 局部淋巴结不能确定；N_0 无局部淋巴结转移；N_1 单个局部淋巴结转移 ≤ 2 cm；N_2 超过单个局部淋巴结转移。

M− 远处转移：Mx 远处转移不能确定；M_0 无远处转移；M_1 远处转移。

组合分期：①Ⅰ期：$T_1N_0M_0$；②Ⅱ期：$T_2N_0M_0$；③Ⅲ期：$T_1N_0M_0/T_2N_1M_0/T_{3a}N_0N_1M_0/T_{3b}N_0N_1M_0$；④Ⅳ期：$T_4$，任何 NM/ 任何 T，$N_2N_3M_0$/ 任何 T，任何 N，$M_1$。

2. 肿瘤分级

肾癌的细胞分化程度根据细胞核形态分为 $G_0 \sim G_4$，是衡量肾癌恶性程度的标准。一般认为分化较高的肾癌（主要是颗粒细胞癌）的分级与预后相关，但在透明细胞癌与颗粒细胞癌之间分级未能显示其与预后有明显差别，肿瘤进展也与分级无明显相关关系。

（四）临床表现与诊断

1. 症状和体征

该病主要表现为肉眼血尿，腰痛和腰部肿块三联症，但往往是晚期的标志。转移是次级症状，如呼吸困难和咳嗽、癫痫发作和头痛，或来源于肺、脑和骨转移的骨痛。

2. 类癌综合征

肾癌和一系列类癌综合征相关，包括红细胞增多症、高钙血症、高血压和非转移性肝功能不全。有时类癌综合征为肾癌的首发症状。

类癌综合征本身就决定了预后不良，患者的癌外新陈代谢紊乱在肾切除术后仍不正常（显示出临床不能监测转移）即提示预后更差。

3. 实验室检查

约 30% 的肾癌患者有贫血，通常是正色素性贫血。早期肿瘤的外科治疗后通常贫血可纠正，在未行肿瘤切除的患者，重组促红细胞生成素可能有一定作用。

60% 的肾癌患者有肉眼或镜下血尿。血沉加快也很常见，据报道发生率可高达 70%。

目前，尚无临床肿瘤标记物有助于检验，诊断或对治疗反应进行评估。

4. 影像学检查

超声（US）检查是一种无创，相对低廉的技术，可就 IVU 检出的肾包块进一步确定，也可检出侵入下腔静脉的瘤栓。然而，在 US 或 IVU 评估中发现有可疑性肾包块的患者最好行 CT 扫描进行评估。

有镜下血尿的患者应当选用 IVU 作为初选的放射学方面的评估。

CT 扫描同其他放射技术手段相比仍是首选，比 US 或 IVU 更灵敏。三维螺旋 CT 重建可显示出肿瘤的三维图像和精确的血管轮廓，可对行保留肾单位的手术方式选择提供参考。

其他应用的放射技术手段包括同位素扫描、MRI、肾血管造影术、正电子发射断层摄影术和动脉造影等，有一定的应用价值。

（五）鉴别诊断

本病需要与肾囊肿、错构瘤、肾脓肿及其他肾脏肿瘤进行鉴别。肾最主要的包块是单个囊肿，可行 B 超或 CT 检查进行鉴别。错构瘤（含大量脂肪成分）通过脂肪成分低密度区表现能容易地确定。高度怀疑肾脓肿的患者有发热，腰痛，脓尿和白细胞增多表现，且早期应行穿刺和培养。肾淋巴瘤（霍奇金淋巴瘤和非霍奇金淋巴瘤）、肾盂移行细胞癌、肾上腺癌和转移癌应结合 CT 及临床表现来考虑其诊断。

（六）治疗

对于早期肾癌患者，手术切除是唯一有效的治疗。根治性肾切除术对于肾癌的患者是最基本的治疗手段，必须切除肾脏及其筋膜，包括同侧肾上腺，近端 1/2 的输尿管。如肿瘤不在肾上极，可不切除肾上腺。肾癌患者是否行局部淋巴结清扫术目前尚有争议。腹腔镜根治性肾切除术相对于开放性根治性肾切除术而言患者恢复更快。根治性肾切除术后局部复发率为 2% ~ 3%。

肾动脉栓塞已作为根治性肾切除术前的一种辅助治疗，可减少术中出血。

放射治疗作为辅助方法，其效果仍存争议。

约 30% 肾癌患者确诊时已有转移。转移性的肾癌进展迅速，5 年生存率低于 10%。对于已出现远处转移的肾癌患者可采用姑息性手术、放射治疗、化疗、免疫治疗等治疗方法，主要目的在于减少肿瘤出血、缓解疼痛。

（七）预后

患者的预后与目前疾病的分期明确相关。近期研究报道，Ⅰ 期患者的 5 年生存率为 91% ~ 100%，Ⅱ 期为 74% ~ 96%，Ⅲ 期为 59% ~ 70%。已有转移的患者预后不良，5 年生存率仅为为 16% ~ 32%。

三、肾母细胞瘤

肾母细胞瘤即 Wilms 瘤、肾胚胎瘤，是婴幼儿最常见的腹部肿瘤，约占小儿实体肿瘤的 80%。多在 5 岁以前发病，2/3 在 3 岁以内，无性别差别。

（一）病因

病因不明。肾母细胞瘤的发生有家族性和非家族性。约 1% 肾母细胞瘤为家族性，约 15% 的 Wilms 瘤患者有先天畸形，如蹄铁形肾、过度生长综合征、尿道下裂，隐睾和肾融合。近年对家族性发生倾向与遗传性关系有较多的研究，发现有染色体异常，11 号染色体短臂的中间部缺失性畸变。

（二）病理学

典型的 Wilms 瘤起源于后肾胚基，由不同比例的胚基、上皮细胞和基质成分构成。Wilms 瘤通常较大，多小叶，灰或黄褐色，有出血和坏死。偶尔可见纤维假包膜。肿瘤能通过肾包膜直接扩散，经肾静脉和下腔静脉血行转移，或经淋巴转移。约 10% ~ 15% 的患者存在转移，其中，肺（85% ~ 95%）和肝（100% ~ 15%）是最常见的部位。25% 的患者有局部淋巴转移。骨和脑转移不常见。

（三）肿瘤分期

NWTS 分期系统是一种基于手术和病理发现的分期方法，应用最为广泛。

NWTS-3 分期有以下几点。

Ⅰ 期：肿瘤局限于肾脏，可完全切除。肾包膜表面完整。肿瘤在术前或术中不会破裂。切口边缘无明显肿瘤残留。

Ⅱ 期：肿瘤突破肾但仍能完整切除。有局部扩散，如穿跨肾包膜外表面至肾周较组织。肾外血管有浸润或含有瘤栓。曾行活检或局部膨出固定于侧腹。切口边缘无明显肿瘤残留。

Ⅲ 期：腹部有非血源性肿瘤残留。肾门淋巴结活检发现肿瘤，主动脉周围或超出主动脉周围有转移。肿瘤扩散至腹膜，腹膜表面种植。镜下或大体上，手术边缘有肿瘤残留。肿瘤浸润至重要结构不能完全切除。

Ⅳ 期：血行转移。如肺、肝、骨和脑有转移。

Ⅴ 期：双肾肾母细胞瘤。

（四）临床表现

1. 症状和体征

早期不伴有其他症状，常在婴儿更衣或洗浴时被家长或幼保人员偶然发现，时常为无症状的上腹部肿块，向肋部鼓出，表面光滑、实质性，较固定，大者可超越腹部中线。肿物增长较大时，可出现腹痛、血尿、发热、高血压、贫血等症状。常见的体征为腹部包块。25% ~ 60% 的病例有高血压，可能由于肾素水平升高所致。

2. 实验分析

尿液分析可显示血尿，可能存在贫血，尤其在有明显包膜下出血者，肝转移的患者可能有血清生化异常。

3. X 线检查

大剂量静脉尿路造影是早期诊断的选择性方法。肾动脉造影仅用于有双侧 Wilms 瘤或马蹄肾。胸片为有转移的首选检查。对高风险的患者，胸腹 CT 联合扫描可提供有用的临床资料。

4. 超声检查、CT 扫描和 MRI

（1）超声检查是目前首选的检查腹部可触及包块的方法。

（2）腹部 CT 用于可疑的 Wilms 瘤检查且能提供肿瘤范围，对侧肾状况和局部淋巴结的情况。CT 扫描对右侧肿瘤侵犯肝脏时有较高的假阳性率。

（3）MRI 能提供侵入下腔静脉肿瘤范围的重要信息，包括侵入心内的肿瘤大小。

5. 放射性核素显像

放射性核素骨扫描应用极少。腹部 CT 扫描已取代放射性核素肝脾显像。

6. 穿刺活检

常规术前活检仅用于肿瘤过大能安全切除和已计划术前化疗或放疗的情况。

（五）鉴别诊断

儿童腹部包块的鉴别诊断包括肾积水、肾囊肿、肾内神经母细胞瘤、中胚层细胞瘤和各种少见的肉瘤。

超声检查可明确肾积水和肾囊肿。神经母细胞瘤放射学上与 Wilms 瘤难以分辨，有些特征助于区分；Wilms 瘤常固定于一侧腹部，神经母细胞瘤通常横跨腹中线，Wilms 瘤是肾内包块且极少导致肾轴改变，神经母细胞瘤可导致肾向外和向下转位；儿童神经母细胞瘤倾向于转移，且放射检查时常见钙化；神经母细胞瘤可产生多种肿瘤因子，包括香草基杏仁酸和其他儿茶酚胺物质，而不见于 Wilms 瘤。

中胚叶肾瘤是良性错构瘤且术前与 Wilms 瘤难以区分。常见于新生儿期且需手术切除后病理确定。也可发生于成人。

（六）治疗

治疗的目的在于尽可能提高治愈率同时降低相关疾病发病率。由于对疾病理解的加深和 NWTS 提倡的综合治疗，Wilms 瘤患儿存活率有显著提高。

1. 手术方法

单侧肾肿瘤需手术切除（肿瘤未过中线或未侵及邻近内脏器官），经腹横切口的根治性肾切除，无须行后腹膜淋巴结清扫。肿瘤侵入下腔静脉应当取出，除非已完全阻塞。手术中应避免肿瘤外溢，因为有证据表明能增加腹部的复发。

双侧 Wilms 瘤患儿，如同成人的双侧肾癌，需个体化考虑。肿瘤组织分化良好行部分肾切除通常需术前化疗。术前化疗需根据活检的诊断和分期来决定。穿刺活检已被证明是可靠的诊断方法。分化不良的治疗为放化疗后进行手术。

2. 化疗

Wilms 瘤认为是化疗敏感性肿瘤。第 I 期肿瘤和第 II 期组织学分化良好的肿瘤行手术切除并用长春新碱和放线菌素 D 辅助化疗联合放疗。第 III 期和第 IV 期组织学分化良好的肿瘤行手术切除和用长春新碱、放线菌素 D 和阿霉素辅助化疗和辅助放疗。第 II ~ IV 期分化不良的肿瘤的治疗按较高分期组织学分化良好的肿瘤的治疗。

3. 放疗

Wilms 瘤是放疗敏感性肿瘤，但有潜在的使发育失调和被认为有心、肺和肝毒性的并发症。有效化疗方法的进步实际上已取代了放疗。

（七）预后

组织学分化良好的 Wilms 瘤患儿 4 年生存率已接近 90%。最重要的预后不良因素是组织分化不良的类型（透明细胞瘤，杆状和较原始的肿瘤）。对 NWTS 第 II 期和第 III 期双侧 Wilms 瘤患者的分析显示 3 年生存率为 82%。

四、肾脏继发性肿瘤

肾脏为实质和血液肿瘤常见的转移播散部位。最常见的原发癌是肺（20%），其次是乳腺（12%）、胃（11%）和肾（9%）。

蛋白尿和血尿在继发性肾转移瘤患者中相当普遍，但疼痛和肾功能不全罕见。继发性肾转移瘤是倾向于晚期的继发性病变，通常为广泛转移，提示预后不良。

治疗应根据原发肿瘤的应答反应来确定。

第二节　肾盂和输尿管肿瘤

一、发病率

肾盂和输尿管肿瘤少见，仅占整个泌尿道上皮肿瘤的 4%，平均发病年龄为 55 岁，大多在 40 ~ 70 岁之间；男：女为 2：1。

二、病因

吸烟和接触某些工业染料或溶剂均增加了上尿路移行细胞癌的危险性，长期过度服用止痛药、balkan 肾病或做逆行肾盂造影时接触的对比剂也有增加癌变的危险性。

三、病理

绝大多数肾盂和输尿管肿瘤是移行细胞肿瘤，发病率分别为 90% 和 97%，分级和膀胱肿瘤相似。乳头状瘤占 15% ~ 20%，50% 以上的患者是孤立性肿瘤，其他为多发性肿瘤。在输尿管肿瘤患者中，中心性肿瘤多达 50%。最常见的转移部位是附近相邻的淋巴结、骨和肺等。

鳞癌占肾盂肿瘤的 10%，常由感染或结石引起慢性感染所致。腺癌亦少见，一经确诊往往已属晚期。输尿管肿瘤则罕见，大部分肿瘤在诊断时已有播散和浸润。

肾盂和输尿管肿瘤的分期和膀胱癌相似，肿瘤的分期和分级决定了治疗方案和预后。肾盂输尿管低分级肿瘤存活率 60% ~ 90%，而高分级或穿透肾盂、输尿管壁肿瘤可能有远处转移，存活率低，为 0 ~ 30%（表 9-1）。

表 9-1　肾盂输尿管肿瘤的分期

肿瘤分期	系统	
	Batata[①]	TNM[②]
局限在黏膜	0	T_{is}
侵及基底膜	A	T_1
侵及肌层	B	T_2
播散通过肌层到脂肪或肾实质	C	T_3
侵及临近脏器	D	T_4
有淋巴转移	D	N^+
伴有远处转移	D	M^+

注：①自 Batata 等于 1975 年描述。②自美国癌症联合会于 1988 年制订

四、临床表现

（一）症状和体征

本病主要表现为间断性无痛性肉眼血尿，有时仅有镜下血尿，容易被忽视。当血块或肿瘤碎片阻塞输尿管或肿瘤本身阻塞输尿管、肾盂时可能出现肾绞痛症状。部分患者可出现全身症状如，发热、体重减轻和嗜睡。这可能与肿瘤转移有关。一般无明显阳性体征，当有肾盂积水或巨大肿瘤时可扪及腹部包块，有时腹部触诊有压痛。少数转移性肿瘤患者有锁骨上、腹股沟淋巴结肿大或肝肿大。

（二）实验室检查

大部分患者尿常规检查有血尿，多为间歇性。少数肝转移患者有肝功能检查异常。由梗阻和尿滞留引起的泌尿道感染可以出现脓尿、菌尿。

可以通过检查尿脱落细胞发现肿瘤细胞，阳性率取决于肿瘤的分级和取得标本的数量。

（三）影像学

上尿路肿瘤患者静脉尿路造影异常，最常见的改变为腔内充盈缺损，一侧肾输尿管不显影和肾积水。静脉尿路造影显影不良者配合逆行造影，肾穿刺造影、B 超、CT、MRI 等进一步检查。

逆行肾盂造影可以更准确地观察集合系统异常，同时可以收集细胞学标本。输尿管肿瘤的特征是肿瘤所在以上部位扩张，如同"高脚杯状"，对诊断有重要价值。有时在逆行造影时输尿管肿瘤还可能出现"Bergman 氏征"，即输尿管插入导管被肿瘤阻挡后盘曲在输尿管肿瘤远端。

超声检查、CT、MRI 常可发现肾盂的软组织异常及肾积水，但是，输尿管病变应用超声和 CT 检查有一定的困难，MRI 可帮助检查输尿管病变。上述检查均能将血块、肿瘤和不透光结石区别开来，CT 和 MRI 可以同时检查出腹部和腹膜后组织的局部或远处转移病灶。

（四）膀胱镜、输尿管肾盂镜检

膀胱镜检查可发现输尿管开口喷血，并可了解有无膀胱内转移。使用输尿管肾盂镜可以直接观察到上尿路异常。通过此项检查可以估计上尿路的充盈缺损和细胞学检查的阳性结果。此外，还可以对肾盂输尿管肿瘤保守手术的患者进行监视及对肿瘤的观察和活检。偶尔可行肿瘤切除术和电灼术。输尿管肾盂镜进行监测比传统方法更优越。

五、治疗

标准治疗方案是进行肾、全长输尿管及输尿管开口部位的膀胱壁部分切除术。若输尿管近端无肿瘤侵犯，仅远端肿瘤则应行远端输尿管切除及输尿管植入膀胱术。

放疗对上尿路肿瘤作用甚小。伴有转移的上尿路移行上皮肿瘤的患者和转移性膀胱肿瘤患者一样，可用顺铂化疗。

第三节　膀胱肿瘤

一、发病率

膀胱肿瘤是我国最常见的泌尿生殖系统肿瘤，无论其发病率，还是死亡率均居首位，平均发病年龄为 67 ~ 70 岁。

二、病因

（一）生活习惯

吸烟与膀胱肿瘤的发病率有关。香烟中含有致癌物质，如 α - 和 β - 萘磺酸，这些物质自肺吸入从尿中排泄，长期积聚于体内最终可能致癌。

（二）职业因素

膀胱肿瘤的发病与职业性接触某些化学物质有关，如化学染料、橡胶、皮革和印刷品等。

（三）遗传因素

导致膀胱癌的遗传因素尚不清楚，但可能与癌基因突变与抑癌基因的丢失和失活有关。在各分级的早期膀胱肿瘤中，均发现了染色体 9 的长臂上遗传物质的丢失。而在晚期膀胱肿瘤中，却常常发现染色体 11 和 17 的短臂上遗传物质的缺失，从而揭示了局部抑癌基因的丢失与肿瘤的发生发展有关。

（四）其他因素

膀胱肿瘤的发生还与膀胱结石、腺性膀胱炎、膀胱血吸虫病、膀胱黏膜白斑等有关，治疗恶性肿瘤的药物，如环磷酰胺及人工甜味品（包括味精）也可能引起膀胱癌。

三、病理

98％的膀胱肿瘤为恶性上皮肿瘤，而且大多数是移行细胞肿瘤。

（一）组织类型

约 90％的膀胱肿瘤为移行上皮细胞肿瘤，最常见的是乳头状瘤，呈外生性生长，无蒂，很少有溃疡发生。鳞癌与腺癌各占 2％ ~ 3％。非上皮肿瘤罕见，多为婴幼儿发生的肉瘤。

（二）分化程度

WHO 根据上皮结构、细胞大小、多形性、核极性，染色体深度和分裂象的数量提出将移行细胞肿瘤分为三级。Ⅰ级分化良好，恶性程度低，Ⅲ级分化不良，属高度恶性。Ⅱ级分化在Ⅰ级、Ⅲ级之间，属中度恶性。肿瘤的浸润，复发和发展频率与肿瘤的分级密切相关。Ⅰ级肿瘤有 10％ ~ 20％病例发展为浸润性肿瘤；Ⅱ级为 19％ ~ 37％；Ⅲ级为 33％ ~ 67％，这对生存率有影响。因此，早期肿瘤患者 10 年存活率为 98％，晚期为 35％。

（三）生长方式

可分为原位癌、乳头状癌和浸润性癌。原位癌（CIS）是一种扁平状非乳头进行性上皮，该上皮缺少正常细胞极性，且细胞大，有明显的核仁，原位癌的分布有时比较散在，远离原来的肿瘤，其病史各异，有些长期无症状，无浸润，但有些发展很快。此外，伴有原位癌的外生性肿瘤更有可能复发和浸润。

（四）浸润深度

浸润深度是膀胱肿瘤分期的重要根据，可分为原位癌（T_{is}）、乳头状无浸润（T_a）、限于固有层以内（T_1）、浸润浅肌层（T_{2a}）、浸润深肌层（T_{2b}）、穿透膀胱壁（T_3）、侵犯前列腺和膀胱邻近组织（T_4）。

（五）分期

最早的膀胱肿瘤的分期方法是由 Jewett 和 Strong 提出的，后来 Marshall 修改了这种分期方法。目前，这种膀胱肿瘤分期法与 TNM 分期方法均应用广泛，这两种方法的比较见图 9-1。

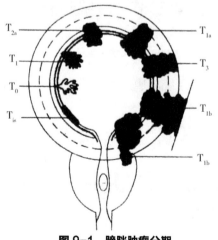

图 9-1　膀胱肿瘤分期

四、临床表现和诊断

膀胱肿瘤的高发年龄为 50 ～ 70 岁，男：女为 4：1，以表浅的乳头状肿瘤最为常见。

（一）症状

主要表现为间断无痛性全程血尿，85% ～ 90% 的患者出现血尿，出血可自行停止，容易造成治愈或好转的假象。出血可多可少，与膀胱肿瘤的大小、数目、恶性程度并不一致。少数患者还伴有膀胱刺激征即尿频、尿急和尿痛，这表示有浸润性膀胱癌或广泛的原位癌。部分肿瘤较大的患者可出现排尿困难、尿滞留等症状。晚期症状包括骨转移的骨痛或后腹膜转移或输尿管梗阻引起的胁腹痛。

（二）体征

大多数患者无相关体征。当肿瘤体积大或有浸润时，可能因膀胱壁增厚而触及肿块（双合诊），临床上若下腹部能触到包块，多考虑为巨大的表面肿瘤或肿瘤穿破膀胱壁层。若发现有肝肿大或锁骨上淋巴结肿大常提示有转移。有时偶尔会出现淋巴水肿，是由阻塞性盆腔淋巴结肿大所致。

（三）实验室检查

1. 常规检查

尿常规提示为肾外性血尿，有时伴有泌尿道感染可出现脓尿，肿瘤或淋巴结肿大引起输尿管阻塞的患者可以发生氮质血症，慢性失血可引起贫血改变。

2. 尿细胞学检查

多在发病早期或随访时进行细胞学检查，尤其用于高发人群的普查中，估价对治疗的反应。

3. 流式细胞计数法（FCM）

流式细胞计数法是测量细胞 DNA 含量异常的另一种检查膀胱肿瘤的细胞学方法。

4. 其他实验室检查

随着肿瘤分子生物学的发展和检测技术的革新，应用新的尿细胞学检测方法来提高诊断膀胱癌的准确率成为可能。这些新的方法有 BTA 法、BTA stat 法、BTA TRAK 分析、尿液的核基质蛋白（NMP22）测定、尿纤维蛋白元或 / 和纤维蛋白降解产物（FDP）的定量分析、尿脱落细胞中 lewis X 抗原的识别及检测其脱落细胞分裂末期的活性。

（四）影像学检查

B 超检查：为无创检查，膀胱充盈 B 超可发现 0.5 cm 以上的膀胱肿瘤，可初步了解膀胱肿瘤的大小、数目。

静脉尿路造影：是估价血尿最常见的方法之一。膀胱肿瘤若带蒂时可显示为充盈缺损，向膀胱腔内突出。非乳头状浸润性癌肿患者 IVP 则显示膀胱壁僵硬或平坦，输尿管梗阻引起的肾积水常与浸润程度有关。

CT 或 MRI 检查：是无创性最准确的膀胱肿瘤分期方法，可辨出肌层、有无膀胱周围的浸润，还能检查出盆腔内肿大的淋巴结，若淋巴结大于 1 cm 认为转移可疑。

（五）膀胱尿道镜检查

可直接看到肿瘤所在部位、大小、数目、形态、蒂部情况和基底部浸润程度等。联合活组织检查具有确诊价值。

五、治疗

肿瘤的治疗比较复杂，应根据不同的病理分期（TNM）、分级、肿瘤的大小、数目的多少和复发的类型选用不同的治疗方法（见表 9-2）。

表 9-2 膀胱肿瘤早期治疗方法选择

肿瘤分期	早期治疗方案的选择
T_{is}	TUR 术后用 BCG 进行膀胱灌注
T_a（单发、浅表的、非复发的）	TUR 术
T_1	TUR 术后用 BCG 进行膀胱灌注或免疫治疗
$T_2 \sim T_4$	根治性膀胱全切除术
	新的辅助化疗后再行根治性膀胱全切除术
	根治性膀胱全切除术后再辅以化疗
	新的辅助化疗后再做化疗或放疗
任何分期的 T，N^+，M^+	选择性外科手术和放疗后进行系统的化疗

　　浅表性肿瘤经尿道切除后应进一步有选择性地进行膀胱腔内化疗，一般对那些早期低级、瘤体小的患者仅作单纯性经尿道切除术，并进行随诊监测。目前，对 T_1 的治疗尚有争议，有人认为应尽早行膀胱根治性切除手术，尤其是复发率高的 III 级肿瘤，这些患者经膀胱腔内化疗后，其复发率降低。

　　局部浸润性肿瘤（T_2，T_3 期）需进一步积极性的局部治疗，其中包括部分切除或根治性切除、放疗和全身性化疗，有局部或远处转移的患者应先接受全身性化疗，再根据情况有选择性放疗和进行外科手术治疗。

（一）膀胱腔内化疗

　　大多数浅表性肿瘤患者都有可能复发，进行膀胱腔内化疗能降低或预防肿瘤复发。其中，有三种不同的膀胱内灌注化疗药或免疫制剂的方式（见表 9-3）。

表 9-3 膀胱内化疗药物的选择

用法	时间	目的
用于辅助治疗	TUR 术中行膀胱灌注	预防肿瘤种植
预防性治疗	完全性 TUR 术后行膀胱灌注	预防肿瘤复发或进展
治疗为主要手段	不完全性 TUR 术后行膀胱灌注	治疗残余病变

　　大多数药物癌注每周 1 次，每个疗程为 6 ~ 8 次，以后每月灌注 1 次维持治疗。因为膀胱基底膜有限制药物吸收的作用，所以全身性不良反应较少见。①现在最常用的药物有：丝裂霉素 C、噻呋哌、阿霉案和卡介苗等；②最近国内最新用药有：羟喜树碱、吡柔比星、米西宁等。根据患者的个体差异性不同所选择的灌注药物不同。

　　经尿道电切术的同时行膀胱灌注药物一次，其治疗结果较好，可以减少肿瘤复发，并且能减少肿瘤直接在膀胱黏膜上的种植，而且还可以抑制浅表性膀胱肿瘤进一步恶化。

（二）手术治疗

　　1. 经尿道膀胱肿瘤切除术（TUR）

　　TUR 是早期膀胱肿瘤治疗的有效方法，它能合理地准确地估价肿瘤的分期、分级，但需要进一步治疗（如膀胱腔内化疗）。无浸润、单个、低级的肿瘤可以单独经尿道切除。

　　2. 膀胱部分切除术

　　其适应证为单个局部浸润性肿瘤（$T_1 \sim T_3$）；局限在后壁、侧壁、顶部的肿瘤，憩室内癌，还有少数伴有浸润性移行细胞肿瘤，相关联的远离原发性肿瘤的原位癌必须通过术前广泛的膀胱活检排除。虽然可以达到和同期肿瘤根治手术的存活率，但局部复发率较为常见。目前，随着膀胱替代手术在临床上的应用，膀胱部分切除术较过去明显减少。

　　3. 根治性膀胱切除术

　　根治性手术切除范围包括整个膀胱及周围脂肪、黏附的腹膜，在男性应包括前列腺和精囊，女性包括宫颈、子宫、阴道前穹隆、尿道和卵巢。伴有原位癌和明显的前列腺部尿道肿瘤时，应该同时进行全尿道切除术以减少尿道癌复发的可能。

两侧盆腔淋巴结清扫通常与根治术同时进行。有淋巴结转移的患者预后较差。

（三）放射疗法

外部放射治疗（5 000 ~ 7 000 cGy）是对深部浸润性膀胱肿瘤行根治术患者的一种新方法。大多数患者能耐受放疗，约15%的患者可能出现小肠、膀胱、直肠的并发症，单纯放疗比术前放疗再行根治术的存活率要低。

（四）化学疗法

大约15%的膀胱肿瘤患者有局部或远处转移，浸润性膀胱肿瘤患者虽已行根治术或放疗，但仍有30% ~ 40%的患者发生远处转移。化疗对转移性肿瘤绝大多数有效，甲氨蝶呤、长春新碱、阿霉素和顺铂（MVAC）已经广泛应用于复发性浸润性膀胱肿瘤。

（五）联合治疗

虽然，联合化疗适用于伴有浸润性肿瘤的患者，但有学者认为如果对那些局部浸润性肿瘤（$T_3 \sim T_4$）患者在行根治术前先进行化疗，能降低其复发率和有预防作用。

第四节　尿道肿瘤

一、男性尿道癌

（一）概述

尿道恶性肿瘤较少见，约半数继发于膀胱、输尿管、肾盂移行上皮细胞癌。原发性尿道癌（urethral carcinoma）中以鳞状细胞癌最多见，约占80%，多位于尿道球部及悬垂部；其次是移行细胞癌，约占15%，位于前列腺部尿道，腺癌和未分化癌少见，约占5%。尿道癌病因尚不明，可能与炎症、慢性刺激、尿道狭窄等因素有关。

男性尿道癌（male urethral carcinoma）分期常用 Levine 分期（见表9-4）。

表 9-4　男性尿道癌 Levine 分期（改良的 Ray 分期）

O 期		局限于黏膜
A 期		未超出黏膜固有层
B 期		侵及海绵体或前列腺，但未穿透
C 期		超出尿道海绵体组织或超过前列腺包膜
D 期	D_1 期	腹股沟淋巴结或盆腔淋巴结转移
	D_2 期	远处转移

（二）诊断依据

（1）临床表现：反复尿道出血或初血尿，尿线变细、排尿困难、尿潴留、阴茎肿胀、阴囊或会阴水肿等。

（2）体检：可发现尿道结节或肿块，大的球膜部尿道癌可经会阴部触及肿块，实质性或有波动感。腹股沟淋巴结转移时可触及肿大淋巴结。

（3）尿道造影：可帮助确定肿瘤的大小、部位，但不能估计肿瘤范围。

（4）尿道膀胱镜检查：可观察肿瘤范围，并取活体组织检查进一步确诊。

（5）尿道分泌物细胞学检查可发现癌细胞。

（6）CT 和 MRI 检查：可了解有无盆腔和腹膜后淋巴结转移，有助于肿瘤分期。

（三）治疗方案

以手术治疗为主，放疗和化疗效果不肯定。

1. 手术治疗

（1）肿瘤局部切除：适用于尿道单发、表浅的肿瘤。可采用经尿道电切、电灼或激光治疗，尿道外口处肿瘤可行局部切除术。

（2）尿道部分切除或阴茎部分切除术：适用于尿道远侧 1/2 的低分期癌，尿道切缘应距肿瘤边缘 2 cm。

（3）根治性尿道切除：适用于近段尿道癌及位于尿道球部或膜部者。切除范围包括全尿道和阴茎脚。

（4）根治性广泛脏器切除：切除范围包括阴茎、尿道、阴囊、精囊、膀胱、前列腺整块切除，有时需行睾丸切除。适应证为 C 期以上近侧尿道癌且能耐受手术者。如有直肠壁浸润，需决定是否做全盆腔脏器切除或姑息治疗。

2. 淋巴结的处理

腹股沟淋巴结触诊的准确率可达 83% ~ 100%。凡触及腹股沟淋巴结者，均应施行规范的淋巴结切除术。若行膀胱前列腺整块切除，则应同时切除盆腔淋巴结。腹股沟淋巴结阳性、CT 未发现盆腔淋巴结者，可考虑盆腔淋巴结切除术。未触及腹股沟淋巴结者，并没必要做预防性淋巴结切除。

3. 放射治疗

原发性尿道癌放疗的主要目的是保存器官。效果取决于肿瘤部位和大小，前尿道癌优于后尿道癌。

4. 化学治疗

疗效不确定。甲氨蝶呤、顺铂、长春新碱、阿霉素以及博来霉素等可能有一定效果。

（四）评述

男性前、后尿道癌生物学行为不尽相同。尿道不同部位，上皮细胞类型也不相同。前列腺部尿道癌 90% 为移行细胞癌，且多伴有膀胱癌；而在球、膜部则多数为腺癌（59%），阴茎部主要为鳞癌。前、后尿道发生癌的比例为（1：2）~（7：10）。

各年龄段均可发病，多数患者在 50 岁以上。临床表现与肿瘤所在的部位有关。后尿道癌患者临床发现迟，球、膜部尿道癌常易被误诊为尿道狭窄。

尿道癌主要通过直接蔓延、淋巴转移和血行转移。大多数前列腺部尿道癌在确诊时已有远处播散，多数已累及阴茎海绵体。远处转移常见部位为肺、肝、骨和脑。

男性尿道防御屏障相对薄弱，故大多数患者不适于局部切除。术前应对全尿道彻底检查，凡可疑病变区，均取活体组织检查，以确定病变范围。如直肠壁有浸润，则需决定全盆腔脏器切除或姑息治疗。球部、膜部尿道癌在确诊时多已广泛蔓延，已不能行手术治疗，且根治性切除术后复发率很高。

尿道癌类似阴茎癌，一般区域淋巴结转移发生在远处转移之前，腹股沟淋巴结切除术可提高生存率，有些病例术后可长期无癌生存。盆腔淋巴结转移者预后不佳。因此，要强调腹股沟淋巴结活检的重要性。对高危患者（C 期、近侧尿道癌、易淋巴结转移者），早期淋巴结切除可能有益。

预后与原发肿瘤的部位及肿瘤分期有关。前尿道癌比后尿道癌预后好。Kaplan 等报道前者 5 年生存率为 22%，后者为 10%。Hopkins 等报道男性尿道癌患者总体平均生存期为 26 个月、前尿道癌平均为 77 个月、球膜部尿道癌平均为 15 个月。

二、女性尿道癌

（一）概述

原发女性尿道癌(female urethral carcinoma)，其发病率比男性高 4 ~ 5 倍，占妇科恶性肿瘤的 0.017%，发病年龄为 37 ~ 69 岁。

尿道癌分远段癌和近段癌，前者癌灶位于尿道口至尿道前 1/3 段，也可逐渐扩展至全尿道，或累及外阴；后者癌灶位于尿道其余 2/3，较容易侵犯全尿道。

本病病因尚不十分明确。一般认为与性交、妊娠及反复尿路感染对尿道刺激有关。尿道肉阜、尿道黏膜白斑及慢性尿道炎均可能并发尿道癌。

原发性尿道癌以鳞状上皮细胞癌最多见，其次是腺癌及移行细胞癌等。转移途径包括血行、淋巴和局部浸润，其中以淋巴转移和局部浸润为主。远段尿道癌可转移至腹股沟深、浅淋巴结，而近段尿道癌可转移到盆腔淋巴结及髂内、髂外及闭孔淋巴结。

（二）诊断依据

1. 症状

尿痛、尿急、尿频、血尿，排尿困难，下腹或腰背疼痛。

2. 体检

阴道指检可及尿道肿物，尿道血性分泌物。腹股沟可扪及肿大淋巴结。

3. 细胞学检查

尿脱落细胞及尿道拭子细胞学检查可以发现肿瘤细胞。

4. 尿道镜检查

可见肿块，活检可证实。

5. CT 及 MRI

了解盆腔淋巴结有无转移。

6. 临床分期常用 Grabstald 分期

O 期：原位癌，病变局限于黏膜层。

A 期：病变达黏膜下层。

B 期：病变浸润尿道肌层。

C 期：病变浸润尿道周围器官。

C_1 期：浸润阴道壁肌层。

C_2 期：浸润阴道壁肌层及黏膜。

C_3 期：浸润邻近器官如膀胱、阴唇及阴蒂。

D 期：出现远处转移。

D_1 期：腹股沟淋巴结有转移。

D_2 期：盆腔淋巴结有转移。

D_3 期：腹主动脉分叉以上淋巴结有转移。

D_4 期：远处器官转移。

（三）鉴别诊断

1. 尿道肉阜

鲜红色、质软、易出血，表面无溃疡及分泌物，活检可证实。

2. 尿道尖锐湿疣

尿道尖锐湿疣是由性接触传播的人乳头状瘤病毒引起的增生性病变，多位于黏膜上，外阴亦见多个病灶，排尿有灼痛。尿道镜检见乳头状、淡红色肿物。病检可证实。

（四）治疗方案

1. 手术治疗

远段尿道癌，如较早期可行局部广泛切除，包括尿道周围组织和部分外阴、前庭、阴唇、阴蒂等组织。年轻患者切除尿道 2/3 尚不至于尿失禁。若癌肿累及较广泛或位于近段尿道，则必须行全尿道全膀胱切除，并须做尿流改道。此外，应根据病变部位和区域淋巴结的情况决定是否清扫相应淋巴组织。

2. 放射治疗

放射治疗多用于早期、无转移、深部组织无浸润者。尿道癌对放疗较敏感，特别是早期病例进行放疗即可治愈。对晚期患者可作为姑息性治疗。

3. 化学治疗

表阿霉素（表柔比星）、顺铂、甲氨蝶呤等有一定疗效，但效果不满意，仅作为辅助治疗。

（五）评述

本病少见，根据临床症状应及早活检以明确诊断。文献报道，手术加放疗的生存率比单纯放疗高。综合应用放疗和化疗，争取保留尿道，可减轻对患者生理和心理影响。预后主要与病理分期、病理类型、治疗方法有关，而年龄、病程对预后影响不大。因此，早期诊断、早期治疗仍是提高生存率的有效手段。治疗后 2 年内容易发生远处转移，故应注意随访观察。

三、恶性尿道非上皮性肿瘤

尿道非上皮性肿瘤较少见，又以黑色素瘤稍多，平滑肌肉瘤、纤维肉瘤及恶性纤维组织细胞瘤仅见个案报告。

尿道黑色素瘤多见于老年人，女性较多，多发生于尿道外口。病因不清，认为可能与遗传、长期摩擦、妊娠、内分泌等因素有关。与日光照射可能无关。

（一）诊断依据

1. 临床表现

尿道口肿块及尿道出血，可有排尿困难、尿流方向改变。

2. 体检

黑色至蓝色或褐色的皮损，以黑褐色为多，常伴出血，表面可有溃烂、坏死，伴有感染时可有脓臭分泌物。肿块周围常有黑色卫星灶。腹股沟淋巴结可因转移而肿大。血行转移常发生于肺、肝及脑。

3. 病理检查

病理检查可见瘤细胞呈梭形、多角形，胞质丰富，充满黑色素，呈实性片状，巢索状乃至腺样多种排列类型。细胞增生活跃，可见核分裂象，染色不均，黑色素染色呈阳性。肿瘤细胞具有大核及核仁明显的特点。胞质较少，染色浅。免疫组化显示 HMB45 强阳性。

（二）治疗方案

主张早期根治性切除术，包括全尿道及腹股沟淋巴结清扫术，必要时行盆腔淋巴结清扫，术后可辅以化疗、放疗、免疫、生物学等治疗。化疗首选药物为达卡巴嗪（DTIC），二线药物为亚硝脲类，其他如 5-FU、长春新碱、环磷酰胺、放线菌素 D 等亦有一定疗效。目前多主张二联或三联用药，有效率可达 30%～45%，单一用药则低于 20%。

放疗仅能起缓解症状的作用，近来报告大剂量分次照射，每次 400～800 Gy，每周 3 次，总量达 3 000～4 000 Gy，有效率可达 34%～67%。

免疫治疗用于术后辅助治疗及不能切除或已有广泛转移者，有很好的前景。20 世纪 60 年代后期曾试用 BCG 与天花疫苗瘤体注射和皮下注射，部分患者肿块消退，复发延迟，生存期延长。多价免疫疫苗可提高晚期患者主动免疫力 3～4 倍，Bend 用黑色素瘤疫苗治疗转移性黑色素瘤患者取得了一定效果。近年来 IL-2、干扰素、转移因子、单克隆抗体、LAK 细胞等亦被临床应用，取得了较好的效果。

四、良性尿道非上皮性肿瘤

（一）尿道平滑肌瘤

尿道平滑肌瘤少见，但却是尿道非上皮性肿瘤中最常见的类型。女性多见，约为男性的 3 倍，多发于 20～50 岁，可能与内分泌、妊娠等因素有关。

1. 诊断依据

（1）临床症状：尿道外口滴血或反复发作的尿路感染，可有排尿困难。

（2）尿道口肿块：呈圆形，表面光滑，质硬韧，界限清晰，小的肿瘤多呈广基，大者可有蒂。呈粉红、乳白或呈嫩肉色。

（3）尿道镜检查：可见尿道肿块，并可取活检。

（4）病理检查：是确诊的唯一方法。显微镜下肿瘤组织由分化较好的平滑肌细胞构成，细胞呈梭形，胞质丰富，胞核呈长杆状，两端钝圆，少见核分裂象，肿瘤细胞聚集成束。

2. 治疗方案

手术切除。预后良好，但有复发可能。

（二）尿道纤维瘤

尿道纤维瘤极少见，临床报道仅见于女性。

1. 诊断依据

（1）临床症状：可有腹部不适、下腹部坠胀等症状，也可有尿频、尿痛、性交不适等症状。

（2）检查：见尿道内或尿道口肿瘤，表面可有溃烂、分泌物，瘤体光滑，质硬，直径多在 3 cm 以下，个别有体积巨大者。

（3）病理检查示瘤组织由纤维组织构成，为确诊依据。

2. 治疗方案

本病为良性尿道非上皮性肿瘤，手术切除肿瘤为唯一有效的治疗方法，预后良好。

（三）尿道血管瘤

尿道血管瘤罕见，分为毛细血管瘤和海绵状血管瘤，可发生于任何年龄，但 20 ~ 30 岁多见，男性多于女性。

1. 诊断依据

（1）临床症状：间歇性尿道口滴血，呈鲜红色，间歇发作，持续时间长短不一，一般不伴有其他不适。

（2）肿瘤较大时可出现排尿困难。

（3）尿道镜检查：可见尿道内深红色、广基的黏膜病损，呈扁平状或突出于尿道黏膜，质软，触诊难以发现。

2. 治疗方案

行肿瘤广泛切除，必要时行尿道成形术。本病属良性，但常复发，术后注意随访。

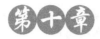

肾上腺外科疾病

第一节　皮质醇增多症

1932 年柯兴（Cushing）首次对本病做了详细描述，故亦称为："柯兴氏综合征"。是由于各种原因所致的皮质醇增多，引起体内蛋白质分解向糖原转化的代谢过程加快而产生的一系列临床症状。如下丘脑及垂体病变、肾上腺皮质增生、腺瘤及皮质癌，异位产生的 ACTH 肿瘤如支气管燕麦细胞癌、肠道类癌等均是皮质醇症的病因。还有长期大量应用皮质激素也可产生药物性皮质醇症，停药后症状可逐渐消退。本病多见于 20 ~ 50 岁，女性多于男性，比例为（2 ~ 3）：1。

一、病因学

皮质醇症按其病因和垂体、肾上腺的病理改变不同可分成下列四种。

（一）医源性皮质醇症

长期大量使用糖皮质激素治疗某些疾病可出现皮质醇症的临床表现，这在临床上十分常见。这是由外源性激素造成的，停药后可逐渐复原。但长期大量应用糖皮质激素可反馈抑制垂体分泌 ACTH，造成肾上腺皮质萎缩，一旦急骤停药，可导致一系列皮质功能不足的表现，甚至发生危象，故应予注意。长期使用 ACTH 也可出现皮质醇症。

（二）垂体性双侧肾上腺皮质增生

双侧肾上腺皮质增生是由于垂体分泌 ACTH 过多引起。其原因有：①垂体肿瘤。②垂体无明显肿瘤，但分泌 ACTH 增多，一般认为是由于下丘脑分泌过量促肾上腺皮质激素释放因子所致。

（三）垂体外病变引起的双侧肾上腺皮质增生

支气管肺癌（尤其是燕麦细胞癌）、甲状腺癌、胸腺癌、鼻咽癌等肿瘤有时可分泌一种类似 ACTH 的物质，引起双侧肾上腺皮质增生，也称异性性 ACTH 综合征。这类患者还常有明显的肌萎缩和低血钾症。病灶分泌 ACTH 类物质是自主的，口服大剂量地塞米松无抑制作用。病灶切除或治愈后，病症可渐消退。

（四）肾上腺皮质肿瘤

大多为良性的肾上腺皮质腺瘤，少数为恶性的腺癌。肿瘤的生长和分泌肾上腺皮质激素是自主性的，不受 ACTH 的控制。由于肿瘤分泌了大量的皮质激素，反馈抑制了垂体的分泌功能，使血浆 ACTH 浓度降低，从而使非肿瘤部分的正常肾上腺皮质明显萎缩。此类患者无论是给予 ACTH 兴奋或大剂量地塞米松抑制，皮质醇的分泌量不会改变。肾上腺皮质肿瘤尤其是恶性肿瘤时，尿中 17 酮类固醇常有显著增高。

肾上腺皮质肿瘤多为单个良性腺瘤，直径一般小于 3 ~ 4 cm，色棕黄，有完整的包膜。瘤细胞形态和排列与肾上腺皮质细胞相似。腺癌则常较大，鱼肉状，有浸润或蔓延到周围脏器，常有淋巴结和远处转移。细胞呈恶性细胞特征。无内分泌功能的肾上腺皮质肿瘤则不导致皮质醇症。

临床上发现少数病例肾上腺呈结节状增生，属增生与腺瘤的中间型。患者血浆 ACTH 可呈降低，大剂量地塞米松无抑制作用。

据统计，临床上 70% 的病例为垂体病变所致的双侧肾上腺皮质增生，良性腺瘤占 20%～30%，恶性肾上腺腺癌占 5%～10%，异位 ACTH 分泌过多则甚为少见。

二、诊断要点

皮质醇症的诊断分三个方面：确定疾病诊断、病因诊断和定位诊断。

（一）确定疾病诊断

本病主要依典型的临床症状和体征。如向心性肥胖，其特点是满月脸、水牛背、躯干肥胖而肢体纤细，系皮质醇致脂肪分布异常所致。紫纹、毛发增多、性功能障碍、疲乏等。加上尿 17 羟皮质类固醇排出量显著增高，小剂量地塞米松抑制试验不能被抑制和血 11 羟皮质类固醇高于正常水平并失去昼夜变化节律即可确诊为皮质醇症。早期轻型的病例应与单纯性肥胖相鉴别。

小剂量地塞米松试验：服用小剂量地塞米松不影响尿中 17 羟类固醇的测定，但可反馈抑制垂体分泌 ACTH。方法是连续 6 天测定 24 小时尿中 17 羟皮质类固醇的排出量，在第 3～4 天每天口服地塞米松 0.75 mg 每 8 小时 1 次。将每天测出的值在坐标上标出并连成曲线。正常人用药后 2 天尿中 17 羟皮质类固醇的排出量比用药前明显减低，如其下降在一半以上则说明有明显抑制，属正常。反之降低不明显或不超过 50%，则为皮质醇症。

（二）病因诊断

该病诊断主要区别是由肾上腺皮质腺瘤、腺癌、垂体肿瘤引起的皮质增生、非垂体肿瘤或异源性 ACTH 分泌肿瘤引起的皮质增生（表 10-1）。

表 10-1　皮质醇症病因的鉴别方法

鉴别　　病因	肾上腺皮质增生	肾上腺皮质腺瘤	肾上腺皮质腺癌	异源 ACTH 症
发病率	60%～70%	29%～30%	1%	罕见
性别	女性多见	女性多见	女性多见	男性多见
病程	长	较长	短	短
尿 17 羟	↑	↑	↑↑	↑↑
尿 17 酮	↑	↑	↑↑	↑↑
ACTH 兴奋试验	↑↑	↑	-	-
地塞米松抑制试验				
2 mg/d	-	-	-	-
8 mg/d	↓	-	-	-
美替拉酮试验	阳性反应（垂体腺瘤所致者呈无反应）	-	-	-
血管紧张素胺试验	+	-	-	-
放射性核素扫描	两侧浓集	一侧浓集	不显像	不显像
其他影像学诊断方法	肾上腺正常，部分垂体有占位	患侧肾上腺占位	患侧肾上腺占位肾上腺正常，可能发现分泌异源 ACTH 的病灶	

（三）定位诊断

1. CT

可准确了解双侧肾上腺大小，肿块性质及其与周围脏器关系等。

2. B超

B超与CT类似，对诊断本病亦有很大价值，虽然影像分辨率较CT低，但其操作简单，扫描方向灵活，价廉，是临床上常用的诊断方法。

三、临床表现

（一）向心性肥胖

肥胖呈向心性，主要集中在头颈和躯干部，其特点是满月脸、红润多脂、水牛背、躯干肥胖而肢体纤细，颈部粗短，腹部隆起如妊娠，系皮质醇致脂肪分布异常所致。

（二）多血质和紫纹

由于皮质醇增多，蛋白质分解加强，肌肉萎缩，皮肤弹性纤维减少。皮肤萎缩菲薄，皮肤粗糙，多毛，痤疮，皮下毛细血管壁变薄而颜面发红，呈多血质。毛细血管脆性增加，轻微损伤易生瘀斑，尤其易发生于上臂、手背和大腿内侧等处。在腹部、腰、腋窝、股、腘窝等处可出现紫纹，其发生率达 3/4。紫纹一般较宽，颜色长期不变。不仅在脂肪多的部位出现，也可发生在股内侧、腘部。腰背疼痛，行动迟缓，上楼有困难。骨质疏松而致患者全身乏力，甚至发生病理性骨折。

（三）性功能减退及精神症状

女性患者可出现沉默寡言，月经失调，月经减少或闭经，性功能低下，甚至出现男性化征。在男性则有性欲减退，阳痿及睾丸萎缩等。表现为急躁、抑郁、淡漠、沉默寡言及典型精神病等。

（四）心血管系统

高血压者可占90%，可能与皮质醇增强了动脉对肾上腺素的敏感度及水钠潴留有关。表现为头昏、头痛、心功能不全、心肌缺血、心衰、脑供血不足及视网膜病变等。

（五）血象及电解质改变

白细胞计数偏高，淋巴及嗜酸性细胞减少。血钠正常或偏高，血钾可偏低。

（六）激素定量检查

血内皮质醇含量增高，皮质醇节律异常，24小时尿17羟类固醇含量增高。

（七）X线检查

应常规作颅骨蝶鞍平片检查，脊柱、肋骨、骨盆及四肢各长骨可见明显骨质脱钙、疏松，甚至病理骨折。

（八）化验检查

白细胞计数偏高，主要为多核细胞增加，淋巴及嗜酸细胞减少。血生化学可有血钠升高，血钾降低，尿呈碱性，糖耐量曲线不正常等改变。

（九）地塞米松抑制试验

在确诊为皮质醇症后，本试验对鉴别病因为皮质增生或者为皮质腺瘤时有帮助。如为增生，应用地塞米松后，血中皮质醇明显下降，如为皮质腺瘤则无影响。

四、治疗

（一）手术治疗

1. 垂体肿瘤摘除

垂体肿瘤摘除适用于由垂体肿瘤所致的双侧肾上腺皮质增生，尤其伴有视神经受压症状的病例更为适宜。但手术常不能彻底切除肿瘤，并可影响垂体其他的内分泌功能。如手术切除不彻底或不能切除者，可做垂体放射治疗。如出现垂体功能不足者应补充必要量的激素。由垂体微腺瘤引起的双侧肾上腺皮质增生可通过鼻腔经蝶骨借助于显微外科技术做选择性垂体微腺瘤切除。手术创伤小，不影响垂体功能，而且属病因治疗，故效果好。此法已被广泛采用。如微腺瘤切除不彻底，则术后病情不缓解；如微腺瘤为下丘脑依赖性的，术后可能会复发。

2. 肾上腺皮质肿瘤摘除

肾上腺皮质肿瘤摘除适用于肾上腺皮质腺瘤及肾上腺皮质腺癌。如能明确定位，可经患侧第 11 肋间切口进行。如不能明确定位，则需经腹部或背部切口探查双侧肾上腺。肾上腺皮质腺瘤摘除术较简单，但肾上腺皮质腺癌者常不能达到根治。由于肿瘤以外的正常肾上腺呈萎缩状态，故术前、术后均应补充皮质激素。术后尚可肌注 ACTH 20 r/d，共 2 周，以促进萎缩的皮质功能恢复。术后激素的维持需达 3 个月以上，然后再逐步减量至停服。

3. 双侧肾上腺摘除

双侧肾上腺摘除适用于双侧肾上腺皮质增生病例。其方法有：

（1）双侧肾上腺全切除：优点是控制病情迅速，并可避免复发；缺点是术后要终身补充皮质激素，术后易发生 Nelson 症（垂体肿瘤＋色素沉着）。

（2）一侧肾上腺全切除，另一侧肾上腺次全切除：由于右侧肾上腺紧贴下腔静脉，如有残留肾上腺增生复发，再次手术十分困难，故一般做右侧肾上腺全切除。左侧残留肾上腺应占全部肾上腺重量的 5% 左右。残留过多，则复发率高。残留过少或残留肾上腺组织血供损伤，则出现肾上腺皮质功能不全或 Nelson 症。故术中应注意勿损伤其血供。由于肾上腺血供是呈梳状通向其边缘，故残留的组织应是边缘的一小片组织。有的学者采用一侧肾上腺全切除加垂体放疗，但常无效或有复发。

4. 肾上腺手术注意事项

（1）切口的选择：可经第 11 肋间切口进行，但术中需更换体位，部分肾上腺皮质腺瘤患者误诊为肾上腺皮质增生时，则发生困难。患者肥胖，经腹部探查双侧肾上腺较困难。比较合适的是患者全麻下取俯卧位，经背部八字切口（Nagamatsu 切口），或经第 11 肋切口探查。一般先探查右侧，如发现右侧肾上腺增生（双侧肾上腺增生）或萎缩（左侧肾上腺皮质腺瘤），则需再探查左侧肾上腺。如发现右侧肾上腺皮质腺瘤则可做腺瘤摘除，不需再探查左侧。巨大的肾上腺腺癌可选用胸腹联合切口进行手术。

（2）皮质激素的补充：皮质醇症患者体内皮质醇分泌处于一高水平，术后皮质醇水平骤降易导致急性肾上腺皮质功能不足所致的危象。其临床表现为休克、心率快、呼吸急促、发绀、恶心呕吐、腹痛、腹泻、高热、昏迷甚至死亡。故于术前、术中和术后均应补充皮质激素以预防。一旦危象发生，应快速静脉补充皮质激素，纠正水电解质紊乱以及对症处理。情绪波动、感染以及某些手术并发症可诱发危象发生，并有时会混淆诊断（如气胸、出血等），应予注意避免发生。

以上补充的皮质激素量虽已超过正常生理分泌量，但由于术前患者皮质醇分泌处于一很高水平，故部分病例仍可发生危象。由于术后危象大多发生于手术后 2 天之内，故我院于术日及术后 2 天再静脉补充氢化可的松 100 ～ 200 mg/d，从而使危象的发生大大减少。如疑有危象或有手术并发症，均应加大皮质激素用量。皮质激素的长期维持量是醋酸可的松 25 ～ 37.5 mg/d（为正常生理需要量）。腺瘤患者一般需维持 3 ～ 6 个月后停药，双侧肾上腺全切除者需终生服药。如患者有其他疾病、感染及拔牙等手术时，应增大激素用量。如有腹泻及不能进食时，应改成肌注用药。患者应随身携带诊断书，随时供医生参考。肾上腺腺瘤及肾上腺大部切除患者在病情稳定后可逐步停药。停药前如需测定体内皮质醇分泌水平，可停服醋酸可的松，改服地塞米松（0.75 mg 地塞米松相当于 25 mg 醋酸可的松）1 ～ 2 周，再测 24 小时尿 17 羟、17 酮的排出量。因地塞米松不影响尿中 17 羟、17 酮类固醇的测定，故所测得的 17 羟、17 酮类固醇表示体内皮质醇的分泌水平。如已接近正常，则可逐步减量停药。如水平极低，则仍继续改服醋酸可的松维持。有学者报道将切除的肾上腺切成小块，埋植在缝匠肌或肠系膜中治疗手术后肾上腺皮质功能低下，获得一定疗效。经放射性核素标记胆固醇扫描证明移植区确有放射性浓集，尿 17 羟类固醇排出量也有升高，部分病例可停服或减少皮质激素的维持量。如有皮质功能亢进者，可局部做一较小手术切除之。由于肾上腺动脉细小，带血管的自体肾上腺移植有一定困难。

（3）Nelson 症的处理：肾上腺全切除后，垂体原有的腺瘤或微腺瘤可继续增大，压迫视神经，引起视力障碍。垂体分泌的促黑色素激素引起全身皮肤黏膜色素沉着，甚至呈古铜色。垂体腺瘤摘除术可以挽救视力，垂体局部放疗可以抑制肿瘤的生长。中医中药对缓解色素沉着也有一定疗效。

（二）非手术疗法

1. 垂体放射治疗

垂体放射治疗适用于对垂体病原的治疗，有20%病例可获持久疗效。内照射法需手术将放射源植入；外照射可采用60钴或电子感应加速器，剂量为4 000～8 000伦琴。但大多数病例疗效差且易复发，故一般不作为首选。垂体放疗前必须确定肾上腺无肿瘤。

2. 药物治疗

不良反应大，疗效不肯定。主要适用于无法切除的肾上腺皮质腺癌病例。

（1）二氯二苯二氯乙烷（O，PDDD，dichloro diphenyl dichloroethane）：可使肾上腺皮质网状带和束状带细胞坏死。适用于已转移和无法根治的功能性或无功能性的皮质癌。但有严重的胃肠道和神经系统的不良反应，并可导致急性肾上腺皮质功能不足。治疗剂量4～12 g/d，从小剂量开始渐增到维持量，并根据患者忍受力和皮质功能情况调节。

（2）美替拉酮（metyrapone，Su4885）：是11β-羟化酶抑制剂。可抑制11-去氧皮质醇转化为皮质醇、11-去氧皮质酮转化为皮质酮，从而使皮质醇合成减少。不良反应小，主要为消化道反应。但作用暂时，只能起缓解症状的作用。一旦皮质醇分泌减少刺激ACTH的分泌，可克服其阻断作用。

（3）氨鲁米特（aminoglutethimide）：可抑制胆固醇合成孕烯醇酮。轻型肾上腺皮质增生症服1～1.5 g/d，严重者1.5～2 g/d可控制症状。但需密切随访皮质激素水平，必要时应补充小剂量的糖皮质激素和盐皮质激素，以免发生肾上腺皮质功能不足现象。

（4）赛庚啶（cyproheptadine）：是血清素（serotonin）的竞争剂，而血清素可兴奋丘脑-垂体轴而释放ACTH，故赛庚啶可抑制垂体分泌ACTH。适用于双侧肾上腺增生病例的治疗。剂量由8 mg/d逐渐增加到24 mg/d。在双侧肾上腺全切除或次全切除术后皮质功能不足的情况下，一方面补充皮质激素，一方面服用赛庚啶能减少垂体瘤的发生机会。其他尚报告溴隐亭、腈环氧雄烷（trilostane）等药物亦有一定疗效。

适合于各种肿瘤，包括皮质腺瘤，腺癌以及分泌ACTH的异位癌肿，均应尽早采用手术治疗。皮质腺瘤手术摘除后效果良好，可完全治愈。皮质癌早期切除亦有治愈机会。分泌ACTH的异位癌肿原则上亦应争取尽早手术，如肠道产生ACTH的类癌，也有治愈机会，但支气管原性肺癌，常因癌肿发展迅猛而失去手术机会。垂体肿瘤也应尽早手术治疗。

肾上腺皮质增生多为双侧性，手术效果有时不很理想，具体手术方式各有不同。有的主张一次切除双侧肾上腺，终生补充肾上腺皮质激素；有的先手术切除一侧，视疗效情况再处理另侧；也有的一侧全部切除，另侧保留5%～10%，术后视病情决定补充激素的量。肾上腺手术后需注意肾上腺皮质功能，防止出现肾上腺危象。一侧肾上腺肿瘤，其对侧肾上腺常呈萎缩状态，一旦切除肿瘤，会出现肾上腺皮质功能低下的情况，所以术后一段时间内需补充肾上腺皮质激素，并加用ACTH促使萎缩的肾上腺皮质恢复正常功能（见表10-2）。

表10-2 皮质激素常规补充方案

	氢化可的松（静脉）	醋酸可的松（肌肉）	醋酸可的松（口服）
术前2 d	50 mg，8 h 1次		
术后第1 d（手术日）	100 mg，（术中）	50 mg，8 h 1次	
术后第2 d	50 mg，8 h 1次		
术后第3 d	50 mg，8 h 1次		
术后第4～5 d	50 mg，8 h 1次		
术后第6 d	25 mg，8 h 1次		
术后第7 d		25 mg，每日3次	
术后第8～9 d		25 mg，每日2次	
术后第10 d		12.5 mg，每日3次	

五、预后

皮质醇症患者若不予治疗，除极个别病例可自愈外，一般病程不超过 5 年。其致死原因有感染、心血管疾病、尿毒症、消化道出血、糖尿病昏迷、癌症转移等。双侧肾上腺增生行双侧肾上腺手术或垂体肿瘤摘除术后的 5 年存活率均可达 85% ~ 95% 左右，但仅做垂体放疗或一侧肾上腺手术则效果较差。腺瘤摘除的疗效最佳。肾上腺癌预后甚差，根治性手术后 5 年存活率仅 10%，癌肿复发或异源 ACTH 症用 O，PDDD 治疗者 5 年存活率为零。

第二节　肾上腺性征异常症

肾上腺皮质网状带增生或肿瘤分泌过多性激素，引起性征改变时，称肾上腺性征异常症。性征异常的。肾上腺皮质肿瘤常为网束状带混合性肿瘤，混合性分泌功能紊乱，除性征异常外，常伴发皮质醇症、原醛症等临床征象。

在正常情况下，性征反映个体的性别。性别由性染色体决定，男性性染色体为 XY，女性 XX。性染色体决定性腺分化，发育为睾丸和卵巢，使内外生殖器官向相应性别分化，显示相应的第二性征。性染色体畸变错乱、性腺异常都影响性征，为真两性畸形。肾上腺性征异常症是由肾上腺病变引起的一类病征，性染色体和性腺正常。

肾上腺皮质网状带能分泌雄激素和雌激素两类性激素，临床病例几乎都是因雄激素过多所引起。肾上腺性征异常的基本变化是女性出现男性化的病象，男性表现为性的早熟。

肾上腺性征异常男性较少见。

一、肾上腺性征异常临床类型

1. 胎儿期

先天性肾上腺皮质增生。

男性：性早熟——巨阴茎症。

女性：女性假两性畸形——女性男性化，多见。

2. 青春发育期前

肾上腺皮质肿瘤或增生。

男性：男性性早熟。

女性：女性男性化。

3. 成人期

肾上腺皮质肿瘤或增生。

男性：男性女性化（罕见）。

女性：女性男性化。

二、病因和病理

肾上腺性征异常症由肾上腺皮质网状带增生或肿瘤引起。

先天性肾上腺皮质增生，是肾上腺皮质激素合成过程中某些酶如 C-21 羟化酶、C-11 羟化酶、3β-醇脱氢酶的障碍所引起的。酶的障碍影响皮质醇的生物合成，皮质醇分泌量不足则刺激丘脑－垂体活动、增加 ACTH 的分泌，在 ACTH 的不断刺激下肾上腺皮质增生，某些中间类固醇如孕酮、17 羟孕酮等的积聚，雄激素的合成增加，17 羟孕酮本身及其代谢产物孕三醇也都有雄激素的作用。出生后起病者以肾上腺皮质肿瘤多见，肿瘤中肾上腺皮质腺癌比腺瘤多见。

三、女性假两性畸形

女性在胎儿期发生先天性肾上腺皮质增生时出现女性假两性畸形，患者只有一种性腺，而生殖器官有畸形。患儿出生时即有外阴部畸形，阴蒂增大犹如合并尿道下裂的阴茎，阴蒂根部的开口外观如尿道口（尿也从该口流出），实际是尿生殖窦的开口，向内向前与尿道相通，向后与阴道子宫相通。大阴唇肥大，状如阴囊，小阴唇萎缩，被误认为男孩。多毛现象，3～4岁时出现阴毛和腋毛，以后出现胡须。骨骼肌发育较快，体格发育和骨骺年龄均超过实际年龄。12～13岁时骨骺融合，身长停止增高。皮肤出现痤疮，声音低沉，乳房不发育，无月经，阴蒂能勃起。患者的卵巢、输卵管和子宫都不发育。这些改变都是由于雄激素持续增多引起的。

化验：尿17酮类固醇增加（儿童正常数值，7岁以下为1.3 mg/24小时尿，7～12岁为4 mg/24小时尿，12～15岁为8.2 mg/24小时尿），尿17羟皮质类固醇正常或略低于正常。最有诊断价值的是孕三醇明显高于正常值（正常儿童24小时尿中孕三醇0～0.5 mg）。

检查细胞的性染色体可确定诊断。男性假两性畸形，由于发育上的缺陷如隐睾合并尿道下裂，外生殖器可有类似畸形，无雄激素增多现象。真两性畸形没有发育早熟现象，尿内激素排出量无上述改变。出生时正常，在婴幼儿期出现病象时，则应注意病因可能为肾上腺皮质肿瘤。尿17酮类固醇含量显著增高（超过30～50 mg/24小时尿）时可疑为肿瘤，地塞米松抑制试验可作鉴别。

治疗：肾上腺皮质增生患者，治疗原则是应用皮质醇或其他糖皮质激素以抑制促肾上腺皮质激素的分泌，从而减少对肾上腺皮质的刺激，降低的雄激素的分泌，缓解男性化病征，延迟骨骺过早融合，恢复卵泡发育。皮质醇的剂量开始可略大（泼尼松：婴幼儿每日10～40 mg，成人60～80 mg），迅速达到抑制目的，然后以最小量维持。这种抑制治疗，必须终生应用，否则停药后雄激素过多现象又将出现。肾上腺皮质增生患者，不能采用肾上腺部分或次全切除，因皮质增生不是疾病的原因，而是代偿皮质醇分泌降低，手术切除肾上腺更将引起皮质功能不足。

肿瘤病例，如能切除肿瘤不复发，则病症得到根本的治疗。

外阴畸形的处理，患者的性腺是卵巢，原则上应将外阴矫正为女性，即切除增大的阴蒂，切开尿生殖窦做阴道成形术。术前应注意性染色体无误，精神心理方面能适应。有时根据社会生活矫正为男性，须做尿道成形术（男性尿道下裂修补术）并切除卵巢。

四、生殖器增大早熟症

男性在胎儿期发生先天性肾上腺皮质增生时出现生殖器增大早熟症，出生时无明显症状，2～3岁起阴茎增大，4～5岁时阴茎与成人的相似。毛发、肌肉、骨骼发育加快，出现胡须、阴毛、腋毛，身材较同年龄儿童高。皮肤出现痤疮。喉结增大声调低沉。阴茎容易勃起，为性早熟现象。前列腺可早期发育，而睾丸大小与年龄相符。骨骺早期融合，患者最终身高矮于正常人。如病因为肾上腺皮质肿瘤，则起病时期较晚，病变进展更快。男性肾上腺皮质增生，双侧睾丸可出现肿块，系睾丸旁残存肾上腺组织受ACTH刺激所致，不要误为睾丸间质细胞瘤行睾丸切除。

本症尚须与颅内肿瘤、睾丸间质细胞肿瘤引起的性早熟进行鉴别。

（1）化验：尿中17酮类固醇和孕三醇排出量显著增高。地塞米松抑制试验有助于鉴别肾皮质肿瘤和增生。

（2）B超：CT检查肾上腺。

（3）治疗：肾上腺皮质增生病例须应用皮质醇做抑制治疗，早期治疗，减少雄激素的过量分泌，延迟骨骺过早愈合，恢复睾丸生精功能。一般无须终生应用，过青春发育期后即可。如为肾上腺皮质肿瘤，应尽早切除。

五、女性男性化

女性成人患肾上腺性征异常症时出现男性化。病因多为肾上腺皮质恶性肿瘤，也可为肾上腺皮质增生。

女性特征消退，男性特征出现。出现胡须，四肢皮肤多毛，阴毛增多并呈男性分布。发线后退，出现秃顶。乳房萎缩，肩部和髋部脂肪消失，月经减少或消失，喉结增大，声调低沉。肌肉发达，呈男性体态。子宫、卵巢缩小、阴蒂增大。性欲消失，精神抑郁。

（1）化验，尿17酮类固醇显著增高。

（2）B超、CT有助于确诊。

（3）如男性化合并皮质醇症病象，其病因更可能为肿瘤。

（4）本症尚须与卵巢肿瘤（卵巢睾丸母细胞瘤）及卵巢多囊性变作鉴别。

（5）治疗，病因为肾上腺皮质肿瘤则做切除，病因为肾上腺皮质增生则应用皮质醇做抑制治疗。

第三节　原发性醛固酮增多症

一、概述

原发性醛固酮增多症是因肾上腺皮质球状带的病变，致醛固酮分泌过多而引起高血压、肌无力以及多饮多尿等症状的病症，简称为原醛。1955年JWConn首次报道了原发性醛固酮增多症（primary aldoste-ronism）这个名词，又称Conn综合征，最初是指分泌醛固酮的腺瘤所造成的高血压、低钾血症、高钠血症、碱中毒和周期性软瘫，目前是指肾上腺腺瘤、肾上腺皮质增生等几种病理改变所造成的高血压伴有低钾血症、低血浆肾素活性（plasma rennin activity，PRA）、高浓度的血浆和尿液的醛固酮水平。而肾上腺以外的某些疾病如肝硬化、充血性心力衰竭、肾病综合征以及肾性高血压等亦可引起肾上腺分泌过多的醛固酮，产生类似上述的症状，称为继发醛固酮增多症，诊断时需要加以区别。

二、病因

原醛的主要病因是肾上腺皮质腺瘤，占原醛症的60%～80%，大多数为单个腺瘤，左侧多见，其次为特发性肾上腺皮质增生所引起，又称为特发性醛固酮增多症，占20%～30%，多为双侧性。肾上腺腺癌所致的原醛极为罕见。少见原因有地塞米松可抑制性醛固酮增多症、醛固酮癌、异位分泌醛固酮的肿瘤。引起原醛症的肾上腺病变中肾上腺皮质腺瘤最多占84.5%，皮质增生占11.5%，皮质癌占2%，肾上腺形态正常占2%。

三、病理

肿瘤常呈圆形、橘黄色。一般较小，仅1～2cm左右。与周围组织界限明显。组织学上瘤细胞为大透明细胞组成，并排列成类似束状带和球状带。瘤细胞含醛固酮量比正常细胞可高10～100倍。腺瘤侧肾上腺皮质往往萎缩，也可正常，部分单侧腺瘤患者可伴有双侧肾上腺皮质增生，增生可局灶性，也可弥漫性，并可伴有小结节。

四、症状

本病女多于男，约2：1，多见于20～40岁，其主要临床症状为高血压、肌无力和多饮多尿。

（一）高血压

高血压为本病的重要症状，常最早出现，以头痛为首发症状，一般不呈恶性进展，大多数血压在22.7/13.3 kPa（170/100 mmHg）左右。高时可达28.0/17.3 kPa（210/130 mmHg）。病程长者可出现高血压的心、脑、肾损害，眼底的血管变化较轻微。

（二）肌无力

肌无力是本病的最常见症状之一，有80%～90%患者有自发性低血钾，尤其在服用排钾利尿剂后可诱发低血钾，常突然出现对称性肌无力和周期性瘫痪，致使行走困难，双膝跪倒，严重时跌倒后不能自行爬起，有的低头过久，头部不能自行抬起。

（三）阵发性手足搐搦及肌肉痉挛

阵发性手足搐搦及肌肉痉挛见于约 1/3 的患者，伴有束臂加压征（Trousseau 征）及面神经叩击征（Chvostek 征）阳性，可持续数日至数周，可与阵发性麻痹交替出现，发作时各种反射亢进。低血钾时神经肌肉应激能力降低而肌肉麻痹，当补钾后应激机能恢复而抽搐痉挛。这种症状与失钾、失氯使细胞外液及血循环中氢离子减低（碱中毒）后钙离子浓度降低，镁负平衡有关。

（四）多饮多尿

部分患者有明显多饮多尿症状，尤其夜尿增多，糖耐量减低，系由于低钾引起肾小管近段病变使尿液再吸收及浓缩能力降低，表现为肾源性尿崩症。

五、检查

（一）血、尿生化检查

1. 低血钾

大多数患者在 2 ~ 3 mmol/L。

2. 高尿钾

血钾 < 3.5 mmol/L，尿钾 > 25 mmol/L，血钾 < 3 mmol/L，尿钾 > 20 mmol/L，提示尿路失钾，尿常呈碱性反应。

3. 高血钠

血钠一般在正常高限或略高于正常。

4. 碱血症

血 pH 值和二氧化碳结合力为正常高度或高于正常。

（二）血浆醛固酮定量升高，肾素或血管紧张素含量低

血浆醛固酮、肾素活性测定：

1. 血浆醛固酮测定

正常人在普通饮食条件 7 天后，上午 8 时卧位醛固酮为 413.3 ± 180.3 pmol/L，卧位至中午 12 时，血醛固酮低于上午，若取立位，则高于上午。醛固酮瘤患者，上午 8 时卧位醛固酮明显升高，继续卧位中午 12 时出低于上午，如取立位中午 12 时不上升反而下降。增生型患者在上午 8 ~ 12 时取立位时血浆醛固酮上升，明显超过正常。

2. 24 小时尿醛固酮排出量

正常人在普通饮食条件下，均值为 21.4 nmol/d（9.4 ~ 35.2 nmol/d），原醛症患者高于正常。

3. 肾素活性（PRA）及血管紧张素 II 测定

原醛症患者血浆醛固酮水平增高而肾素活性，血管肾张素 II 均降低，在低钠饮食，利尿剂及站立体位等因素刺激下，肾素活性（PRA）也无明显升高。

（三）卡托普利试验

正常人或原发性高血压患者，服用卡托普利后血浆醛固酮水平被抑制到 416 pmol/L 以下，而原醛症患者的血浆醛固酮则不被抑制。

（四）螺内酯试验

醛固酮增多症患者，经一般降压药物及补钾治疗均不能改善，但经螺内酯治疗一周后血钾上升，血钠下降，尿钾减少，症状改善。继续服药 2 ~ 3 周多数患者血压可以下降，血钾基本恢复正常，碱中毒纠正，不仅有治疗作用，而且也是一种重要试验诊断方法。但此试验不能鉴别醛固酮增多是原发还是继发。

（五）心电图

U 波明显、T 波倒置、ST 段低平、Q-T 间期延长，QRS 波增宽，常有期外收缩，提示低钾。

（六）B 超检查

有重要诊断价值，常可准确显示肿瘤的部位及大小。

（七）MRI 检查

MRI 的密度对比好，CT 的空间分辨率高，有研究显示 MRI 诊断醛固酮瘤的敏感度是 70%，特异性为 100%，准确率为 85%。一般将增强 CT 作为首选定位诊断方法，能够发现直径在 5 ～ 10 mm 的醛固酮瘤，但有时大结节的特发性醛固酮增生症可能被误认为是醛固酮瘤，2% ～ 8% 的正常人有无功能的良性肾上腺腺瘤。肾上腺动脉造影也可协助诊断。

六、鉴别诊断

本病主要是肾上腺腺瘤与增生的鉴别。

（一）症状与体征

一般来说，腺瘤患者的高血压、低血钾的症状及体征较增生患者严重，血浆醛固酮水平也较高，肾素受抑制更明显。

（二）体位变化

大多数增生患者在站立 2 ～ 4 小时后，因肾血流量减少而使肾素、醛固酮轻度升高；而大多数腺瘤患者的醛固酮分泌却对体位变化缺乏反应，或随 ACTH 分泌节律的变化而减少，因此血浆醛固酮水平在上午 8 时升高，在中午时降低，但肾素仍受抑制，体位试验的诊断符合率为 60% ～ 85%。有 25% ～ 42% 的腺瘤患者对直立体位或输注血管紧张素 Ⅱ 表现为阳性反应，即血浆醛固酮水平可随站立体位而增高，故称为对肾素有反应的醛固酮分泌腺瘤或血管紧张素 Ⅱ 反应性腺瘤。

（三）血浆 18- 羟皮质酮（18-OH-B）或 18- 羟皮质醇（18-OH-F）

腺瘤及增生患者的血浆 18-OH-B 或 18-OH-F 水平明显增高，而增生和原发性高血压患者则降低。

（四）地塞米松抑制试验

GSH 患者的醛固酮过量分泌可被小剂量糖皮质激素持久抑制，而腺瘤及增生患者，其血浆醛固酮水平仅暂时能被地塞米松所抑制，但抑制时间一般不会长于两周。

（五）肾上腺影像学检查

进行肾上腺 CT 或 MRI 等影像学检查，可鉴别肾上腺腺瘤或增生。

七、治疗

（一）手术治疗

肾上腺皮质腺瘤宜手术摘除，可望获得治愈。如由双侧肾上腺增生引起，则需做肾上腺次全切除（一侧全切除，一侧大部分切除）。也可先切除一侧肾上腺，如术后仍不恢复，再做对侧大部或半切除。其效果不如腺瘤摘除病例。

手术应注意以下几点：

（1）切口的选择：如腺瘤定位明确，可选用同侧 11 肋间切口。如不能明确病理及定位诊断，可选用腹部切口探查，探查双侧肾上腺，如有腺瘤予以摘除，如冷冻切片证实为增生，一般不主张手术，可采用药物治疗。当然也可经腰背部切口探查。

（2）由于左侧肾上腺皮质腺瘤的发病率比右侧为高（2∶1），故常首先探查左侧肾上腺。这与皮质醇症时正好相反。

（3）低血钾易诱发心搏骤停，故术前应予纠正。可口服安替舒通 200 ～ 400 mg/d 至少 2 周以上，并口服补钾，达到控制高血压和低血钾后再行手术。

（4）双侧肾上腺皮质增生症做肾上腺大部切除时，术前、术中、术后均应补充皮质激素。

（5）手术无效或不能手术的病例，可服用安替舒通治疗。但长期服用时男性可出现双乳发育、阳痿。女性出现月经不调等不良反应。也可试用三氨蝶呤治疗，但药物治疗不能代替手术切除腺瘤。

（二）药物治疗

药物治疗适宜于双侧增生的病例，可服用螺内酯，根据病情摸索出适当剂量长期应用。

术前口服螺内酯纠正高血压和低血钾，改善患者心功能及全身情况，对术中安全及术后康复有重要意义。

自 1992 年初，开始开展腹腔镜肾上腺切除术，目前世界上很多临床中心已将腹腔镜单侧肾上腺切除术作为手术治疗醛固酮瘤和单侧肾上腺增生的金标准。与开放性手术相比，腹腔镜肾上腺切除术的优点是患者输血少，术后患者疼痛轻，能够早期活动和进食。随着腹腔镜外科技术的不断改进，手术时间缩短，并发症发生率持续下降，对肾上腺肿瘤的治愈率接近 100%。

第四节　嗜铬细胞瘤

嗜铬细胞瘤是起源于肾上腺髓质、交感神经节、旁交感神经节和体内其他组织嗜铬细胞的肿瘤。肿瘤细胞持续或间歇分泌大量儿茶酚胺，包括肾上腺素和/或去甲肾上腺素，引起持续性或阵发性高血压以及不同程度的血管舒缩功能紊乱及代谢紊乱为特征的疾病。本病在初诊的高血压患者中占 0.1% ~ 0.5%，各年龄段均可发病，以 40 ~ 60 岁多见，女性稍高于男性。

嗜铬细胞瘤属胺前体摄取和脱羧细胞系统的肿瘤。虽然肾上腺髓质的嗜铬细胞瘤主要产生和分泌肾上腺素（E），而肾上腺外的嗜铬细胞瘤只合成和分泌去甲肾上腺素（NE），但有的还可分泌多种肽类激素，如促肾上腺素皮质激素（ACTH）、促肾上腺素皮质激素释放激素（CRH）、生长激素释放激素（GH-RH）、降钙素基因相关肽（CGRP）、心房利钠肽（ANP）、血管活性肠肽（VIP）、神经肽（NPY）、生长抑素（SS）和肾上腺髓质素（AM）等，并不产生典型的临床表现，如面部潮红、便秘、腹泻、面色苍白、血管收缩及低血压或休克等。

一、临床表现

（一）高血压

高血压为本病最主要症状，可表现为阵发性高血压、持续性高血压、直立性低血压及高血压和低血压交替等。

1. 阵发性高血压

阵发性高血压为本病所具有的特征性表现，以发作性血压骤升伴儿茶酚胺分泌亢进症候群为特点。发作时收缩压可达 26.7 ~ 40 kPa（200 ~ 300 mmHg），舒张压亦明显升高，可达 17.3 ~ 24 kPa（130 ~ 180 mmHg）（以释放去甲肾上腺素为主者更明显），伴剧烈头痛、面色苍白、大汗淋漓，心动过速（以释放肾上腺素为主者更明显）、心前区及上腹部紧迫感，可有心前区疼痛，心律失常、焦虑、恐惧感、恶心、呕吐、视物模糊、复视，其中头痛心悸、多汗三联症对诊断有重要意义。发作后患者感疲乏无力，衰弱。发作可数月 1 次或 1 天数次，常随病程延长而发作频数增加。

2. 持续性高血压

持续性高血压可经历阵发性高血压阶段而逐渐发展至持续性高血压，也可一开始即呈持续性高血压。症状酷似高血压病，但常伴血压阵发性波动。

3. 直立性低血压

直立性低血压可见于儿童及青少年。患者由卧位转立位时血压下降 4/2.7 kPa（30/20 mmHg）以上，或血压低于 12/8 kPa（90/60 mmHg）或测不出，同时伴有晕厥、虚脱等症状，平卧后则症状缓解。

4. 其他

低血压、休克或高血压、低血压相交替。

（二）代谢紊乱症候群

（1）因代谢加速、氧耗增加而使患者有多汗心悸、低热等类似甲亢的症状。

（2）糖代谢紊乱，可出现糖尿病的"三多一少"症状。

（3）由于肌肉及脂肪组织分解代谢加速，患者可出现消瘦、软弱无力等。

（4）由于儿茶酚胺促进钾离子进入细胞内和促进肾素与醛固酮分泌可导致低血钾症。

（三）其他系统症候群

1. 消化系统

儿茶酚胺使肠蠕动减弱及张力降低，胆囊收缩减弱，引起便秘、腹胀甚至肠扩张，以及胆汁潴留、胆石症。儿茶酚胺可使胃肠壁血管发生增殖性及闭塞性动脉内膜炎，造成肠坏死、出血、穿孔，临床表现为腹部剧痛、胃肠出血、休克等急腹症表现。

2. 泌尿系统

儿茶酚胺可使肾血流量和肾小球滤过率减低。病程长、病情严重者可发生肾栓塞、肾功能减退或尿毒症。膀胱嗜铬细胞瘤患者排尿后可致高血压发作，排尿晕厥，约 5% 可有无痛性血尿。

3. 血液系统

周围血中白细胞增多，有时红细胞增多，血沉增快。

4. 神经系统

神经系统常有头痛、失眠、烦躁、焦虑，可有视物模糊，腱反射亢进，肌肉震颤、意识模糊或癫痫样大发作等，重者可发生脑血管意外。

二、辅助检查

应在用 α 受体阻断药控制高血压后进行。有以下方法。

（一）B 超检查

方法简易，为无创性，对肾上腺区肿瘤较准确，可达 89% ~ 97%，但对肾上腺外肿瘤、微腺瘤等诊断欠准确。

（二）X 线检查

如腹膜后充气造影及肾上腺断层摄片，危险性较大，现已基本弃用。

（三）CT 扫描

对于超过 1 cm 的肿瘤准确率较高。

（四）动脉造影

动脉造影主要确定肿瘤血供，为危象防治做准备，可以同时采血检测儿茶酚胺，提高准确率。

（五）放射性核素标记的碘苄胍（^{131}I-MIBG）

^{131}I-MIBG 结构与肾上腺素相似，可被嗜铬细胞摄取而显像，发现肾上腺外肿瘤，但仍有 10% ~ 20% 的不显影。

（六）腔静脉插管

检测不同部位儿茶酚胺浓度，能够准确诊断肿瘤的部位，因其创伤性，仅用于其他定位检查阴性者。

（七）MRI 检查

能够在不同的切面反映肿瘤，有利于寻找肾上腺外和多发肿瘤。

本病需于一些交感神经亢进和 / 或高代谢状态的疾病相鉴别，包括：①冠心病所致心绞痛。②其他原因所致焦虑状态。③不稳定性原发性高血压。④伴阵发性高血压的疾病，如脑瘤、脊髓涝、急性血卟啉病、铅中毒等。⑤绝经期综合征。⑥甲状腺功能亢进症。

三、诊断和鉴别诊断

嗜铬细胞瘤是可治愈的高血压病，大多数患者在切除肿瘤后可恢复正常，故早期诊断非常重要。对于高血压患者，尤其是年轻者、阵发性者以及持续性高血压有前述一些特点者，应警惕本病，进行以下检查。

（一）生化指标测定

1. 尿液中儿茶酚胺（CA）及其代谢产物的测定有 3 项

（1）尿 CA：荧光计测定以 NE 计，其正常值为小于 885 nmol/24 h（150 μg/24 h）；以 E 汁，则为小于 273 nmol/24 h。若用 HPLC 测定，则以 NE 计为 15 ~ 80 μg/24 h；以 E 计为 0 ~ 20 μg/24 h。

（2）尿 VMA：多用分光光度计测定，正常值为 1 525 μmol/24 h（3 ~ 7 mg/24 h）。

（3）尿间经肾上腺素类物质（MNs）：包括硫酸基去甲间羟肾上腺素和间羟肾上腺素，游离去甲间羟肾上腺素和间羟肾上腺素等。在经过分馏、脱共扼等处理后，以 HPLC 测定，硫酸间羟肾上腺素正常参考值为 26 ~ 230 μg/24 h，硫酸去甲间羟肾上腺素正常参考值为 44 ~ 540 μg/24 h。尿总 MNs 多用分光光度计测定，正常参考值为 0 ~ 1.2 mg/24 h。

2. 血浆中 CA 及其代谢产物测定有 3 项

（1）血浆 CA：多用 HPLC 测定，其中 NE 正常参考值为 80 ~ 498 pg/mL，E 正常参考值为 4 ~ 83 pg/mL。

（2）血浆游离间羟肾上腺素类物质：多用 HPLC 测定，其中 MN 正常参考值为 12 ~ 61 pg/mL，NMN 正常参考值为 18 ~ 112 pg/mL。

（3）血浆脱共扼间羟肾上腺素类物质：即硫酸去甲间羟肾上腺素和间羟肾上腺素。多以 HPLC 测定，其中硫酸去甲间羟肾上腺素正常参考值为 610 ~ 3 170 pg/mL，硫酸间羟肾上腺素的正常参考值为 316 ~ 1 706 pg/mL。

（二）药理试验

1. 激发试验

有一定危险性，试验前至少停用降压药 1 周，与血浆儿茶酚胺浓度监测相结合，可提高其诊断价值。激发试验有以下几种。

（1）冷压试验：冰水兴奋交感神经分泌儿茶酚胺，使血压升高，嗜铬细胞瘤患者促使贮存的儿茶酚胺释放，引起血压升高。最高血压较其发作和激发试验的水平低。

（2）组胺激发试验：取磷酸组胺 0.07 ~ 0.14 mg，加生理盐水 0.5 mL 稀释后静脉注射，每分钟测 1 次血压，共 15 分钟。嗜铬细胞瘤患者在 2 分钟内即可出现血压激增超过 8/5.3 kPa（60/40 mmHg），持续 5 分钟以上，为阳性反应。实验中，应事先准备酚妥拉明，防治极度高血压。

（3）酪胺激发试验：酪胺可促使贮存的儿茶酚胺释放，引起血压升高。

（4）胰高血糖素试验：胰高血糖素可促使儿茶酚胺的释放，特异性较高。

2. 抑制试验

抑制试验适用于高血压发作或持续期。常用两种方法。

（1）酚妥拉明试验：酚妥拉明为 α 肾上腺素能受体阻滞药，在血压高于 22.7/14.7 kPa（170/110 mmHg）时使用。

（2）可乐亭试验：是 α₂ 肾上腺受体阻断药，可抑制神经元介导的儿茶酚胺的释放。假阳性和假阴性极少。

四、治疗

（一）手术治疗

手术治疗确定为嗜铬细胞瘤并定位后，应争取早日手术治疗。

1. 术前准备

术前检查要全面，术前准备要完善，尽量达到：血压控制到正常范围；心率低于 90 次 /min；血细胞比容在 0.45 左右。

（1）术前 2 ~ 4 周开始口服肾上腺素能 α 受体阻滞药酚苄明（苯苄胺），主要作用于 α₁ 受体，可使儿茶酚胺诱发的血容量减少自行纠正。初剂量为每次 5 mg，2 次 /d，以后每 1 ~ 4d 增加 10 mg，至最大剂量 30 ~ 80 mg，2 次 /d。常规剂量为 30 ~ 80 mg/d。治疗目标是血压降至 21.3/12 kPa（160/90 mmHg），预防阵发性高血压，消除快速性心律失常以及不可耐受的直立性低血压。其不良反应有直立性低血压、鼻黏膜充血、心动过速、恶心、乏力、嗜睡等。此外，也可选用哌唑嗪，本药为选择性 α₁ 受体拮抗药，初剂量为每次 1 mg，1 ~ 2 次 /d，必要时可增量至 6 ~ 9 mg/d，剂量范围为 0.5 ~ 16 mg/d，分 2 ~ 4 次口服，其不良反应有血压明显下降，胸闷、头晕等。

（2）β 肾上腺素能阻滞药：仅用于血压或心动过速（包括窦性心动过速）不能为 α 受体阻滞药完

全控制者。此类患者可于术前 7 天或 14 天加用普萘洛尔，每次 10 ~ 20 mg，3 次 /d，也可用选择性 β_1 受体阻滞药，如美托洛尔，每次 50 ~ 100 mg，2 次 /d。但应注意若有心肌病变易发生心功能不全者，其使用应十分慎重。β 受体阻滞药绝不能单独使用或于 α 受体阻滞药之前使用，因其阻断 β_2 肾上腺素能受体，使儿茶酚胺持续作用于 α_1 受体，产生不可对抗的血管收缩和血压骤升，甚至诱发肺水肿。对 β 受体阻滞药有禁忌者，可使用利多卡因或胺碘酮控制快速性心律失常。

（3）酪氨酸羧化酶抑制药——α – 甲基对位酪氨酸：适用于 α 与 β 受体肾上腺素能拮抗药联合处理尚未完全奏效者。每次 0.25 ~ 1.0 g，4 次 /d，口服，其不良反应有疲乏、焦虑、腹泻、锥体外系反应。

（4）术前可给予适量镇静药如地西泮、氯丙嗪等。利舍平、胍乙啶对中枢神经有安定作用，且能耗去交感神经末梢去甲肾上腺素，故也可采用，但必须是在已经使用 α 肾上腺素能阻滞药之后。

（5）避免应用阿片类、麻醉药拮抗药（如纳洛酮等）、组胺、ACTH 及胰高糖素等，这些药物通过促使肿瘤释放儿茶酚胺，可触发血压波动。多巴胺能拮抗药（如甲氧氯普胺、舒必利等），可能导致高血压，应避免使用。

2. 术中处理

（1）术中血压波动者，可静脉滴注硝普钠，也可选择静脉用酚妥拉明，先静脉注射 1 mg，然后再静脉滴入。

（2）麻醉药的选择应以不引起儿茶酚胺释放或增强儿茶酚胺的致心律失常作用为准则。

（3）术中若发生低血压，首先应输入生理盐水扩容，只有血容量扩充至正常后才能应用去甲肾上腺素。

（4）关于术式选择：腹腔镜下肿瘤切除术适用于一侧肾上腺良性小肿瘤，但须注意诱发高血压危象的可能，必须特别慎重；经腹肿瘤切除术是目前广泛应用的手术方法，如若双侧肾上腺肿瘤切除术，则需同时补充外源性肾上腺激素。

3. 术后处理

低血压、高血压和低血糖。

（1）低血压的处理：常由于血容量不足所致。故纠正术后低血压的方法主要是扩容，可能需要数升液体，应在监测中心静脉压的指导下使用。只有当血容量恢复正常而血压不升者，才能根据需要使用去甲肾上腺素。

（2）高血压的处理：手术后大部分病例血压及高代谢症候群在 1 个月之内恢复正常。有部分患者，在术后 2 周仍有高血压，此时应考虑是否有残留的未被切除的肿瘤、是否同时合并高血压病或既往的高血压致肾脏已有损害。因此，在肿瘤切除 2 周后应检测血、尿儿茶酚胺及代谢产物以准确诊断，且必须长期追踪随访。

（3）术后低血糖的处理：肿瘤切除后，胰岛素的释放可能增多，靶器官对胰岛素的反应增强，导致低血糖。此时应静脉补充葡萄糖并至少维持 48 ~ 72 小时，并根据血糖水平的监测以决定是否继续维持。

4. 恶性嗜铬细胞瘤的处理

恶性嗜铬细胞瘤未广泛转移者，应采用手术治疗有助于控制症状。对广泛转移不能手术者，可采用 α – 甲基对位酪氨酸 0.25 ~ 1.0 g，每日 2 次可能有效。用 ^{131}I–MIBG 治疗恶性嗜铬细胞瘤不但可抑制原发肿瘤并可抑制转移病灶，对减轻患者痛苦和延长生命有一定效果。

（二）药物治疗

药物治疗适用于术前准备、恶性肿瘤已转移或合并严重并发症不能耐受手术者。

（1）α 受体阻滞药，如苯苄胺（酚苄明）、哌唑嗪、酚妥拉明和拉贝洛尔，用于血压高于 21.3/16 kPa（160/120 mmHg），血细胞比容大于 0.50，频繁和难以控制的高血压。应当强调的是，一旦嗜铬细胞瘤的诊断成立，应立即给予 α 受体阻滞药治疗。

（2）β 受体阻滞药。

（3）α – 甲基对酪氨酸：与酪氨酸竞争，阻滞儿茶酚胺的合成。

（4）钙离子通道阻滞药：阻断钙离子进入嗜铬细胞，抑制儿茶酚胺释放。

（5）血管紧张素转换酶抑制药。

（三）化疗与放疗

对肿瘤发生转移，不能耐受手术的恶性肿瘤患者，可采用化疗与放疗，但效果常不满意，采用链脲霉素（链佐星）、^{131}I–MIBG 及环磷酰胺、长春新碱（CVD）方案有一定疗效。

第五节　肾上腺皮质功能减退症

肾上腺皮质功能减退症是由于肾上腺糖皮质激素（如氢化可的松）或盐皮质激素（如醛固酮）分泌减少，或两者的分泌均减少到机体所需水平以下而引起的疾病。它是由于原发性肾上腺皮质病变所致，多为双侧肾上腺皮质受损，如双侧肾上腺结核，尼尔森综合征。它可引起肾上腺合成的皮质醇和醛固酮分泌减少，导致患者乏力、食欲减退、体重减轻、皮肤色素沉着及低血压等。

一、肾上腺结核

（一）概述

肾上腺结核多发生于中老年患者，是结核病在肾上腺的继发性表现。肾上腺结核多为肺结核、肾结核、肠结核、骨结核及淋巴结核通过血行播散而来。结核菌将肾上腺组织，包括肾上腺皮质和髓质逐步全部破坏。其以结核结节及纤维组织增生为主，也可以干酪样坏死为主。病变双侧者占 60% ~ 80%。起病隐袭，可有或无典型结核感染病史，常无显著临床症状及体征。当双侧肾上腺遭到严重的破坏达90% 以上，才会出现肾上腺皮质功能低下症状。

（二）临床表现

1. 症状

（1）结核病表现：有或无结核感染病史，如仍处于结核活动期者可出现低热、盗汗、面色潮红。伴肺结核者可有咳嗽、咯痰、胸痛、胸部不适等。

（2）Addison 表现：疲倦无力、头晕、心悸、低血糖、食欲缺乏、体重下降、腹泻等。

2. 体征

体检肾上腺区多无异常，个别有肾区叩痛不适。发生 Addison 病者体表皮肤出现弥漫性色素沉着，呈棕褐色。在此基础上，皮肤皱褶、痂皮、乳头乳晕、腋窝、掌纹、指（趾）甲等处色素沉着尤为明显。唇、口腔颊黏膜、肛门黏膜、直肠及阴道黏膜呈蓝黑色。

（三）诊断要点

1. 症状

（1）结核病史及结核病变表现：低热、盗汗、午后面色潮红、咳嗽、咯痰、胸部不适、腰痛。

（2）Addison 病表现：乏力、精神萎靡、食欲缺乏、体重下降、头晕、心悸、低血糖、腹泻等。

2. 体征

体检肾上腺区多无异常，个别有肾区叩痛不适。全身皮肤、黏膜色素沉着，以面部及四肢暴露部位明显。

3. 实验室检查

（1）血常规检查：轻度正色素贫血，白细胞计数减少，淋巴细胞相对增多，嗜酸性粒细胞增多。

（2）血生化检查：空腹血糖降低、口服葡萄糖耐量试验呈低平曲线（峰值 < 6.16 mmol/L）。血浆皮质醇下降，昼夜节律消失。24 小时尿 17-OHCS，17-KGS 下降，血浆 ACTH 增高明显，可 > 44 ~ 66 pmol/L。

4. 影像学检查

（1）超声诊断：肾上腺结核多为双侧，声像特征是肾上腺区为边界欠清楚的不规则的低回声区，其间可出现强回声区，完全钙化者显示为强回声后方伴有声影。

（2）X 线检查：肾区 X 线平片可见肾上腺部位有钙化，可为整个腺体呈浓密的钙化；亦可见腺体内小点状不规则钙化。

（3）CT 检查：显示多为两侧肾上腺肿物，外形不规则、密度不均，如中央区有坏死则呈不规则低密度区而壁较厚。增强扫描肿物边缘有强化。结核晚期肾上腺萎缩，并有钙质沉着，CT 显示广泛的钙化点与周围粘连。

（4）MRI 检查：常为双侧肾上腺肿大，形态不规则、大小不一，信号强度不均，在 T_1 加权像和 T_2 加权像上均可见团块状及结节状的低信号，其内和边缘可见散在点片状及线条状的更低信号。MRI 显示钙化灶不如 CT。病灶可出现靶征，T_2 加权像显示清楚。

5. 鉴别诊断

（1）肾上腺皮质癌：肾上腺影像学检查与肾上腺结核有相似之处，但追询病史无结核病史及有关结核症状。无 Addison 病表现。

（2）肾上腺错构瘤：错构瘤组织中有特征性脂肪组织，影像学检查显示密度不均、界限清晰、表面光滑肿物；而肾上腺结核则轮廓不规则，呈不规则钙化结节。

（四）治疗方案及原则

1. 一般治疗

系统的抗结核治疗，注意休息，加强营养，饮食中须含有丰富的维生素 C、碳水化合物及蛋白质。

2. 内科治疗

（1）皮质激素替代治疗：当双侧肾上腺结核导致肾上腺皮质功能低下时，患者需要终身使用肾上腺皮质激素，其目的是补充机体肾上腺皮质激素的生理需要量。皮质醇补充应按昼夜节律方式给药，使其浓度与生理水平相似。一般在生理替代治疗时，早晨服全日量的 2/3，下午服 1/3。氢化可的松上午 7：00 ~ 8：00，口服 15 ~ 20 mg；下午 4：00 ~ 5：00，口服 12.5 mg。醋酸可的松上午 7：00 ~ 8：00，口服 25 mg；下午 4：00 ~ 5：00，口服 12.5 mg。凡经糖皮质激素合并高盐饮食（3 ~ 4 g/d）治疗仍不满意者，可考虑加用盐皮质激素替代治疗，如 9-α 氟皮质醇（氟氢可的松）上午 7：00，口服 0.05 ~ 0.1 mg。对胃肠功能紊乱而无法口服者，应经胃肠外治疗。

（2）特殊治疗：当患者遇到应激情况时，皮质激素应加大剂量，以防不足。对较大手术患者，激素替代治疗应遵循以下原则：①术前纠正水电解质紊乱及低血压。②术前肌注氢化可的松磷酸盐 100 mg；术中静脉滴注氢化可的松 100 mg，当日总量为 200 ~ 300 mg。③术后第 1 ~ 3 天皮质醇持续输注，总量为 150 ~ 200 mg。若病情稳定，患者一般状况良好，术后第 4 天开始减半量，之后 3 ~ 5 天内减至维持剂量，直至患者恢复术前口服剂量。

3. 外科治疗

肾上腺区域内形成明显结核性寒性脓肿，经系统抗结核治疗难以控制病情时，可以考虑做局部病灶清除术。如存在相关病灶，还应考虑相关病灶的同时处理问题，如肾结核行肾或部分肾切除术；腰椎结核应同时行腰椎体病灶清除术，以尽快恢复肾上腺皮质功能。

因双侧肾上腺结核引起肾上腺皮质功能低下时，可考虑同种肾上腺移植术。

二、尼尔森综合征

（一）概述

尼尔森综合征（Nelson's syndrome）是指库欣综合征的患者在行双侧肾上腺手术后出现的一系列皮肤黑色素沉着及垂体瘤症候群。尼尔森综合征好发于青壮年，女性多于男性，约 3：1。本病发病率国内报道为 4.1% ~ 6.8%。

（二）临床表现

1. 症状

尼尔森综合征临床症状多为垂体瘤压迫蝶鞍或鞍外组织产生的，如头痛、视力减退、眼睑下垂等。

2. 体征

皮肤黏膜黑色素沉着，视野缩小，眼底视盘水肿，视神经萎缩。

（三）诊断要点

1. 症状

肾上腺切除术后 > 2 年，出现皮肤黏膜色素沉着，并不断加剧。头痛、视物模糊、乏力、恶心呕吐。

2. 体征

皮肤黏膜黑色素沉着，视野缩小，眼底视盘水肿，视神经萎缩。

3. 实验室检查

血浆 ACTH 值显著升高，一般超过 111 pmol/L（500 pg/mL）。赖氨酸加压试验：肌肉注射赖氨酸 10 个国际单位，测定给药前后患者血浆 ACTH 值的变化。注药后峰值比给药前基础值升高 300% 以上。

4. 影像学检查

头颅 X 线摄影，特别是断层可显示蝶鞍扩大，局部骨质疏松、骨质破坏和骨突部位的双边现象。头颅 CT 提示垂体窝内有无微腺瘤。

（四）治疗方案及原则

尼尔森综合征治疗的关键在于预防，对可疑为库欣病而又无法找到垂体腺瘤的肾上腺皮质增生症患者，在治疗双侧肾上腺病变的同时，一方面可积极采取垂体预防性放疗；另一方面也可暂不处理，严密随访观察。

1. 手术治疗

尼尔森综合征垂体出现的肿瘤几乎全是嫌色细胞瘤，当肿瘤尚未穿破鞍膈时，宜经鼻腔途径进行手术。

2. 放射治疗

60 钴对垂体部位照射，剂量 4 500 ~ 6 000 rad。

3. 药物治疗

赛庚啶，24 mg/d，分 3 ~ 4 次口服，持续 2 ~ 4 个月。

参考文献

［1］刘志宇. 泌尿外科学高级医师进阶［M］. 北京：中国协和医科大学出版社，2016.

［2］郭宏骞. 泌尿外科学手册［M］. 北京：中国协和医科大学出版社，2014.

［3］徐涛. 肾移植患者管理手册［M］. 北京：北京大学医学出版社，2015.

［4］张建荣. 多器官疾病与肾脏损伤［M］. 北京：人民军医出版社，2015.

［5］郑丰，蔡广研，陈建. 现代老年肾病诊治重点与难点［M］. 北京：人民军医出版社，2015.

［6］杨登科，陈书奎. 实用泌尿生殖外科疾病诊疗学［M］. 北京：人民军医出版社，2015.

［7］柴家科. 实用烧伤外科学［M］. 北京：人民军医出版社，2014.

［8］杨登科，陈书奎. 实用泌尿生殖外科疾病诊疗学［M］. 北京：人民军医出版社，2015.

［9］汤文浩. 外科学［M］. 南京：东南大学出版社，2015.

［10］孙颖浩. 实用泌尿外科内镜手术学［M］. 武汉：华中科技大学出版社，2012.

［11］卫生资格考试辅导用书编写组. 外科学［M］. 广州：中山大学出版社，2015.

［12］范静，张景云. 泌尿系疾病健康教育［M］. 北京：军事医学科学出版社，2013.

［13］王纪三，梁甲旭，黄伟. 现代临床泌尿外科学［M］. 北京：科学技术文献出版社，2012.

［14］袁滨，黎青. 外科学［M］. 北京：中国医药科技出版社，2012.

［15］程颜苓. 泌尿系统恶性肿瘤高危人群早防早治［M］. 北京：金盾出版社，2013.

［16］陈磊. 外科学总论基本操作精要［M］. 武汉：华中科技大学出版社，2013.

［17］那彦群，李鸣. 泌尿外科学高级教程［M］. 北京：人民军医出版社，2014.

［18］邱建宏，孟晓东. 泌尿外科临床诊治路径［M］. 北京：人民军医出版社，2014.

［19］黄翼然. 泌尿外科手术并发症的预防与处理［M］. 上海：上海科学技术出版社，2014.

［20］周文龙. 泌尿外科手术并发症的早期诊断和处理［M］. 北京：世界图书北京出版公司，2014.

［21］陈湘龙，肖序仁. 泌尿外科关注泌尿生殖健康保健［M］. 北京：中国科学技术出版社，2015.

［22］陈杰. 临床病理科［M］. 北京：中国医药科技出版社，2014.